周常昆学术思想及临床经验

庆龄传承

U0292056

周常昆全国名老中医药专家传承工作室

顾　问　周常昆　钱崇发

主　编　钱　锐

副主编　王　清　杨丽萍

编　委　（以姓氏笔画为序）

王　清　吕　艳　刘弘毅　孙　华　李　芳　李　玲

李建萍　杨　梅　杨丽萍　杨秀梅　杨爱明　肖　洒

肖永钢　吴萍霞　邱学艳　张　键　林　娜　周　桦

赵　锐　袁建平　钱　锐　钱冬梅　唐乔柱　盛志林

崔志华　韩红梅

人民卫生出版社

·北　京·

图书在版编目（CIP）数据

周常昆学术思想及临床经验 / 钱锐主编 . —北京：
人民卫生出版社，2022.11
ISBN 978-7-117-33983-4

Ⅰ.①周… Ⅱ.①钱… Ⅲ.①肝病（中医）—中医临床
—经验—中国—现代②脾（中医）—中医临床—经验—中国
—现代 Ⅳ.①R256.4②R256.3

中国版本图书馆 CIP 数据核字（2022）第 208559 号

人卫智网	www.ipmph.com	医学教育、学术、考试、健康，购书智慧智能综合服务平台
人卫官网	www.pmph.com	人卫官方资讯发布平台

周常昆学术思想及临床经验
Zhou Changkun Xueshu Sixiang ji Linchuang Jingyan

主　　编：钱　锐
出版发行：人民卫生出版社（中继线 010-59780011）
地　　址：北京市朝阳区潘家园南里 19 号
邮　　编：100021
E - mail：pmph @ pmph.com
购书热线：010-59787592　 010-59787584　 010-65264830
印　　刷：廊坊一二〇六印刷厂
经　　销：新华书店
开　　本：710×1000　 1/16　 印张：12
字　　数：203 千字
版　　次：2022 年 11 月第 1 版
印　　次：2022 年 12 月第 1 次印刷
标准书号：ISBN 978-7-117-33983-4
定　　价：59.00 元

打击盗版举报电话：**010-59787491**　 E-mail：**WQ @ pmph.com**
质量问题联系电话：**010-59787234**　 E-mail：**zhiliang @ pmph.com**
数字融合服务电话：**4001118166**　 E-mail：**zengzhi @ pmph.com**

周老人生格言与行医准则

博览群书，精于临证，取众家之
长补己短，乃是吾之愿力。

勤以补拙，俭以养廉，全身心为
病家服务，乃是吾之责任。

淡泊名利，甘为人梯，青出于蓝
而胜于蓝，乃是吾之福报。

序一

古往今来,医籍之巨,浩如烟海,医家之盛,群星璀璨。中医传承两千余年,有赖于历史上诸多学术流派众医家临证实践、理论推演和方药创新。云岭大地众多医家亦是如此,古有兰茂公,近有彭子益,人才辈出,立命苍生。时至今日,中医学术之进步,又有国家大力支持,近日国务院办公厅下发《"十四五"中医药发展规划》,再次提出要持续推进全国名老中医药专家传承工作室建设,强化中医药特色人才队伍建设,加强对名老中医学术经验、老药工传统技艺等的活态传承。

庆龄医药是滇南医学流派中的一支,始于清末民国初,源于陈洛书先生,第二代传人周常昆主任医师是第五批全国老中医药专家学术经验继承工作指导老师,建有国家中医药管理局名医传承工作室,临床擅长调理肝脾之法,遵循"五脏相关,肝脾为本",倡导"察病,必先察肝脾是否条达健运;治病,必先顾护肝脾之协调平衡",临床疗效确切,特别对疑难疾病有较好效果,得到了广大患者的赞誉。

钱锐教授是周常昆教授之子,从临床工作到师带徒再到工作室建设,多年来为庆龄医药的传承发展做了大量工作,现在又全面总结经验,真正做到了活态传承。古有立德、立功、立言之训,夫立德者,博施济众不计名利也;立功者,拯危除难救起陈疴也；立言者，阐发蕴奥昭垂后世也！今周常昆教授立德立功，钱锐教授传承立言，书稿付梓，势必进一步丰富庆龄医药的学术内涵！

《黄帝内经》云"非其人勿教，非其真勿授，是谓得道"，"得其人乃传，非其人勿言"。周常昆教授与我素有学术交流，钱锐教授2018年拜我为师，亦是我建在云南省中医医院工作室的负责人，是众多弟子中的优秀者，系仁爱贤达之士，聪颖好学之人，可托任，望继之！今略致数语，乐之为序。

国医大师 张 震

壬寅仲春于云南省中医医院张震工作室

序二

千百年来医者以"大医精诚"为信条而终生践行不已。医生舍生忘我，治病救人的精神经师徒相授、典籍弘扬而世代相传，则医道兴焉！今有第五批全国老中医药专家学术经验继承工作指导老师、云南省荣誉名中医周常昆主任医师，临床工作50余年，经验丰富，治疗疑难杂病效果显著，在当地影响甚广。现由周老学术传人、其子钱锐教授整理的著作《周常昆学术思想及临床经验》即将付梓，内容丰富，理论上亦有独到见解。该书系统介绍了周老学术成果，有许多治疗疑难疾病的宝贵经验，如：动态观点认识疾病的变化；肝脾化生气血，协调脏腑，重视肝脾在治疗中的重要作用；治疗怪病责之于痰与瘀等。周老的学术思想突出体现在三个方面：一是强调"三观点"；二是主张"四理念"；三是坚持"五原则"。这些经验和成果值得我们中医工作者深入研究和传播。

钱锐教授是云南庆龄医药第三代传人，毕业于北京中医药大学，是云南省优秀青年中医，第五批全国中医临床优秀人才，也是吾子艾华的同窗好友，且曾跟随我临床应诊。钱锐教授将周老经验整理成书，并请我作序，我欣然命笔。该书的出版是对中医药学术发展的又一贡献，实乃嘉惠医林，鼓励后学，对于学术传承具有积极意义。如获《周常昆学术思想及临床经验》

一书者,读之,思之,用之,自有心得感悟,颇多受益。短短数言,以弁书端,
是为序。

成都中医药大学　艾儒棣

写于芙蓉城西郊浣花溪畔耕读斋

壬寅年春二月二十六日

前言

　　周常昆(曾用名周嫦昆)教授是第五批全国老中医药专家学术经验继承工作指导老师，云南省荣誉名中医，成都中医药大学特聘博士研究生导师，云南中医药大学硕士生导师。曾担任云南省曲靖市第一人民医院门诊部主任、门急诊党支部书记，是曲靖市中医及中西医结合学科带头人。2019年被国家中医药管理局批准为全国名老中医药专家周常昆传承工作室指导老师。

　　周老师出身于中医世家，迄今业医行道五十余载，术精德仁，学识广博，善于研学中医理论并用以指导临床实践。通过读经典，跟名师，习家学，撷取其长，融会贯通，整理继承，创新发挥，在祖辈重视肝脾相关理论的影响下，临床中擅用调理肝脾之法，认为脾胃为气血生化之源，肝气条达是气机升降出入及气血津液代谢之关键。从理论指导实践，再从实践总结经验，发现肝脾不协调存在于多种疾病病变过程之中，并影响着疾病的发生发展及转归。周老师还特别重视肝脾的生理功能及病理变化对其他脏腑经络的影响，以及社会、心理、饮食等因素对疾病的影响，在临床中遵循"五脏相关，肝脾为本"，倡导"察病，必先察肝脾是否条达健运；治病，必先顾护肝脾之协调平衡。"其学术观点用之临床，效果良好。主编《调理肝脾理论基础及临床实践》一书，书中论述调理肝脾可斡旋气机升降出入、可协调脏腑经络、可和畅气血、可平秘阴阳、可增强抗邪防病等肝脾协调的生理病理及临床应用经验,文辞朴实,言而有据,充分体现了周老师一贯倡导理论联系临床实际的作风。

周老师在长期临床实践中颇有心得,多年来亦从未放弃深研经典理论和整理庆龄家学,逐渐形成庆龄医药的核心学术思想。她提出的"三观点、四理念、五原则"是我们在医疗活动中应遵循的理念。我们有幸成为周老师的学生,临床跟诊,抄写医案,耳濡目染周老师临床诊疗全过程,受益良多。今收集整理老师学术思想、医论医话、临床经验并汇集成书,乃不忘老师传道授业解惑之苦心。

我们努力用心整理编纂本书,以期更好地传承庆龄传人周常昆教授的学术思想及临床经验,所用病例以跟师期间为主,全书亦经过周老师审阅,但临床医疗工作任务繁重,整理还欠细致周密,挂一漏万在所难免,谬误之处定然存在,恳请读者批评指正。本书在编辑过程中还得到了曲靖市第一人民医院各级领导的大力支持和帮助,在此一并表示感谢。最后感谢周老师的指导,我们一定把老师心系患者的医德医风继续发扬光大,惠泽患者,飨于同道,奉献社会。

周常昆全国名老中医药专家传承工作室

2021 年 6 月

目录

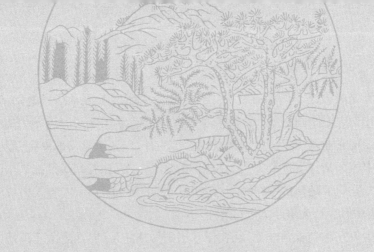

第一章

庆龄医缘

周常昆教授是全国第五批老中医药专家学术经验继承指导老师，云南省荣誉名中医，成都中医药大学特聘博士生导师，云南中医药大学硕士生导师。曾担任云南省曲靖市第一人民医院门诊部主任、门急诊党支部书记，是曲靖市中医及中西医结合学科带头人。2019年被国家中医药管理局批准为全国名老中医药专家周常昆传承工作室指导老师。1996年11月，云南省人民政府授予其"全省中医中药先进个人"光荣称号。

从少年立志到求学岐黄，从扎根基层到带徒传帮，周常昆主任医师作为云南庆龄医药第二代传人，早已年逾古稀，仍在为中医药事业奋斗，仍在将自己对中医的无限热爱倾注于每天的门诊、带教工作中……。

一、少时耳濡目染，得言传身教

周常昆老师1945年出生于云南昆明，其外祖父(陈凤图，字洛书)于中华人民共和国成立前在昆明市圆通街10号开设有"庆龄堂"中医馆。庆龄医馆鼎盛时是双药铺挂大招牌，另请着一位先生，带着两个学徒。庆龄医馆虽然声名不及当时昆明的四大名医，但就医者众，其医术医德也在民众中广为流传。陈洛书先生有济世之志，也常常帮扶接济贫困之人。

周老师从小跟随外祖父、外祖母在圆通街长大，家庭的中医氛围让她从小对中医药就产生了兴趣，至今当时医馆的经营场景依然历历在目：台柜上方，有尺许长粗线从顶棚垂下，吊着一个下方有小孔的空心铜球，铜球里面装有红白两色捻成的棉质花线，从小孔中细细地直垂下来，柜台上有一尺见方和边长四寸大小的土棉纸各两沓，均用红漆桦木压尺压住，配方时司药把每种药用小纸包成六角见方的小包，放于大纸上，再按井字形摞起、压紧，以大纸包成四方皆呈梯形的包，拉过花线打十字一扎，整整齐齐地递给患者。从庆龄医馆拿出来的药，每个小包打开，清清爽爽一味药，总是不见半点灰尘与碎屑。

时光荏苒，周老师到了读书识字懂事的时候，外祖父陈洛书先生年事已高，身体日见不好，视力明显下降，医馆也转手盘出。虽然没有得到自己外祖父亲炙的中医传承，但因生长在中医家庭中，耳濡目染，幼时医馆经营景象、长辈们的口口相传，让周老师自然对中医药熟悉亲近起来，至今仍对幼时身边的中医故事念念不忘。在带教时我们就听周老师说过："有一回我咳得厉害，外祖父就叫我去药店买点炙麻绒、化红，煮点水加点冰糖，喝了就好；弟弟流清涕，外祖父又叫我去药店买点苏叶、薄荷、神曲来煮水喝，喝了就好……""一次隔壁的李大嬷双腿肿得发亮，一按一个凹，外祖父告诉她去找些鹅肠菜煮水加盐泡脚，可以再买些谷花鱼来吃。几天后，大嬷专门过来说她的脚肿消了……"。亲民而又神奇的中医药，在周常昆懂事的时候就已经深深扎根在其心中。

二、青年立志中医，承大家教诲

1965 年周常昆老师以高考第一志愿被云南中医学院录取，从此正式走上中医之路。学校中，有幸得到老院长吴佩衡教授的指点，又得到李筱圃、许子健、诸葛连祥等老一辈名家的传道授业解惑。

周老师在外祖父陈洛书先生嗜好读书的影响下，自幼养成了读书的好习惯，从中医学院就读开始，周老师就认真读背汤头歌诀、药性赋、濒湖脉学等，同时也努力学习中医经典。与此同时，她把继承和整理外祖父陈洛书先生的肝脾立论作为最重要的任务，查阅有关肝脾相关古籍文献，梳理历史渊源，不断结合自己的认识和临床实践，记载了大量临床病例，为总结出调理肝脾学术思想的内涵外延打下了良好的基础，名正言顺地成为了庆龄医药的第二代传人。

工作后，周老师跟随名老中医袁怀珍老师抄方学习，袁老的开朗豁达、用药独到，在周老师心中留下了极为深刻的印象。20 世纪 80 年代，在昆明铁路医院进修又师从名中医詹文涛教授，学到了中西医结合的临床思维理念。1994 年，在参加医院重点科研项目"威麦宁治疗肺癌"中有幸结识了后来的国医大师张震老师，又领略了张老胸襟广阔、学识渊博的大家风范。跟名家、学名家，老一辈名家不为名利的医德医风，对医术的精益求精，成为了周老师终生的追求。

三、中年扎根临床，秉初心工作

从大学毕业到丽江从事血吸虫病防治工作，再到参加峨山抗震救灾医疗队工作，周常昆老师积极投身于社会工作，不仅努力用大学所学知识服务于广大的农民群众，还认识了很多草药的形态、生长环境、并掌握了其用法及适应证。

正式分配到曲靖市第一人民医院中医科工作后，周老师就扎根于临床，兢兢业业，学经典，学西医，利用一切机会学习，把家学和名家的经验更好地融入自己临床的处方用药中，并强调理法方药一致是提高临床疗效的唯一保证。由于其医疗效果显著，受到曲靖甚至滇东北和昆明以及来自贵州、四川等地患者的一致认可和好评。周老师十分注意总结自己的临床经验，她先后在省内外刊物发表学术论文数篇。其中《中医特色疗法的临床应用举隅》被收入《中华医药文化论丛》。《自拟肺心汤治疗肺心病体会》在《中国中医基础医学杂志》发表并荣获首届全国中医辨病论治学术研讨会优秀论文奖。其治疗疑难病的中医临床经验被多本丛书收录。

在工作中,周老师不仅出色完成临床工作,并且积极参与科研。1994年她参加了医院重点科研项目"威麦宁治疗肺癌"的工作,并任材料组组长,负责整理上报全部项目资料及中医总结论文的撰写。该药后被批准为国家中药二类新药。她主编的《综合医院中医科临床实用手册》具有创新性、实用性,1997年《综合医院中医科临床实用手册编写与应用研究》获曲靖市科技进步二等奖。她参加的"耳针耳压治疗胆石症"科研项目也获得市科技进步四等奖。

由于周老师各方面表现优秀,在几十年工作生涯中,几乎每年都被评为医院先进工作者和优秀共产党员,也曾被评为云南省中医药先进个人、曲靖市优秀共产党员、曲靖市三八红旗手、医院十佳医师等。分别受到云南省人民政府、中共曲靖市委、曲靖市妇联、曲靖市第一人民医院的表彰奖励。

四、老年带徒施教,尽己力帮传

2001年周常昆老师正式退休,但其仍心系患者,坚持在医院出诊看病,培养钱锐、李建萍、杨丽萍等弟子,同时协助其子钱锐教授进一步整理以陈洛书先生为肇始的庆龄医药中医诊疗经验。2008年《庆龄馆医粹—陈洛书中医经验传承及发挥》一书由人民军医出版社正式出版。周老师2012年被确定为全国第五批老中医药专家学术经验继承指导老师,由省卫生厅安排在云南省中西医结合医院带教,培养钱锐和王清、杨梅等学术继承人。在带教过程中周老师耐心细致,倾心教授,不但毫不保留地把自己的临床经验和技术专长传授给弟子,还认真带教云南省中西医结合医院的其他年轻医护人员,为医务人员和实习生进行中医专题学术讲座。同时应临床科室邀请,参与科室的会诊、疑难病案讨论,指导主管医生如何辨证用药,进一步提升其中医辨证思维能力以发挥中医药特色优势。同时还与老伴钱崇发教授一起撰写了《调理肝脾理论基础及临床实践》一书,此书已于2019年由云南科技出版社出版发行。国家中医药管理局全国名老中医药专家周常昆传承工作室申报成功后,周常昆教授又亲力亲为,增加在曲靖市第一人民医院出诊时间,积极参与学术讨论,在继教班授课等,力争把工作室建设成为真正的名老中医学术思想传承的承载平台。周老师常说,做中医,既要明医理,也要识药性,使临床中的辨证治疗能保持理法方药的一致性,这是提高临床疗效的唯一途径。周老师还强调,中医是一门实践性很强的学科,所以多实践、多临床,在临床中寻找中医独有的临证思维,是我们成为明医的最佳途径。

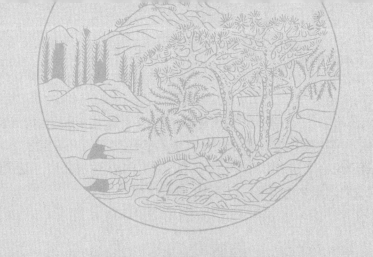

第二章
学术思想简述

在 50 余年的中医工作中,周常昆教授刻苦学习,坚持临床,善于总结。在其外祖父陈洛书先生行医经历的影响下,在众多中医老前辈的言传身教下,周老师养成了嗜好读书的习惯,研读经典传承家学,博采古今各家之论,用传统中医的辨证论治指导临床。其中医学术思想可归纳为三部分:一是强调三观点;二是主张四理念;三是坚持五原则,现分述如下。

第一节 强调三观点

一、恒动变化的整体观

一般认为,整体观是中医学的重要内容和指导思想,是中医方法论的主要内容之一,也是中医学理论体系的主要特点之一。近代以来,在西医学被广泛传播并逐渐成为主流医学的时代背景下,虽然中医学教科书对整体观有较为全面的论述,但周老师在临床中发现,整体观的描述慢慢被固化为"体现于人体自身的整体性和人与自然、社会的统一性",整体恒动性却越来越少提及。

周老师在临床中特别强调中医的整体观是建立在恒动变化之上的整体观。《素问·六微旨大论》曰:"成败倚伏生乎动,动而不已则变作矣。"没有运动就没有变化,没有运动就难以分阴阳,整体观也无从谈起。中医的整体不是静止孤立的,而是时时处于不断运动变化中的,这种运动变化既有规律性又是相互联系的。《素问·天元纪大论》曰:"太虚寥廓,肇基化元,万物资始,五运终天……"宇宙是从一种阴阳未分的原始状态,通过"化元"——我们可以理解为一种运动,这种运动是宇宙万物在生发过程中的第一原始作用力量,并随着宇宙万物的发生、发展,贯穿于整个宇宙之间。中医认为"天人合一",当然也包括了地球上的环境变化、四季转换、昼夜交替、生命始终、生老壮已等所有的运动变化,这些运动循环反复、永无终止。

"物生为之化,物极谓之变",人就是内外环境时时处于不断运动变化中的个体,而这个运动变化概括了人体升降出入生长收藏等多维度的运动变化。社会环境、宇宙万物同样是建立在多维运动变化的规律和联系之中的。所以中医用发展和动态的整体观点看待人体和疾病,而人体与疾病也永远是在不断运动发展变化着的。

周老师在临床中既重视天地人三才一体运动变化的整体观,同时更强调以患者病机演变为重点,"治贵权变",突出动态辨证与随证治疗,对患者病程中变化的临床表现进行综合分析,及时依据病机确定治疗方案,体现其及时、多变、准确的特点。中医强调动态跟进治疗,即治病因时而异,也是基于辨证,是对疾病不同阶段差异性的认识,所辨之证也是变化着的病机的短时反映。中医之证候就是病状在空间与时间的综合反应。中医临证中的三因制宜、五运六气、未病先防、既病防变都是整体之上的动态演变,治则也因此而立,如急则治标,缓则治本等。不同辨证方法如温病卫气营血的不同层次治疗,甚至扶正祛邪,祛邪扶正,活血化痰等治法也都体现了整体恒动这一观点。

二、重视审因的辨治观

周老师强调一些疑难病并不是不能治,而是我们对其根本病因还没有认识清楚。辨治疾病的关键在于拓宽思路,治病求本,因人、因时、因地制宜,重点在审证求因。《素问·至真要大论》曰:"热因热用,寒因寒用,塞因塞用,通因通用,必伏其所主,而先其所因,其始则同,其终则异,可使破积,可使溃坚,可使气和,可使必已。"即治病须治本,治本需求因,如果只重临床症状的辨识,不重寻求病本,则会犯见子打子之误,单纯强调针对症状治疗的临床疗效是有局限的! 辨证论治所针对的是随时而变具有不确定性特征的证候,而这些证候可能包含不同病因。中医对病因的认识不是一因对一果的因果决定论,而是多因可一果、一因可多果的选择论。

张景岳谓:"起病之因,便是病本",宋代著名医家陈无择也在《三因极一病证方论》中指出:"凡治病,先须识因,不知其因,病源无目。"周老师指出,中医的辨证论治一定是多层面进行的,要根据"辨证求因,审因论治,依法选方,据方议药"的程序,对患者的病情进行具体全面分析,审证求因,尽可能地抓住根本病因特点,给予相应的方药治疗。但病因的探求不能仅停留于粗浅层次。例如,舌淡、苔白腻可辨证为痰湿证,单纯使用健脾化痰药物会有一定疗效,但此证可由脾虚湿盛、外感寒湿、气虚津液输布失常、阳虚蒸腾气化失司等诸种原因引起,继续探究病因,脾虚湿盛又会由思虑过度、劳倦伤脾、脾胃素虚、肝郁或饮食不节等不同病因所导致,这些病因还可能因为更多的原因导致。所以临床辨证论治中应注重多层次探求病因,望闻问切均需掌握到位,这样才能抽丝剥茧找到确切的病因进行有针对性的治疗,如周老师利用闻诊,根据患者不同咳嗽声音来探究咳嗽病因,或因痰、因火、因燥、因气、因风、因虚等,真正"伏其所因",有的放矢,在此之上的辨证论治才能取得好的临床效果。

三、肝疏脾运的生命观

周老师重视肝脾,临床以调理肝脾治疗疑难杂病为亮点,同时也强调人要养生长命,就要防患于未然。而未病先防就务必注重调理肝脾,使二者协调。人体肝疏脾运的正常生理状态即是生命健康的标志。

肝脾两大系统相互协调维持着人体生命活动、升降出入和生化代谢,具体体现于人体气血和顺,气不离血,血不离气。

所谓"化生气血者,脾也;疏调气血者,肝也。"气血由脾胃化生,"脾胃为气血生化之源"。脾旺则后天供养充沛,"四季脾旺不受邪","脾旺于四时",脾气足则正气旺盛,抗病能力强,"正气存内,邪不可干"。若脾胃虚弱,正气不足,则抗病能力低下,此"邪之所凑,其气必虚",故治未病,外要顺应四时寒暑之变,内要顾护脾胃之需。过食、过劳、过思、过郁影响脾胃运化的因素均应避免。肝不仅能疏泄脾胃而助化生气血,且可受纳脾胃化生的气血而藏之。藏有形之血,又疏泄无形之气,所藏之血又经其疏泄作用调节布散周身,以濡养脏腑百骸诸窍。又"肝者,有助卫固表之用,主为将,使之候外"。肝气条达,升发疏泄一身之气机。其疏泄少阳之气由内而达外,输布肌表而充卫气,卫气充实,腠理固密,外邪自不可干。又肝者,将军之官,谋虑出焉。肝既是将军,又是谋臣,能文能武,其不仅可以维持机体正常的生理功能,而且还能调节人体的心理状态,故要治未病,勿损肝气,保持情绪稳定、开朗乐观最为重要。人身若能肝疏脾运,则身体通泰,升降条达,出入自然,生化如常,气血和顺,而这一切就是健康生命的基础。故《素问·六微旨大论》曰:"出入废则神机化灭,升降息则气立孤危。故非出入,则无以生长壮老已;非升降,则无以生长化收藏"。

所以周老师认为,从肝与脾的生理特性来看,人体之健康,无不取决于肝脾和调,故要养生长命保持健康者,除需顺应四时寒暑之变外,还当顾护脾土之健运,勿使壅滞;又要顺应肝木之疏泄条达,勿使怫郁,如此则可肝疏脾运,气血调和,阴阳平秘,身体处于健康状态。

第二节　主张四理念

一、勤求经典古训,继承发扬家学的理念

周老师在大学时系统学过中医基础理论,工作后又进一步精心研读《黄帝内经》《伤寒论》《金匮要略》《温病条辨》等经典著作,尤其对张仲景《伤寒论》钻研较深,理论联系临床实践,体会颇多,认为《伤寒论》立法论治,一是以扶阳气,二是以存津液为其特点。总结并发表了《张仲景保津存阴法则及其临床意义》一文。本文获第一届世界传统医药大会优秀论文奖。周老师学习和研究仲景之处方用药特点,认为仲景在《黄帝内经》"治病必求于本"的原则下,运用药物虚实补泻等性能,严格按君臣佐使原则配方,用其调整患者的脏腑经络和营卫气血之阴阳,使之达到"阴平阳秘,精神乃治"。

周老师还时时提及"四小经典",即《医学三字经》《药性赋》《濒湖脉学》和《汤头歌诀》,谓四小经典为中医入门之必需,并以其外祖父陈洛书先生之训告诫自己:"学医须熟知药性,悬壶当熟背汤头,医理脉理一并知晓,方能入门为医。"周老师认为,四小经典涵盖的中医知识面广,不仅初学中医者需要熟读背诵,就是常年从事中医临床者也应当常常温习。

在周老师的从医生涯中,始终以提高临床疗效为第一宗旨,把继承和整理外祖父陈洛书先生的临床经验作为最重要的任务。从中医入门后就把先生的临证治验、组方遣药作为学习的重点,并用自己掌握的中医理论对其一一加以分析论证,把先辈的宝贵经验合理运用到自己的临床实践中,从舌脉诊断到药物组成及剂量,反复学习,反复应用,通过实践,继承发扬先辈宝贵医疗实践经验的同时,又提高了自己的临床水平。如根据先辈资料加减优化制定小儿退热方;又如陈洛书先生在记录中描述:"舌淡苔灰滑,需温中除湿",周老师根据自己的临证经验,认为苔灰滑是较为特定的中焦寒湿的表现,舌质淡或偏红并不重要,症状亦可不做为辨证要点,只要脉细或沉,舌脉一致,即可用理中丸加减治之。

二、突出肝脾协调,首重气血阴阳的理念

"肝脾化生气血,协调脏腑",周老师通过长期的学习研究及临床实践后,

认为此观点对我们后世从医者的临床思维启发良多。在陈洛书先生对中医理论发挥的启迪下,周老师对"肝脾相关,肝脾既生气血,又协调着各脏腑之气血阴阳,为气机升降出入及气血津液代谢之关键"的理论认识更加深刻,并从实践中体会到肝脾不调存在于多种疾病的病变过程之中,影响着疾病的发生发展及转归。

肝调则和,脾运则顺。肝脾协调脏腑:与肺相关,主要表现在气的方面,肺之精气源于脾胃,其肺气宣降又赖于肝脾的调畅;与心相关,主要表现在血的方面,心所主之血来源于脾胃化生,其运行又赖肝的调节和脾的统摄,即心主血,肝藏血,脾统血是也;与肾的关系,主要表现在阴阳平秘方面,肾阳(命门火)不足,不能鼓动脾阳,则脾气失于升畅,若脾运失职,不能输精于肾,则可导致肾虚,肝肾同源,肾阴不足,肝阴亦不足,肝肾阴虚常同时兼见。在调理肝脾的过程中,兼顾他脏,有利于肝之条达,脾之健运,有利于脏腑气血之充盈,有利于脏腑功能之协调。

周老师认为临证时应先察肝脾是否条达健运,治疗中要使肝脾协调平衡。若他脏有病而见肝脾不调,则依据标本缓急,或先治他脏之病兼顾肝脾,或先调肝脾而后治他脏之病。《金匮要略》篇首即言"治未病者,见肝之病,知肝传脾,当先实脾",五脏相关,为什么独以肝脾为例?周老师认为仲景举此例是有多重含义的,其一是重视后天脾胃,"四季脾旺不受邪",其二当为肝脾位中,人体气机升降皆以肝脾为枢,诸脏功能正常皆依赖于肝脾协调,故治内伤杂病从脏腑辨治都应考虑肝脾是否协调平衡。

在当今社会中,由于生活节奏的加快,竞争日趋剧烈,人们心理压力过重,可使肝之无形之气怫郁,《素问·举痛论》曰:"思则心有所存,神有所归,正气留而不行"。久则导致有形之血滞而为病。另一方面由于生活水平的提高,饮食结构的变化,营养不均,肥甘厚味摄入过量,又使脾胃受损而导致气机逆乱,升降失调,纳化不利,痰浊渐成,瘀血留滞,百病由生。因此在以肝脾失调为主要病机之疾病日渐增多的情况下,进一步深入学习和探讨肝脾协调理论以及用调理肝脾的方法指导临床实践在整个医疗过程中具有不可替代的重要意义。通过调理肝脾,肝调则和,脾运则顺,气血充盈,阴平阳秘。因此调理肝脾是中医临床中的一个重要治疗法则,应用十分广泛。

三、重视活血化痰,主张以通为用的理念

"怪病责之于痰、怪病责之于瘀",痰瘀为病在临床中极为常见,痰瘀既是

疾病过程中的病理产物,又是疾病过程中的致病因子,所以痰瘀常表现在多种难治性疾病的病理变化过程中。脏腑虚衰可致生痰致瘀,七情不遂、阴阳失调、气血逆乱也可致生痰生瘀。痰瘀相关,痰瘀可以共存,也可互相转化。痰瘀在体内的病理变化可导致人体多种疾病的发生和发展,临床中表现出各种各样的症状。

肝脾协调与否与痰瘀密切相关。脾主运化,化生水谷精微以"洒陈于六腑而气至,和调于五脏而血生"。若平素脾胃虚弱,或饮食无节,损伤脾胃,脾失健运,不能为胃行其津液,致水谷津液不行,停聚而为痰饮。肝气横逆乘克脾土或肝气抑郁,土失木疏,气机受阻,津液不得敷布也可生痰。所以痰瘀形成可责之脾失健运、肝失疏达。《血证论》云:"以肝属木,木气冲和条达,不致遏郁,则血脉通畅",木郁则气滞,气滞则血瘀。又肝主藏血,肝虚藏血不足,则血运行失常而致瘀。气为血帅,气统血运,则血循常道而行。若脾气虚,推动无力则血运迟缓,滞涩沉积即成瘀。脾主统血,脾气虚弱统摄无权,引起血溢脉外也成瘀。故肝疏脾运功能失常为痰瘀形成之根本病机。同时《血证论》又指出:"血积既久,亦能化为痰水。"说明痰瘀可以互化,临床上痰(浊)多责之于脾,瘀(血)多责之于肝,可以说痰瘀是肝脾气血病理变化的产物。

人体表里,四肢百骸,痰瘀无处不在。沈金鳌说:"人故其害,上至巅顶,下至涌泉,随气升降,周身内外皆到,五脏六腑皆有",又说"痰为百病之源,百病皆由痰成也"。《杂病广要》云:"血犹水也,水行乎地中,百川理而无壅遏之患,人之血脉一或凝滞于经络肠胃之间,百病由此而根矣。"

久病体虚、年老体衰或阳气不足,最易出现气不行血、血及津液凝滞不畅等痰瘀为患的病证,诸如肺心病、冠心病、高血压、高脂血症、溃疡病、动脉硬化、痛风、阿尔茨海默病、肿瘤等多种临床常见难治病,其病机都存在脏腑气血阴阳亏虚为本,痰瘀在体内的病理变化为标的本虚标实。治疗中,周老师均以活血化痰为主,善用和法,以通为用,以通为补,认为通则不滞,气血冲和。活血可以通络而使血行无阻,化痰可以开结通闭。化痰化瘀,可以化解血中污浊,可使血液畅行脉中。或兼养心、或兼益肺、或兼疏肝、或兼健脾、或兼益肾。在临证时又须分清标本缓急、辨证施治,如本虚突出,则辨明阴阳气血孰虚,或兼补阳,或兼滋阴,或兼益气,或兼养血。若见气滞者则兼理气,见兼湿者则兼健脾除湿等,使阴阳和,气血旺,血行脉中而无滞,杜绝痰瘀生成的病理基础,痰瘀自然无从而生。

四、强调用药灵活,力求配方严谨的理念

周老师的方药知识较为广泛,药性详熟,崇尚徐大椿在《神农本草经百种录》中所言:"凡药之用,或取其气,或取其味,或取其色,或取其形,或取其质,或取其性情……,各以其所偏胜,而即资之疗疾,故能补偏救弊,调和脏腑,深求其理,自可得之"的论述。加之得到先祖临床处方用药的启发,组方一般有药味少、药量轻、效果好的特点。周老师强调用药需灵活变通,认为中医的发展在于传承和发扬并举,所以在细心整理家传经验的同时,特别珍惜前人和名家的经验,融入家学,在临床中反复总结应用,形成自己独特的用药经验。如用川芎,其辛温升散开郁,活血祛风,临床除在养血活血剂中配伍之外,周老师还常常将川芎用于治疗咳嗽、哮喘、郁证、各种头痛、中风、胸痹、诸多妇科疾病。又如车前子,一般用于小便不利、淋浊带下等症,但周老师认为"诸子形似肾而色黑者皆补肝肾",故临床常应用于肾虚水肿、肝虚目涩、虚喘、不孕不育等。

周老师在长期的临床实践中十分重视总结自己的临床经验,临证处方时常能通常达变,守法严谨,变化灵活,从而在继承发扬了前人经验的同时又有自己独特的见解。其用药组方是多样而灵活的,但总是从患者的体质强弱、发病机理、正邪盛衰着眼,在顾护精、气、神的前提下紧随着临床症状的变化而变化,充分利用药物的相互协同,相互促进,各取所长,相反相成等药理特点而达到理想的治疗效果。周老师还常在临床中将功效相近相补的四味药物组合应用,称其为"四味组药"。

对于经方时方,周老师经常分析其组方原理,研究方中药物之间的相互关系。由于药物知识详熟,处方时加减药物能做到有的放矢,故组方较为严谨,且喜欢在辨治方中加一两味靶点药,如咽部疾患方中常加蝉蜕、僵蚕;痛经方中常加肉桂、牡丹皮,肺癌方中惯加金荞麦、重楼等。周老师还擅长应用和法,推崇清代名医程钟龄《医学心悟》中所言:"论治病之方,则又以汗、和、下、消、吐、清、温、补八法尽之。盖一法之中,八法备焉,八法之中,百法备焉。""由是推之,有清而和者,有温而和者,有消而和者,有补而和者,有燥而和者,有润而和者,有兼表而和者,有兼攻而和者。和之义则一,而和之法变化无穷焉!"。周老师认为,经方时方、祖传验方、民间单方都是前人临床实践的经验结晶,临床中务必借鉴学习,通过再实践,丰富自己的临床,使自己的临床治疗效果不断提高。

周老师不仅熟记方剂学中所列处方,而且广觅历代医家名方。临证中随口而出的方歌展示了其对方剂学习的孜孜汲汲。通过对先辈所遗治方配药的研究和自身的临床实践,深刻认识到治法是方药配伍的依据,方药是治法的体现,临床最重要就是要保持理法方药的一致性,强调这是临床疗效的保证。同时周老师还强调煎药方法的重要性,如名方银翘散煎服法为"上杵为散,每服六钱,鲜苇根汤煎,香气大出,即取服,勿过煎。肺药取轻清,过煎则味厚而入中焦矣。"该方现代作汤剂使用时,仍然应该掌握煎煮时间要短的原则,以达"治上焦如羽,非轻不举"之意。

第三节 坚持五原则

一、坚持治病求"本"的原则

"治病求本"首见于《黄帝内经》,如:"治病必求于本",即治疗疾病应找到疾病的本质。《素问·阴阳应象大论》曰:"阴阳者,天地之道也,万物之纲纪,变化之父母,生杀之本始,神明之府也,治病必求于本。"所以一般来说,都指阴阳为本。周老师认为疾病的成因是各种致病因素作用于人体导致体内阴阳失衡。强调此刻应遵经旨"谨察阴阳所在而调之,以平为期",以达"阴平阳秘,精神乃治"的目的。但除此之外,还有其他要注意的"本"。

一是肝脾为本。周老师的外祖父陈洛书先生认为"今时之人,贫者为生活所苦,饥劳忧思,富人为权势所累,应酬攻讦,或贱或劳,或贵或狂,皆有败伤脾胃之因,皆有肝气怫郁之患。故治病多必求肝脾。肝脾者,本也。"周老师继承了祖辈的观点,并认为人体肝疏脾运的正常生理状态才是生命健康的标志,肝调则和,脾运则顺,肝脾协调是脏腑之本,是气血之本,是营卫之本,是升降之本,是生化之本。治疗上也多采用清肝、柔肝、疏肝、泄肝、养肝、平肝等治肝之法与健脾、理中、温中、畅中、开胃、和胃、化痰、消食等调脾胃之法同用,肝脾同调以求治本。

二是正气为本。周老师对正气与邪气这一矛盾体的认识是:邪气是发病的条件,正气是发病的根本,邪气的发展变化取决于正气的强弱,邪正双方的矛盾运动,存在于疾病的始终,决定着疾病的演变、转归及预后。人体处于健康状态，则"正气存内，邪不可干""阴平阳秘，精神乃治"，若人一旦生病，即处于"邪之所凑，其气必虚"之状态。疾病本是邪正相争，造成机体阴阳平衡失调的表现，"治病求本"，本，根本也，寻本之强弱，拟扶正祛邪、祛邪扶正之良策，根据邪正消长及强弱，有先扶正后祛邪，有先祛邪后扶正，或攻补兼施等。

在标与本这一矛盾体中，病因为本，症状为标。周老师认为"治病必求于本"，就症状与病因病机的标本来说，病因病机是疾病的根本，治其根本，则症状随着病因的解除、病机的改善而缓解或消除。若症状严重，成为矛盾的主要方面，此时需"急则治其标"，如高热急需退热、大出血则要立即止血等。治标为应急，治本是目的，而且"急则治标"的目的也在于更好地治本。无论"急则治其标""缓则治其本"还是标本兼顾，临证中都应掌握并恰当应用。

三是人文之本。周老师特别指出：临床治病求本，这个"本"还包括了患者对医疗的根本需求。不同患者有着不同的价值观、知识背景、信仰、期望值、关注点，对于这些，医生都应该有一定了解，以便应用或推荐最适合患者的治疗方式，如药物、针灸、理疗、手术等。在临床工作中，充分考虑患者需求和意愿，应中则中，该西则西，中西医结合如治疗效果更好，那我们就选择中西医结合，给予患者最合适最恰当的治疗，让患者尽快康复，这也是治病求本，这求的是"人文之本"。

二、坚持三因制宜的原则

三因制宜即因时、因地、因人制宜。指治疗疾病时，应根据季节、气候、地区、人的体质、年龄、性别等不同而制定适宜的治疗方法。"人与天地相参，与日月相应"，四季气候的变化，对人体的生理功能、病理变化均会产生一定的影响，所以六淫致病成为中医的主要病因学说。人的正常起居、生理活动不能违反季节变化的规律而要顺应四时气候的转换，《素问·四气调神大论》曰："春三月此谓发陈"，"夏三月此谓蕃秀"，"秋三月此谓容平"，"冬三月此谓闭藏"。人之生活起居也要顺从这种规律。故而有春则"夜卧早起，广步于庭，披发缓形，以使志生"，夏则"夜卧早起，无厌于日，使志无怒，使华英成秀，使气得泄"，秋则"早卧早起，与鸡俱兴，使志安宁，以缓秋刑，收敛神气"，冬则"早卧晚起，必待日光……"。这些论述既是养生教材又是治未病的大纲。

周老师认为疾病的发生发展、转归预后受到如时令气候、地理环境、患者体质及所处的社会环境等诸多方面因素的影响。故临证中常常提醒我们要重视天人相应之理，用药要根据四季特点。云南地处云贵高原，属印度洋西南季风气候,特别是"四季无寒暑"的滇中地区,与全国大部分地区的气候有所不同,四季不分而有旱季雨季,又有"风燥水寒之地"的称谓。冬季雨量偏少,风高物燥,风燥寒邪侵袭人体极易化热伤阴,以致出现咽喉红肿痒痛、咳嗽等燥热之象,而夏季下雨即气温降低,所谓"一雨便成冬",此时人之脾土极易受寒湿所困,常见土运不及之象。

地势有高下,气候有寒热,水土有燥湿。在不同地域长期生活的人会具有不同的体质特点,又因工作环境、生活习惯各异,其生理活动与病理变化亦不尽相同,因地制宜就是针对这些因素的不同而选择与之相适应的辨证论治。云南高山峡谷居多,垂直气候,地形所致气候环境迥异,疾病发生及其病证性质亦有较大差异。如山区多雨多雾,外湿较重,当地人群易患风湿痹证;高寒山区寒气重,氧浓度低,则多见慢性喘咳;产煤地区癌瘤易发,如云南省宣威市域多见肺癌等就是典型例证。

因人制宜,就是依据患者之性别、年龄、体质、生活习惯的不同,给予针对性治疗用药。患者有性别差异、年龄大小、体质强弱、饮食偏好之分。如小儿稚阴稚阳之体,脏腑娇嫩,形气未充,生机勃勃,发育迅速;老年人则脏腑衰惫,精血不足,生机日渐衰退。生理上的差异必然导致病理上的不同,治疗用药也不一样。一日三餐,偏嗜好恶不同,虽同患一病,但症状有异,治疗用药就有差别。云南人喜食酸辣冷食,故脾胃阳虚常见。各人之性格、体质、境遇有别,又可致人之七情各异。正如李中梓谓:"境缘不遇,营求不遂,深情牵挂,良药难医",说明因人制宜在临证中尤需重视。

周老师认为三因制宜体现在临床辨治的方方面面,既反映辨治的原则性和灵活性,也反映了中医的整体观念。她要求辨治疾病时应考虑体质因素、心理因素、个体所处的自然社会环境、不同个体的易患病种、同病而不同个体的发病特点、不同个体的药物疗效差异性等。特别要注意云南本土地理气候特点的特殊性,临证时必须知其常而通其变,知其变而通其常,方能提高辨证论治的准确性。云南的气候环境特殊,导致地域人群体质各有其特点,云南的中医名家对此均有深刻认识,这也是云南各个学术流派对三因制宜均有着详细论述的原因。

三、坚持医养结合的原则

医养结合即医治与调养结合,这是中医治未病的精髓,也是中医自古以来治病的特色。周老师认为医养结合应该贯穿于疾病预防、治疗和康复之中,尤其是康复期患者、慢性病患者和老年人群更显重要。中医治疗疾病是用药物针灸等手段对患者的脏腑经络、阴阳气血出现的偏颇进行干预调整，同时还须根据患者心态、饮食、运动等诸多方面的调养做针对性指导，使患者身心俱安，达到气爽神清，阴平阳秘。

心态调适是中医调养的重要内容，周老师在接诊患者时一般特别重视患者的神态和谈吐。因为人的性格各异，心态也不尽相同，有病情严重而无所谓者，已经口黯脚肿还说要坚持锻炼每天争取六千步；也有病不严重但忧心忡忡者，外感夹湿身困纳少即称病重卧床不起者。周老师说：前者要制之教之，后者要开之导之，因人施治，心理疏导要因人而异，目的为助肝疏脾运，以达阴平阳秘，精神乃制。

《素问·脏气法时论》谓："毒药攻邪，五谷为养，五果为助，五畜为益，五菜为充，气味合而服之，以补精益气。"周老师对患者服药治疗期间饮食宜忌的交代尤为细致。如咳嗽不吃鱼虾，肝病忌酒，肿病少盐，消渴禁糖；湿疹风疹癣疥忌食发物；痛风忌海鲜、高汤、豆类等。又病性属燥热者忌辛热香燥煎炸；病性属虚寒者忌生冷瓜果。在妇科儿科的临床治疗中，周老师特别强调的就是少食冷饮及寒性水果，避免寒入胞脉和伤及后天脾胃中气。除日常饮食宜忌之外，服药期间的禁忌周老师交待患者也很仔细，如桂枝汤"禁生冷、黏滑、肉面、五辛、酒酪、臭恶等物"；用荆芥时应"忌食鱼虾"；祛湿散结用土茯苓时应"忌茶饮"等。临床上除仔细交代饮食服药宜忌之外，周老师也指导患者愈后安排合理的饮食及运动，以使其建立良好的饮食习惯和生活方式，减少疾病复发。

中医强调"形神合一"，动则养形，静则养神，动静结合则形神合一。"动则生阳""过动则伤阳耗气"，这是周老师对门诊患者常说的两句话。因为只有与自己体能相匹配的运动方式和运动量，才能达到健身康养的效果。中医运动锻炼方法多样，为大家熟悉的有太极拳、八段锦、颈椎操、甩手养生操、行走散步等。临床上，周老师不但对患者在运动认识上的偏差予以纠正，还会指导患者选择合适自己身体状态的运动种类，且会根据患者所患疾病康复的需要作相应的指导：如对肩周炎患者亲自示范爬墙运动；教会颈椎病患者做颈椎操；告诉失眠患者择时步行、揉按相应穴位、睡前温热水泡脚；让郁证患者养花；指导老年退行性关节炎患者敲打膝关节等。同时，周老师也时常提醒运动锻炼过度的患者适度减少运动量，因为过量的运动会伤阳耗气，有害健康。

周老师还强调康复治疗的重要性。随着社会发展，生活水平提高，感染性疾病减少，而高血压、糖尿病等慢性疾病明显增多，这些疾病绝不是简单地应用降压降糖药物就能解决问题,饮食、运动的持续管理同样重要。随着医学的发展,各种类型疾病的手术治疗量增加,从中医的角度看这也是一个气血耗伤的因素,故针对术后患者,可以用中药、针灸、食疗等调养气血,提高术后生活质量,促进早日康复。

四、坚持医药并重的原则

坚持医药并重,医药一家,"医师须识药,药师要知医",这是中医自古以来对行医者的基本要求。周老师外祖父陈洛书先生就是通晓中医中药的老中医,有"此为医者之利器,行医必要通晓"之论。陈洛书先生认为:"不知药有四时之性,道地之分,炮炙之制,纵有真人大慈恻隐之心,未尝不作含灵巨贼之事,盖用药如用兵,兵不精,则无以匹敌。故欲行医治病救人者,医理需知,亦需识得药物之用! 必先认清本草,识得正品,以防伪劣,而后熟知药性,知其气味相配,升降相需,忌用相反相杀,再领悟煎煮服药之妙,而后才能济世苍生。"所以周老师也认为要当好一个中医医生,要详识药性,气味归经、升降浮沉必需掌握,君臣佐使的组方原则必须遵守。

周老师强调中药质量决定着中医临床疗效,对中药饮片质量我们要学会判断和监督,这对中医临床疗效至关重要。传统中药炮制是中药饮片质量的有力保证。虽然目前炮制已经不用经医生之手,但炮制的意义却是每个中医医生都应该弄明白的。炮制中比较简单的如清炒、麸炒、酒炒、醋炒、姜汁炒等皆可使药物性味归经发生变化,如地黄生用性寒凉血,蒸制成熟地则性温补血,两者药性迥异。又如处方中最常用的甘草,陈修园谓"甘草生用清火,炙用补中",所以"生甘草""炙甘草"两者也不能混为一谈。故中医医生必须要掌握中药炮制前后的药性变化,才能将炮制后的中药恰当地应用在处方当中,否则临床疗效将会大打折扣。

周老师善用地方药材,经常将云南地方用药经验融入处方中,如《滇南本草》中首载之滇重楼,味辛、苦、微辣,性微寒,具有清热解毒、消肿止痛、凉肝定惊之功,周老师在临诊用药中,常用滇重楼治疗热毒较盛的各种呼吸道疾病、疮疡、增生性疾病、肿瘤等。又如云南地方药材"四块瓦",可以治疗寒湿及气血瘀滞所致之疾病,对各种痛证最为有效,周老师治疗风湿性关节炎、肩周炎、肋间神经痛及感冒身痛等都善用此药。密蒙花是周老师外祖父习用治肝火咳嗽草药羊耳朵之花,周老师一直在临床中运用,并从《滇南本草》找到了理论根据:"羊耳朵,味酸、苦,性微温。花即广中蜜蒙花。入肝经祛肝风,明目退翳膜,目涩羞明。尖叶以蜜炒,治肝经咳嗽,久咳用之良"。虽然文中说的是尖叶止咳,但祖传方治咳用其花,可见先祖将花的作用已作了延伸。

五、坚持兼蓄并用的原则

兼蓄并用是提高医疗水平的重要内容。兼为合并、蓄为存储。周老师对我们强调,凡学中医者,要使自己称职,就要以提高自己的诊疗水平为宗旨,而要做到这一点,必须兼蓄并用。一是要熟读经典,因为经典是中医的根基所在,要记要背,还要理解会用,以指导临床。二是传承吸收名老中医经验,三是要能旁征博引、融会贯通,将从别人那里学到的知识转化融入自己的知识体系。对中医的、西医的、历史的、文学的,方方面面的知识,能学的都要学。从医是一个艰苦的历程,兼蓄并用不仅考验着我们的医疗水准,也展示着我们的人文水平。

周老师始终铭记:"三人行,必有我师焉",所以既重视名家经验,也注意学习单方验方,广阅书本杂志、收集网络信息。熟记经典、夯实临床、博采众长,结合自己的临床经验,将学习到的知识融入自己的知识体系,并作出创新,这就是周老师认为的兼蓄并用。

西医学发展迅猛,检查诊断治疗用药日趋完善,周老师常常告诫我们,作为现代中医,不仅要牢固树立正确的中医思维,还应该努力学习西医学知识,可以用所掌握的西医知识,拓宽我们中医的临证思维。国家提倡中西医并重,中西医协同,这是我国特有的医学学术优势,我们应该兼蓄并用,以提高临床疗效为最终目的。在临床中,周老师对咳嗽已经 3 周但经治不好的患者都建议去做 CT,对就诊患者有月经后期的育龄期妇女,要让患者去查一下 HCG,呕恶腹胀按肠胃病治疗无效的,要求患者去查肝功能、做 B 超……。痛风患者,必详细告知其饮食宜忌,还会教其买新鲜车前草加薏苡仁煮水当茶喝。对痛经患者,除强调经行一周前忌食生冷、注意腰腹部及下肢的保暖外,还教其行经时可用红糖艾叶煎水后煮鸡蛋作早餐……。周老师认为一切以患者早日康复为目标,我们每个中医人一辈子都必须把学习放在第一位。开阔视野、博闻广记、兼收并蓄,提高自己,才能在中医的广阔天地里有所作为。

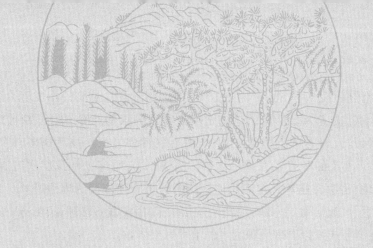

第三章

医论医话

周常昆教授从医 50 余年,在长期的临床实践中,从其外祖父陈洛书所论"今时之人,贫者为生活所苦,饥劳忧思,富人为权势所累,应酬攻讦,或贱或劳,或贵或狂,皆有败伤脾胃之因,皆有肝气怫郁之患。故治病多必求肝脾。肝脾者,本也"的观点出发,深入研究肝脾相关在临床上的深层次机制、临床症状表现、治法方药等并多有论述。周老师将肝脾协调的理论进一步延伸至气血营卫、痰浊瘀血等方面,用理论指导临床,用实践验证理论,临床中疗效卓著,并逐渐形成了以调理肝脾为主的学术思想体系。

第一节 肝 脾 论

一、肝脾生理病理密切相关

肝主疏泄而藏血,脾主运化而生血。肝脾在生理上的相互为用表现为肝的疏泄功能正常,则脾胃升降有序,化源足,气血充,肝以此为养,更好地发挥疏泄条达作用。肝脾在病理上的互相影响表现为肝的疏泄功能失常,太过或不及,又可影响脾胃的纳化功能。如肝的疏泄太过,横逆犯脾,或肝的疏泄不及,木不疏土,均能导致肝脾失调。脾胃虚弱,纳化无权,化源不足则肝血不足,肝失润养,导致肝脾失调。脾胃升降失常,气机壅滞,影响肝的疏泄,也可导致肝脾失调。

正因为肝主疏泄与脾主运化在生理病理的相互联系和影响,临床中针对肝脾不调的病理机制,治法宜调理肝脾。周老师认为:肝为将军之官,肝性条达是通过疏泄来实现其功能的;脾胃为气血生化之源,主要是通过脾胃的升降纳化作用来完成的。肝脾之间的关系正如《血证论》所说的:"木之性主于疏泄,食气入胃,全赖肝木之气以疏泄之而水谷乃化"。肝木疏土,助其运化,脾升胃降,水谷精微代谢平衡。反之,肝又需要脾胃供给血液濡养以及脾胃的升降有序才能保持疏泄条达之性。调理肝脾总的目的就是根据肝脾生理病理密切相关的基础,使机体恢复肝气调达,脾气健运的正常生理状态。

二、调理肝脾斡旋气机

气机升降出入是中医的重要理论之一,是建立在"天人相应"的平衡协调基础上的一种学说,是人体物质代谢和能量转换的基本形式。《素问·六微旨大论》曰:"出入废则神机化灭,升降息则气立孤危。故非出入,则无以生长壮老已;非升降,则无以生长化收藏"。人体脏腑经络、气血津液、阴阳水火等所有的生命活动都赖以脏腑的气机升降出入而相互联系,"升降出入,无器不有","死生之机,升降而已"说明气机升降是脏腑正常功能的主要表现形式,也是临床辨治的重要基础。

五脏气机升降有着各自的规律,如肝主升,肺主降,心主动,肾主静。而脾胃居中,脾升胃降,为气机上下升降之枢纽。脾胃所化气血精微,上升可养心肺,下达可助肝肾,旁灌可及四肢百骸。李杲谓"盖胃为水谷之海,饮食入胃,而精气先输脾归肺,上行春夏之令,以滋养周身,乃清气为天者也;升已而下输膀胱,行秋冬之令,为传化糟粕,转味而出,乃浊阴为地者也"就把脾胃的清升浊降视为天地、喻为四季更替,不可须臾或缺。叶桂谓:"脾主运化,贵健运而不息,其宜升也明矣;胃主受纳,贵下行而不滞,其宜降也明矣。"又说明了脾胃的纳化、转输以及糟粕的排泄,全赖脾胃气机的升降出入运动。

脾胃气机升降正常与肝主升密切相关。因肝为风木,四季应春,冬令闭藏之阳因春而升,故曰"春生"。所谓"一年之计在于春",正是肝主生发之意。所以人之肝同于四季之春,皆为初发肇始,人之气血阴阳,其升降皆由肝始。故周学海《读书随笔》谓:"肝者握升降之枢者也。世谓脾胃为升降之本,非也。脾者,升降之所径,肝者,发始之根也。"黄元御《四圣心源》谓:"凡病之起,无不因于木气之郁。以肝木主生。"

肝应春令,其性生发舒展,只能舒不能郁。肝疏泄正常,则脾胃冲和,气机畅达,升降出入有序,水津输布正常。若肝失疏泄,木气郁于中土,则脾胃升降失常,可见水液代谢障碍、湿浊停留等脾胃升降失司的病理变化。又因肝为风木之脏,风者"善行而数变",为"百病之长",肝主疏泄,性喜条达而恶抑郁,"百病皆生于气"。肝郁则经气逆,肝郁日久,或见气滞凝津成痰,随气上逆证,或见肝经郁火证,或见郁火耗血伤阴致阳亢、风动之证。故张景岳谓:"郁而太过者,宜裁之抑之;郁而不及者,宜培之助之。大抵诸病多兼郁,此所以治有不同也。"

胃主降,胃为水谷之海,胃气赖肝木之疏导而畅通和降,从而纳食得以消磨传导。其以通为用,以降为顺,以降为和,不降为滞,反升为逆。治则可用通降之法。脾主升,脾气不升水谷失运,气血生化无源,内脏无以升举,则出现脾虚诸症,又有脾气不升反降而见中气下陷诸症。用药参、芪、术、草能益脾升举,更加柴胡、升麻、葛根、桔梗、羌活等能提升清阳。脾升胃降,则纳化如常。若肝脾不调,则肝不升胃不降,胃不降脾不升,故可致肝胆脾胃诸证。《灵枢·四时气》有"邪在胆,逆在胃"之说。故论治当以肝胆脾胃之气机升降为主轴,调其升降,适其气机。此外,天人相应,临证中要根据四季气机升降特点用药:春令因阳气易升,故升发之品应少用;夏令暑热易伤气阴,温升之药需慎用而应以清暑益气为要;秋令燥气易伤肺金,应慎用升发而宜清润或温润;冬令寒冷,应顾及人身阳气而少用清降,此为顺天时之升降也。调节气机升降应有度,即在使用升提与降逆药物时,不宜太过与不及。在运用升补时,稍佐和降清凉之品,可防升发太过;运用降逆时,稍佐轻升之品,又可防降逆太过。正如何梦瑶在《医碥》中所说:"静藏不至于枯寂,动泄不至于耗散,升而不至于浮越,降而不至于沉陷。"《素问·阴阳应象大论》谓:"辛甘发散为阳。"辛甘配合,有助于肝脾之气的升发及全身阳气的生长。《脾胃论》谓:"以诸风药升发阳气,以滋肝胆之用,是令阳气生。"说明"风药"升浮,既能助脾而升发阳气,又能疏达升发肝胆之气,这对于肝脾斡旋气机升降十分有利。总之,气血乃人身之大要,其化生于脾,升发疏泄于肝,故肝脾可斡旋气机之升降,而调理肝脾实乃斡旋气机之大法也。

三、肝脾协调脏腑

肝木具有疏土之功、脾土具有培木之用,肝疏脾运,两者协调互助,在病理变化时则常见肝病累及于脾,形成"肝木乘脾土"之证,或脾病影响到肝,致肝血不充,肝体失养等。

除两脏相互影响之外,肝脾在五脏之中还能起到协调其他脏腑的作用。肝脾与心主要表现在血的方面,心所主之血来源于脾胃,其运行又赖于肝的调节和脾的统摄,即"心主血,肝藏血,脾统血"是也。脾统血生血,血能养心,脾虚则血少,血少则心失所养,导致心神不安。又有肝为调气血之枢,神为心所主而调之在肝,肝主疏泄,心主神志,疏泄有度,则心神安藏。若肝疏泄失常,疏泄太过见急躁易怒,心悸失眠;疏泄不及又可见情绪低落,郁闷消沉等。肝脾与肺主要表现在气的方面,肺所主之气来源于脾胃,其气机肃降又赖于肝之升发。同时肺主气,司治节,朝百脉,调节全身之气血;肝藏血主疏泄,亦调节全身之气血。气为血之帅,血为气之母,血养气,气生血,肝血与肺气相互资生,相互为用。脾肺共同完成水液和水谷精微的输布,若脾虚胃燥,脾不能上输津液、精微布于肺,可见肺津亏虚之候,治宜培土生金。若胃阳虚乏,治当振奋胃阳,助复胃气。若证属虚热,有"火逆上气,咽喉不利"之症,又需养肺胃之阴。故李杲曰:"善治病者,惟在调和脾胃"。徐春圃亦强调"治病先顾脾胃"。肝脾与肾主要表现在阴阳平秘方面,肾为先天之本,脾为后天之本,先天赖后天以养之,脾阳亦需肾阳以温煦,脾阳虚衰可累及于肾。肾阳亏损亦常致脾阳不足,故常以脾肾并治。肝肾同源,足厥阴肝经与足少阴肾经多处交会,生理上相互资生,病理上相互影响。肝藏血,肾藏精,精血同源,肾精足则肝血旺,肝血旺则肾精足。肾阴亏虚,水不涵木,肝阴亦见不足。肝肾阴虚,阴虚阳亢,则见肝阳上亢诸症。若肝阳妄动化热劫阴,又可致肾阴不足或肝肾阴虚见症。朱震亨说:"主封藏者肾也,司疏泄者肝也",疏泄与封藏协调相济,则肝血得养,肾精能充,倘若失调,则可见女子月经失调,男子遗精滑泄等诸多疾病。

综上所述,肝脾在五脏气血阴阳的运转中能起到协调其他脏腑的重要作用,如果出现肝脾不调,则会引发其他脏腑疾病,反之他脏疾病也可治以调理肝脾之法。

四、气血之疾最以肝脾相关

《难经·二十二难》曰:"气主煦之,血主濡之",人体生命活动正是气血通过温煦濡养脏腑经络从而发挥正常的生理功能,而在此过程中气血也受到消耗,所以气血又需依赖脏腑功能活动不断地补充与滋生。脏腑之中肝脾与气血关系最为密切,脾胃为气血生化之源,肝为调畅气血之枢。肝脾相邻,木能疏土,土能荣木。脾胃纳化健运使气血生化有源,血行有统。肝藏血而调节血量,疏泄而调畅气机。二者配合,维持气血运行,保障人体正常生命活动以及防止疾病发生。《寿世保元》曰:"所以得全性命者,气与血也,血气者,乃人身之根本乎!"

一般而言,气血化生不足导致气血虚损,多始于脾胃,而气血和畅失调导致气滞血瘀多责之于肝。脾胃居于中焦,胃主受纳腐熟,脾主转输运化,纳化正常则气血生化有源,经言:"中焦受气取汁,变化而赤,是谓血。""上焦开发,宣五谷味,熏肤、充身、泽毛,若雾露之溉,是谓气。"气血之源全赖水谷饮食精微之化生,脾胃健运则气血充沛,脾胃失健则饮食受纳减少,转输运化失常,水谷精微不足,气血失其源泉而致气血虚损,由此说明气血虚损多始于脾胃。肝藏血主疏泄,体阴而用阳,肝郁失疏则气滞,气滞则血行不利而致瘀,故言气滞血瘀多责之于肝也。若肝脾失调,可出现气滞、气逆、气虚、气陷等以气机失常为主的病变,又可以产生痰浊、瘀血、出血等以血运失常为主的病证。气血互依互用,阴阳互根,气不离血,血不离气,气虚则血涩,气滞则血瘀,气血运行不畅是多种疾病产生的根本原因。正如《素问·调经论》所说:"血气不和,百病乃变化而生。"

正如先哲明示:"调气不离肝,和血不离脾,气血之疾,最以肝脾相关"。调畅气血,必须从肝脾入手,肝疏脾运,则气血化生有源,和畅有路。

五、补肾须调肝脾

肾为先天之本,肾中精气源于先天,与后天脾胃化生的水谷精气共同主宰着人的生长壮老已。今人欲望太多或因过度劳累熬夜常导致气血阴阳耗损,极易出现健忘脱发、乏力腰酸等肾精不足的临床症状,法当补肾。

补肾方法从《金匮要略》列肾气丸始,历代都有发挥,最著名的是明代张景岳提出的"善补阳者,必于阴中求阳,则阳得阴助而生化无穷;善补阴者,必于阳中求阴,则阴得阳升而源泉不竭",据此创立的左归饮、右归饮至今仍是补肾的代表方剂。

肝脾两脏互资互用,又均与肾紧密相关。升降出入是脏腑功能的主要表现形式,《素问·六微旨大论》曰:"出入废,则神机化灭;升降息,则气立孤危。故非出入,则无以生、长、壮、老、已;非升降,则无以生、长、化、收、藏。故器者,生化之宇,器散则分之,生化息矣。故无不出入,无不升降。"肝、脾、肾三脏脏腑气机的升降出入实际上是"双回路"。一般来说,生理上肝木克脾土,脾土克肾水,肾水生肝木;病理上肝乘脾,土凌水,水不涵木。因肾为水脏内寄水火,脾土之用需要肾水滋养、肾阳温煦和肝木升发,肝木之用赖于肾水温升和脾土化生气血,而肾水潜藏则需要肝木条达、肝血滋养和脾土制约、脾气滋生。

补肾代表方六味地黄丸的组成就充分显示了补肾需调肝脾的重要意义。方中重用熟地滋阴补肾,山茱萸养肝血助肾精,山药益脾滋肾水。泽泻利湿泄浊,以降为用,制约熟地之滋腻;牡丹皮清肝泄相火,防山茱萸之温涩;茯苓淡渗健脾,并助山药之健运。本方药组通称"三补""三泻"。将熟地、山茱萸、山药同列"三补",其因山茱萸、怀山药从肝脾角度协助补肾,实际方中补肾主药仅熟地一味,其他药味都是直接或间接通过作用于肝脾来协助熟地补肾的。

故临床上见肾虚者采用单纯补肾之法往往疗效不佳,处方中叠加一堆补肾药物效果也不一定好。宗《医宗必读》"气有余者伐之,木之属也。伐木之干,水赖以安。夫一补一泻,气血攸分;即泻即补,水木同府。"之意,结合黄元御《四圣心源》"肝木即肾水之温升者也,故肝血温暖而性生发。肾水温升而化木者,缘己土之左旋也,是以脾为生血之本"所论,补肾调肝,肝气平则郁火清,肝血旺则相火不亢;补肾理脾,脾健则生化有源,脾运则火(命门)土互生,肾阳可固。肝、脾、肾三脏的气血阴阳升降出入与肝疏脾运有着重要关系,补肾从肝脾入手,可以达到更好的临床疗效。因此,临床中肾虚的患者,在补肾时须重视调肝健脾,组方中可加用疏肝解郁和健脾益气之药。如加白芍、牡丹皮、郁金等使肝郁得解,郁火得消;加黄芪、白术、陈皮等使脾运如常,滋生有源而肾水不泛,三脏相资相助则肝疏脾健肾安。

当然,肾为五脏之根,临床中还有"心肾不交""肾不纳气""水不涵木""火不生土"等各脏腑相关的病理变化,不同情况需要有不同的补肾侧重方向,疏肝解郁和健脾益气虽均可纳入其中,但需根据五脏相关理论恰当应用。

六、调理肝脾抗邪防病

《素问·刺法论》谓"正气存内,邪不可干",正气充足则机体康健,外邪难侵。肝疏脾运之功能正常是正气内生之关键。肝脾健旺则五脏六腑四肢百骸皆强健,病邪无可乘之机故体健无病。而病成之后,调理肝脾又可扶持正气、和畅气血,成为疾病的主要的治疗方法。

人体肌腠在外,外邪从肌腠而侵。故肌腠对抵抗外邪发挥着重要作用。肌肉腠理致密,外邪不易侵入则不病。肝主藏血,淫气于筋,肢体筋膜赖以肝血濡养,肝血旺盛,则筋健力劲。脾主充养四肢肌肉,人体肌肉丰腴,四肢健壮,腠理致密,能固护肌表,外邪不易侵入机体而不易发病。《灵枢·五癃津液别》谓:"肝为之将,脾为之卫"。营卫的强弱与肝脾密切相关,肝主疏泄,助脾胃之纳化,充养营卫,又主疏泄情志,使荣卫通利。《灵枢·邪客》谓:"五谷入于胃也……卫气者,出其悍气之慓疾,先行于四末、分肉、皮肤之间,而不休者也"。卫气对防御外邪的作用非常重要,肝脾通过自身影响卫气的功能,使卫气充足并规律循行体表成为防止邪气入侵和驱邪外出的一个有效途径,故张仲景谓"四季脾旺不受邪"。

肝性喜疏泄条达,肝的疏泄功能正常,则气血和畅,经络通利,阴阳平秘,病无所生。倘若肝为情志所伤,或由脾虚气弱,肝血不足,肾精亏损所导致肝失疏泄,肝性主升主动功能受挫,则肝气郁滞,气机逆乱,气机逆乱又导致脏腑气化不利,精微物质不能传输四旁,经脉、脏腑、四肢等失其濡养,浊阴滞留难传,糟粕阻碍营养物质输布,久则脏腑功能受损,瘀血痰饮积聚,疾病由生。故肝疏脾运功能正常也是防病之关键。

总之,调理肝脾,使肝脾功能正常,既可使机体处于正常的健康状态,又可达抗邪防病之目的。

七、调肝运脾论

脾胃气机调畅赖以肝之疏泄,肝通过疏泄可协调脾之升清、胃之降浊,脾胃纳化吸收功能必须在肝的疏泄功能协助下完成,故疏调肝气可助脾之运化。正如《血证论》所言:"木之性主于疏泄,食气入胃,全赖肝木之气以疏泄之,而水谷乃化,设肝之清阳不升,则不能疏泄水谷,渗泄中满之证在所难免。"若脾不得肝疏、则升清不能、临床中上可见头昏目眩、下可见腹泻、腹部坠胀等症,脾不升清则胃不降浊,又可见嗳气呃逆、脘腹胀满、大便秘结等。

胆附于肝,胆汁来源于肝,即所谓"肝之余气,泄于胆,聚而成精。"胆汁分泌正常亦赖肝之疏泄,若肝失疏泄则胆汁分泌异常,胆汁分泌异常则进一步导致脾胃运化功能受其所制,临床可见口苦、黄疸、食欲不振、纳呆、腹胀等症。

人身之血,肝藏、脾统、心主,然心主之血需赖脾胃运化的水谷精微化生,而脾的运化功能又依赖肝之疏泄功能才能完成。肝所藏血液也依赖于脾胃的化生。《素问·经脉别论》云:"食气入胃,散精于肝,淫气于筋。食气入胃,浊气归心,淫精于脉。脉气流经,经气归于肺,肺朝百脉,输精于皮毛。毛脉合精,行气于腑,腑精神明,留于四脏。"脾气健运,则血液化源充足,肝体得养,则肝藏血充足。脾统血的功能,又需在肝气疏调下才能完成。肝疏脾运正常,气血化源充足,则气血可畅行五脏六腑四肢百骸,故如前所论,凡治以气血相关疾病,调肝运脾当为先河。

《素问·经脉别论》亦云:"饮入于胃,游溢精气,上输于脾,脾气散精,上归于肺,通调水道,下输膀胱。水津四布,五经并行……"。说的是脾在人体水液代谢中所起的作用。脾运健全,不仅可以运化水谷精微生血以营养周身,又能将津液上输于肺,通过肺的治节将水液布散全身以灌四旁。虽未提及肝,但脾气散精是需要肝之疏泄完成的,因肝既能疏泄脾土助其运化水湿,又能通利三焦,通调水道。气行则津行、气滞则津停,若气机郁结,肝疏脾运失常,临床则常见水肿、痰饮、臌胀等证。故虽有"诸湿肿满、皆属于脾"之论,然脾运湿除肿消之功亦需肝之疏调。

八、肝脾失调证候论治

肝的疏泄功能太过或不及,均可影响脾胃的纳化功能。如肝的疏泄太过,横逆犯脾；或肝的疏泄不及,木不疏土,均能导致肝脾不调。肝为木气,全赖土以滋培。若脾胃虚弱,纳化无权,化源不足,则肝失润养肝血不足,同样导致肝脾不调。正如《程杏轩医案辑录》所述:"木虽生于水,然江河湖海无土之处,则无木生。是故树木之枝叶萎悴,必由土气之衰,一培其土,则根本坚固,津液上升,布达周流,木欣欣向荣矣"。在临证中,肝脾失调导致的疾病病情复杂,症状多样,有多种证候表现。周老师认为,调理肝脾应先分清肝脾为病之主次轻重,再深入辨识肝气之疏泄过及(亢)还是不及(郁),脾气虚弱还是壅滞。具体内容如下:

(一) 肝旺乘脾(肝木克脾土)

主因肝气亢奋,疏泄太过,横逆犯脾。常表现为急躁易怒,胸胁胀痛,脘腹胀满,或腹痛腹泻等。治宜抑肝健脾,方选逍遥散加味。腹痛腹泻者可用痛泻要方合平胃散加味。

(二) 肝郁脾滞(木不疏土)

主因肝气抑郁,疏泄不及,木不疏土。常表现为情绪低落,郁闷不欢,胸胁苦满,不思饮食,嗳气,善太息。治宜疏肝健脾,开郁行滞。方选柴胡疏肝散加味。

(三) 脾虚肝贼(土虚木贼)

主因脾胃虚乏,纳化无权,致肝血不充,肝体失养。常表现为纳呆,倦怠乏力,大便稀溏,胸胁胀闷。治宜扶土抑木,健脾调肝。方选柴芍六君汤加消导之品。

(四) 脾壅肝郁(土壅木郁)

主因脾土壅滞,致肝气郁结,疏泄不力。常表现为脘腹胀满,大便溏滞,胸胁不舒,或见舌苔腻、黄疸等。治宜运脾除湿,佐以疏肝,方选柴平汤、柴芍二陈汤加味,黄疸可选柴胡茵陈五苓散等。

九、肝胃不和证候论治

肝主疏泄,胃主受纳。无论是情志不快,忧郁恼怒,肝郁气滞,横逆犯胃,亦或是肝郁日久化火,肝火犯胃,胃失和降致胃脘疼痛或伴两胁胀满或窜痛,胸闷不适,胁痛常以情绪变化而增减,并有呕吐酸水、嘈杂、口苦、纳呆腹胀、大便溏稀或腹泻等症。周老师临床上将肝胃不和归纳为以下五种情况:

(一) 肝气横逆所致肝胃不和

主因精神受到刺激,肝气疏泄太过,横逆犯胃,胃失和降则见急躁易怒,胸胁胀满疼痛或见乳房胀痛,纳呆,嗳气,恶心呕吐,泛酸。舌红稍滞,苔白,脉弦。治宜疏肝和胃,方选柴胡疏肝散加降气和胃之品。

(二)肝气郁结所致肝胃不和

主因精神抑郁,意志消沉,肝气疏泄不及,不能促使脾升胃降,脾胃纳化失常,故见郁闷不乐,胸胁闷胀,叹息频作,食欲不振,脘腹胀满。舌淡滞,苔白薄腻,脉弦滑无力。治宜疏肝健胃,方选柴芍六君汤加健胃平肝之品。

(三)肝郁化火所致肝胃不和

主因肝气郁结,郁久则化火,此乃"气有余便是火"之谓,木乘土位,损伤脾胃,或胃气不降而致胆火上炎,常表现为胁痛、胃脘痞满疼痛、脘腹烧灼感、嗳气吞酸、嘈杂呕吐、口苦咽干、心烦失眠等。舌边红、苔黄、脉弦数或弦滑。治宜清肝和胃,方选芩连温胆汤加疏肝和胃之品。

(四)肝胃阴虚所致肝胃不和

主因肝气郁久化热,伤及肝阴,或过用香燥,耗伤肝阴,或肾阴虚,水不涵木而致肝阴亏虚。或脾胃虚弱,化源不继,木失土荣。肝脉挟胃贯膈,布于胸胁,肝阴不足,疏泄不及,以致胃失和降。常表现为胸胁满闷,或见灼痛,胃脘痞闷,吞酸吐苦,嗳气或呃逆,大便不爽。舌红少苔,脉虚弦或细数无力。治宜柔肝和胃,方选一贯煎加理气柔肝之品。

(五)肝寒犯胃所致肝胃不和

主因肝阳不足,阳虚阴盛,或寒邪直中肝经。肝寒犯胃,导致胃失和降,常表现为胃气上逆之呕吐涎沫、呃逆,胸胁胀满,脘腹疼痛,喜温喜按或见腹泻等。因足厥阴肝经上头顶与督脉交会,寒滞肝脉,不通则痛以致巅顶作痛。舌淡滞、苔白滑,脉沉弦。治宜暖肝和胃,降逆止呕,主方吴茱萸汤,随症加减。

十、胆胃同病论治

胆附于肝,内藏精汁(胆汁),其色黄味苦,来源于肝,并受肝之疏泄,下注十二指肠,助胃消化。胃为水谷之海、主受纳腐熟水谷,需胆之疏泄,胆胃通降下行为顺。生理功能胆胃虽然不同,但两者均以通为用,相互协调,才能维持人体正常腐熟水谷之功能。其次从脏腑升降气机来说,胆为甲木,胃为戊土,其气机皆为收敛下降。相火下行,是因土降而金敛之,所以相火下潜。如相火不下逆升为上热者,属甲木不降。甲木不降,克及戊土,故戊土不降,《四圣心源·六气解》有谓"收气失政,故相火上炎"。三从脏腑相属来看,胆内寄相火,参与腐熟水谷,胆气通降以维持胃中腑气的通降。正如赵献可在《医贯》中所说："饮食入胃,犹水谷在釜中,非火不熟,脾能化食,全赖少阳相火之无形者。"

胆逆则口苦、胁痛、善太息,疏泄不足、胃失和降则呕吐、腹胀、纳呆、二便异常。如《灵枢·四时气》曰:"邪在胆,逆在胃,胆液泄则口苦,胃气逆则呕苦。"《灵枢·邪气脏腑病形》有"胆病者,善太息,口苦,呕宿汁"之谓。因情志不遂,寒温不调,饮食不节,过食油腻肥甘,均能影响胆胃通降之功能,临床中根据具体情况可选大、小柴胡汤、蒿芩清胆汤、茵陈蒿汤等胆胃同治。

十一、调理肝脾防治六郁

郁,涩滞不畅为之郁。《素问·六元正纪大论》有"木郁达之,火郁发之,土郁夺之,金郁泄之,水郁折之"之五脏郁的论治。其达之、发之、夺之、泄之、折之,皆为解散郁之涩滞,令其顺畅条达。金元医家朱震亨立"气、血、痰、火、湿、食"六郁之论,系统而全面地总结了各种郁证的发病机制及治疗,其影响深远,现仍在指导着我们的临床实践。

(一) 气郁

因情绪不畅,肝气受损,郁而不舒,疏泄失常所致。肝气横逆,犯及脾胃,中土失运,以致两胁胀满或痛,胃脘胀痛,不思饮食,或恶心呕吐,或头痛头晕。又气滞及血,血行失畅,可导致妇科诸病,如月经不调、或闭经、痛经、乳腺炎、不孕症等。气郁为病,临床以胁胀痛,脉弦,并有情志所伤为其特征。治宜疏肝运脾、理气降胃,兼调气血。

(二) 血郁

多因肝气郁结,导致气滞血瘀,或脾虚气血不足,气不运血而致瘀,或寒凝血瘀,或热邪煎熬而成瘀。血郁为病,临床总以舌质黯或有瘀斑瘀点,脉涩为其特点。治宜以调理肝脾为前提,或理血疏肝,或健脾活血,或温通化滞,或凉血散瘀等。

(三) 痰郁

脾为生痰之源。脾虚湿盛,运化输布失常,水湿久郁不化则成痰。肝郁化火,火热燔灼,游行于三焦水液之通路,煎津炼液又为痰。痰分有形无形,无处不到,阻于上焦可致喘、咳、哮、痹等;阻于中焦则出现痞满;阻于心窍可导致癫、狂、痫;阻于下焦,可致闭经、痛经、带下、不孕;阻于皮肤,可致疮疡癣疥、痘疹等。痰郁为病,临床总以舌苔腻,脉弦滑为特征。治疗除健脾调肝外,还要根据痰所在部位,痰热痰湿之性质不同,明辨痰郁之根本病机。治方可选二陈汤、温胆汤、导痰汤、礞石滚痰丸、半夏白术天麻汤等。

（四）火郁

火郁也称热郁,多因肝气郁结,中焦脾胃气机失常,脾气不得上升,胃气不得下降,气有余便是火,郁结而形成热郁,导致周身灼热。热郁上焦心肺,则喘咳,胸痛等;热郁于下焦,则小便黄赤,大便干结,或崩漏、带下黄赤等;热结于皮肤则致皮肤病。火郁为病,临床多以舌苔黄,脉滑数或弦数为特征,辨治则根据中焦、上焦、下焦具体病变,综合辨证治疗。

（五）湿郁

多因脾虚而致水液代谢失常,湿困脾阳,或因肝郁乘脾而致脾虚湿盛。湿郁在脾胃病、肝胆病、泌尿病、皮肤病、妇科病等均为常见。湿郁为病,临床总以中焦脾胃受损为主,出现不欲饮食,脘腹胀满,头身沉重,大便黏溏,苔腻,脉滑或弦滑无力为其特征。对湿郁治宜解郁化湿,根据寒湿、湿热及湿困之性质不同,选择温化寒湿、清化湿热、燥化湿邪等不同治疗。且湿郁的病变部位、起因,以及兼夹他症等情况也应纳入辨证之中。

（六）食郁

食郁多因肝郁气滞,胃气失输,以致中焦虚寒或实热。多可出现胃脘胀痛、不欲饮食、恶心呕吐、大便干结或泄泻、痢疾等。食郁为病,临床以饮食不下、腹满痛而拒按、舌苔腻、脉沉滑为其特征。治宜疏肝健脾,消食导滞,中焦虚寒者必兼温补,中焦实热者必兼清热。

从脏腑来说,中焦"受气取汁变化而赤是谓血",其功能涉及气也关乎血。与肝脾相关,肝疏脾运失常,则中焦升降失司,气血运行传导受阻失于冲和是导致六郁的主要原因。正如朱震亨所言:"气血冲和,万病不生,一有怫郁,诸病生焉,故人生诸病,多生于郁。"志虑不展,则肝先受病,肝郁则气滞。气为血帅,气行血行,气滞则血流不畅,久则由气及血而成血郁。肝病及脾,脾失健运,或成湿郁,气滞湿阻,聚湿生痰可为痰郁。痰气郁结,湿浊碍及中运以致食郁,食郁日久又可化热而成火郁。气血痰火湿食六郁相因为病,错杂互见,百症由生。故六郁乃肝疏脾运失其常态所致,郁证乃肝脾之病也。当然,郁证日久伤及阳气,扶阳解郁也是常用之法。

十二、肝硬化治疗关键在早期

肝硬化是肝脏受各种原因损害所引起的一种慢性、全身性疾病。属中医之积聚、癥瘕、黄疸等范畴,肝硬化腹水则属中医之臌胀。朱震亨提出:"皮间有赤蝼血痕者,血肿也。"他还说:"胁痛者,肝气也,其脉沉涩。"此对慢性肝病及早期肝硬化的临床症状及诊断都作了具体的描述。

周老师认为,肝硬化多由湿热疫毒郁于肝胆,肝之络脉受阻,渐致气滞血瘀,如叶桂所言:"初为气结在经,久则血伤入络。"引起胁下疼痛胀满。气滞血瘀易致肝气横逆,乘克脾土,使脾胃受伤,运化失常,以致出现倦怠乏力,右胁胀痛,呕恶纳差,或见齿衄、肝掌、蜘蛛痣等。此时多为慢性肝病或早期肝硬化。中医辨证首重肝脾,治疗总以调肝健脾,通络化瘀为主,坚持治疗,控制病势深入,一般效果良好。如果治疗不当或延误治疗,或因饮食失节,脾胃受伤,精微不能输布以养肝,水湿不能转输而停滞于内,致肝脾两伤,而为臌胀;或疫毒内侵,肝脾受伤,升降失常,清浊相混,积渐而成臌胀。病变中若首次出现腹水,表明肝脏代偿功能不良。这个时期是肝硬化发生发展演变的关键时期,其中医病机为脾土受肝木乘侮,水运失常,水瘀互结。此时应抓住时机,及时采用培土御木,通络化瘀,调畅气机、健脾利水等治则,使脾土得健,水运正常,气畅血和则腹水自退,瘀积自消。

若病延日久,肝脾愈虚,穷必及肾,最终肝、脾、肾三脏俱损。若肾阳不足,一则膀胱气化失司,二则脾土失于温养,水浊血瘀壅结更甚,阴邪水湿大量内聚难出。或肾阴亏虚,肝不得资,肝阴已虚极,脾运已无能。虚者更虚,实者更实,终致病情陷入严重的正虚邪实难治之候,此时虽可以调肝健脾补肾以扶其正固其本,泄毒化瘀、行气利水以祛其邪治其标,也有育阴利水之法,但效果已往往不尽如人意。由此说明肝硬化早发现早治疗非常重要。

十三、调理肝脾在肿瘤治疗中的运用

气血生化之源为脾胃,肝气条达又为脾胃运化原动力。肝脾不调存在于多种疾病的病变过程之中,影响着疾病的发生发展及转归。肿瘤病也不例外。肿瘤成因多由肝疏脾运失常,痰浊内生,痰瘀互结,日久则成癥瘕积聚,其病变过程中多存在肝失疏泄、脾失健运之病理变化,故调理肝脾可贯穿于肿瘤治疗的全过程。肝疏脾运功能正常,气畅血和,正气充足,正进则邪退,邪气退即为限制肿瘤病变进展,使肿瘤发展速度减慢或能带瘤生存。

(一)调理肝脾以扶正

肿瘤为消耗性疾患,或经放化疗后,正气耗伤,患者多有不同程度的脾虚气弱,肝血不足见症如气短神疲,面色萎黄,头昏头晕,心悸眠差,食欲不振,舌淡苔薄白,脉细无力等,治宜补脾益气疏肝养血,可选补中益气汤和逍遥散加减,以补气益血,疏肝健脾。又有肝郁化火伤阴见气阴两虚如消瘦,口渴,便秘,烦躁不安,舌红,脉数等肝胃阴伤之证,可选滋水清肝饮和益胃汤加减,以疏肝益胃,养阴益脾。还有脾虚及肾见恶寒肢冷、夜尿频多,大便不实,脉细等阳虚见症,可用柴桂理中汤、右归饮加柴胡等温补脾肾佐以疏肝。总之,肿瘤本身及治疗导致的五脏虚损见症总与肝脾有关,故调理肝脾为肿瘤扶正治疗大法。

(二) 调理肝脾以祛邪

肿瘤的形成为毒邪痰瘀合病,故肿瘤的祛邪治疗原则不外解毒化痰行瘀散结。邪热湿毒侵袭,入里与体内痰湿瘀血结合,往往积而难消,日久则成癥积。此时若以攻邪立论,不外解毒化痰散结。虽然不少清热解毒、化痰活血的中药据现代药理研究有抗癌作用,但临床中使用过多或时间稍长即可见脾运不足之副作用,败伤脾胃乃治病之大忌也。故这些药虽抗癌,但在肝脾失调的内环境中,此类药物非但抗癌作用不显甚至还会使痰瘀加重。药物寒凉败胃伤脾,引起气机失畅加重,痰瘀毒邪非但不除而反增凝滞,因为在肝脾失调的内环境中,痰瘀不仅可以生成,也可以互化,可以成结,可以堵塞脉络。脾胃不足,水谷精微化生无能也成痰成瘀,因此,要达毒解痰化瘀除,首先需调理肝脾,肝疏脾运正常,痰可清,瘀可化,结可散,只有在肝疏脾运基础之上的清热解毒,化痰散结才能有效,故调理肝脾又是肿瘤祛邪治疗的基础。

十四、益气养阴调肝脾有利于肿瘤患者完成放化疗

周老师认为癌瘤的发生多因情志郁结,饮食不节,外邪侵袭,病后体虚,肝脾受损,脏腑失和,气机阻滞,痰瘀内停等多种因素综合形成。其病变迁延,临床表现为正虚邪实,西医有采用手术治疗,术后患者常规给予放疗和化疗,也有直接放化疗者,但治疗中很多患者难以适应,多数表现为神疲倦怠、汗出、白细胞总数降低等正虚之象,又有纳差、呕恶不适、心烦意乱、睡眠不好等一系列脏腑功能受损的表现,以致相当一部分患者不能全程完成肿瘤放化疗。患者的这些临床表现中医辨证多见肝脾失调、气阴两虚。中医以疏肝健脾、益气养阴为治,使气阴得养,肝疏脾运,纳食渐好,睡眠改善,精神好转,生存质量得以改善,从而能接受并顺利做完放化疗所需要做的全部疗程。

如治周某,女,55岁,2011年10月6日初诊。患者平素睡眠不好,时感心烦意乱。2月前因乳腺癌行手术治疗,术后化疗1次,即出现严重的恶心呕吐,脘闷腹胀,纳谷不香,神疲乏力,失眠心烦加重,自汗盗汗,大便干结等症。舌红苔白腻稍干,脉细弦无力。此乃气阴不足,肝郁化火,脾失健运之象。治以

益气养阴,疏肝清热,健脾开胃。处方:黄芪 30g,太子参 30g,白术 20g,玉竹20g,麦冬 20g,生地 15g,百合 30g,白豆蔻 9g,麦芽 30g,枳壳 12g,白芍 18g,酸枣仁 25g,金荞麦 20g,煅牡蛎 30g。每两天 1 剂,水煎服。连服 6 剂后,精神渐好。以后在此方基础上加减调治 3 月余,期间化疗 3 次,身体均能适应。

十五、妇科推崇傅青主,辨治首重调肝脾

周老师推崇《傅青主女科》,学生时曾借书抄录,多年来反复学习,不断用以指导临床实践。她认为女子以血为本,血属阴,气随血行,经血应月而至,至则血亏而气旺。肝藏血,脾统血,心主血,故行经之际,其人多见或轻或重之烦躁,或见胸胁闷胀不适。此为阴阳平秘偏颇,血不足以养肝,肝气偏亢之象。倘若在此时遇心事纠结,情志失控,必致血更伤而肝更郁,以致肝木旺而克及脾土,或因饮食劳倦,损伤脾胃,土虚木乘,土木同病。此外,情志为心肝主宰,情志活动赖于气血的正常运行,血旺则神明,血伤则神乱,故郁证也以妇人为多见。总之,肝脾失调是经、带、胎、产及各种妇科杂病中的基本病机,故辨治妇科诸病,应首重于肝脾也。

青春期女性妇科病多为肝热脾寒,热者多因少壮之火有余,阳热内伤及血,寒者多因年幼无忌,寒邪袭击胞宫而致。中年期妇女肝脾病兼心伤者为多,老年时期肝脾病而兼肾虚者为众,心伤亦杂其间。辨证方面,周老师认为妇人以血为本,经水为血所化,其虽与五脏相关,但尤以肝脾为重,因肝为女子先天,主疏泄,主藏血,司血海;脾胃为后天之本,主生血,主统血,主摄血。故月经不调应先调治肝脾。临床上虽月经先期热而后期寒为多见,但切不可拘泥,而应详细询问经期、色、量、质的变化以及全身症状,综合分析辨证。白带虽言有五色,临床中也需详辨虚、实、寒、热、湿之病因及肝疏脾运之间的动态关系。

如治钱某,女,30 岁,2019 年底来诊,结婚 3 年未避孕,夫妇两人均已做过全部有关检查未见异常,但至今尚无子嗣。诉月经量少、色淡质稀,经行时常无端感胞腹疼痛发凉,大便稀溏。平素头昏,眠欠纳少,时时心烦。舌淡滞,脉弦细无力。诊为血虚肝郁、中阳不振,以逍遥散、黄芪建中汤加减(黄芪 30g,太子参 30g,桂枝 12g,柴胡 12g,当归 20g,白芍 18g,川芎 12g,茯苓 20g,白术20g,炮姜 10g,木香 10g,砂仁 10g,郁金 15g,甘草 6g),2 天 1 剂,水煎服。嘱经前一周开始,连服 10 剂。休息一周后原方再进 10 剂,3 月后有喜讯报来,月经衍期未至,经查已怀孕。2021 年大年初三顺产一女孩,举家欢愉。本例不孕

症治疗效果之快出乎预料。究其方义为温中健脾疏肝,补气益血。肝疏脾运功能正常,气血盛而血海充,整体调整利于局部、虽无专事补肾生精之药,亦收获种子之效。足见女子肝为先天,以血为本理论认识之重要,也足以说明调理肝脾在妇科病的治疗中起着举足轻重的作用。

第二节 痰 瘀 论

一、脏腑虚衰生痰致瘀

痰瘀为万病之源,脏腑虚衰可致痰瘀生成。心气不足,推动无力,血行失畅则生瘀滞。肺朝百脉,调节气机的升降出入,以辅助心脏推动和调节气血的运行,若肺主治节的功能不足必致气血运行不利也生痰成瘀。肝为刚脏,应"以肝属木,木气冲和调达,不致遏郁,则血脉通畅",一有怫郁,气滞则血瘀。又肝藏血,肝虚藏血不足则影响血的正常运行也致瘀。脾统血,脾虚统摄无力血溢脉外又成瘀。脾的运化功能正常则可化生之水谷精微,津精血液可以疏布于周身,陈洒于六腑。若脾运不足,则如李中梓在《医宗必读》中所言:"脾土虚弱,清者难升,浊者难降,留中滞膈,凝聚为痰"。痰瘀均为黏稠之物,可以互化,其来源正如张景岳云:"痰即人身之津液,无非水谷之所化,此痰即所化之物,而非不化之属也。但化得其正,则形体强,营卫充。而痰涎皆本气血,若化失其正,则脏腑病,津液败,而气血即成痰涎"。说明脾虚失运,不能为胃行其津液,致胃纳之水谷不能化为精微滋养周身而成水湿痰饮。又肺虚则影响其肃降、通调水道以及敷布津液之功能,以致津从痰化。肾阳虚水液失于蒸化,三焦通调水道失常,均可造成水液代谢障碍,聚而生痰。总之,脏腑虚衰可以导致气血津液运行失调,津液敷布无能,水液蒸化运行失常,血行缓慢,生痰致瘀就成必然。痰瘀滞留于体内,又进一步损伤正气,影响脏腑功能,使脏腑更虚,以致形成痰瘀为标、脏腑功能失调为本的本虚标实的种种复杂证候。

二、七情之病生痰生瘀

肝主疏泄,藏有形之血,又疏无形之气。肝藏魂,脾藏意,思虑伤脾,谋虑伤肝。内伤之因,以七情为主。"七情之病,必从肝起","情志之疾,以思虑悲哀郁怒为多"。悲哀虽伤肺,但悲哀动中则伤魂,魂动则肝伤是也。至于郁怒,更无论矣。思虑劳倦伤脾,但肝为罢极之本,故罢病亦不离肝。气、血、痰、火虽关乎五脏,但又与肝脾息息相关。肝郁则气滞,气滞则血瘀;木郁则化火,火旺则生痰。木乘中土,土运失健,生痰生湿。总之,思虑过度,所欲不遂,大悲大喜,忧郁惊恐等七情失调,可伤及心、肝、脾、肺、肾而致脏腑功能失调,以致血瘀痰凝。痰源于津液失于输布,痰阻经脉血行不利则成瘀。故七情为致病因素,其影响气血运行,可导致痰浊瘀血产生。

三、阴阳失调、气血逆乱生痰生瘀

阴阳平衡是人体健康的标志,阴阳失调可致气血逆乱、生痰生瘀。因阳虚生内寒,寒则凝,血凝不畅而生瘀。肾阳虚衰,蒸腾无力,水液代谢障碍,聚湿而生痰。若阴虚血少,脉道枯涩,血流不畅又生瘀。阴虚火旺,灼津炼液而为痰。气滞血行不利则生痰生瘀,气虚行血无力亦可致瘀。关幼波指出"气血流畅则津液并行,无痰以生,气滞则血瘀痰结"。气为血之帅,气行则血行,气滞则血瘀,"气血逆乱,势必血瘀痰结,走窜经络,甚至上蒙清窍"。临床中动脉硬化、脑梗死、阿尔茨海默病等一系列老年性疾病,均为年老机体阴阳失调、气血逆乱生痰生瘀所致。

四、痰瘀互化

痰源于津,瘀源于血,津血同源并可互化。"痰与血属阴,易于胶结凝固"。如痰液久留,脉络失畅则血郁为瘀。瘀阻血脉,气机不利,血不利则病水,水瘀又可化为痰浊,而痰浊阻络又成瘀,终致痰浊瘀血交杂为患。正如《血证论》所言:"内有瘀血则阻碍气道,不得升降,气壅则水壅,水壅即为痰饮"。《奇效良方》也说:"气塞不通,血塞不流,凝血蕴里,津液凝涩,参着不去而成痰"。西医学通过对痰热证、血瘀证和痰瘀证的血液流变学进行对比观察研究提示:痰瘀证和瘀血证均表现为黏、凝、聚的异常,也说明"痰可以致瘀",证实了痰瘀互化的理论,同时也提示在临床中痰瘀为患疾病最为多见,故痰瘀同治的方法应用最多也最为广泛。

五、痰瘀合病的临床特点

"怪病责之于痰、怪病责之于瘀",痰瘀的产生总不外乎气血运行失畅,气血失畅之源为肝疏脾运失常,痰由水化,瘀为血滞,水运失常则从痰化,血行失畅瘀血必生,运化水湿责之于脾,疏调气血全赖于肝。食气入胃,脾运不足,水谷精微不能化生气血供给周身,反生痰水,痰水为阴,一可伤阳致气滞血凝,又会阻碍脉道使血行不利成瘀,脾运不足之多因于肝,木郁土壅,肝失条达,疏泄不力,故肝脾失调与痰瘀形成为因果关系,肝失疏致脾湿,脾湿则肝不疏,脾湿阻碍气机,加重肝失疏泄,肝藏血,血行不利必成瘀,而痰瘀证变化的复杂程度甚于单纯的瘀血证,说明痰瘀皆为浓稠之物,堵于脉道,亦痰亦瘀,此为互化之态。临床所见痰瘀合病者,舌象多为黯或淡滞,苔多为白厚、滑腻、黄滑等,脉象多为滑而无力,或见细弦而不利,或兼有涩者。其病变特点一是病程长,二是病情复杂多变,治疗起来也相对困难,此与痰瘀黏滞重着、一碍气机二碍血行的特性有关。追溯病源,大多与肝疏脾运失常不无关联,肝疏脾运失常,又往往是疾病发展加重的重要因素。所以痰瘀合病者,必考肝之疏泄、脾之运化,在治疗用药中,除化痰逐瘀外,也要疏其肝运其脾以截痰瘀生成之源。

六、活血化痰在疾病治疗中的意义

痰瘀在脏腑功能失调的基础上产生,又作为病理因素影响脏腑功能。在社会经济高速发展,人民生活水平不断改善的今天,痰瘀为病不仅见于脏腑功能衰退、阴阳失调的老年人,也见于很多七情管控不好,饮食劳倦随心所欲的中青年。最常见的"四高症"(高血脂、高血糖、高血压、高尿酸),"三心病"(冠心病、肺心病、高心病),以及肿瘤、中风、阿尔茨海默病、动脉硬化、肥胖病、骨病、抑郁症和某些妇科疾病等成为多发病、常见病。这些临床中的常见病,又属于病程长、治疗困难甚至可能危及患者生命的疾病。所以这些病的治疗和预防应引起广大医务工作者及人民群众的高度重视。以上疾病在中医辨证中大多与痰瘀相关,所以活血化痰成为这些疾病的主要治疗方法。因活血可以通络,化痰可以开结。活血化痰,可以化解血中污浊,可使血液畅行脉中。在临证中,活血化痰多可贯穿在治疗的全过程,或兼养心、或兼益肺、或兼疏肝、或兼健脾、或兼益肾、或兼顾几脏功能,其中因痰瘀形成直接与肝脾失调相关,调节脏腑功能、运脾疏肝是为了化痰祛瘀,活血化痰又是为了更好地恢复脏腑功能,活血化痰最终以达肝疏脾运、浊去清升,脉络畅通之目的。所以,活血化痰可以用于以上疾病的预防和治疗中,并具有重要而广泛的意义。

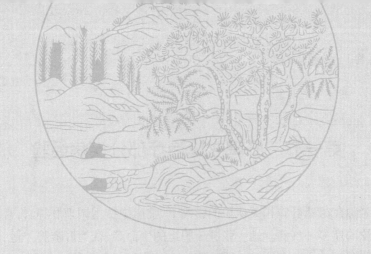

第四章

临床辨治经验举隅

第一节　肝脾立论治疗部分疾病经验

周老师在祖辈肝脾相关认识的影响下,临床中擅用调理肝脾法,常以肝脾立论系统治疗多种疾病。她主张肝疏脾运的生命观,认为肝疏脾才运,脾运利肝疏。脾胃为气血生化之源,肝气条达乃气机升降出入及气血津液代谢之关键。肝脾不调可存在于多种疾病的病变过程之中,影响着疾病的发生发展及转归,因此很多疾病都可以从肝、脾和肝脾协调为出发点进行系统论治。

一、心身疾病

中医认为人的精神意识和思维活动以心神为主宰,七情变化为其主要表现形式。外有所触则内有所动情有所变。七情藏于五脏,《灵枢·本神》谓:"故生之来谓之精;两精相搏谓之神;随神往来者谓之魂;并精而出入者谓之魄;所以任物者谓之心;心有所忆谓之意;意之所存谓之志;因志而存变谓之思;因思而远慕谓之虑;因虑而处物谓之智。"正常情况下,人之情志与外界保持着动态的平衡,而七情的太过与不及直接影响脏腑功能的运转和气血津液的布化,反之人病则五脏之神亦不安,从而出现心理和身体互相交织的一系列病变。

周老师认为无论先病后郁,还是先郁后病,此类心身疾病病证表现不一,症状多样,但病因总有情志不畅,病机总以气血郁滞为主。虽五脏相关,但因肝之疏泄升发是气血流通之根,脾之运化是气血生成之源,故肝疏脾运决定了心身疾病的发生和转归。其中或兼肾虚,或兼痰阻,或夹肝火,或伴血瘀。虚、痰、气、火、瘀皆可扰及心神以致出现神明不作主的局面。当心理和身体同时存在问题时,要从脏腑调治,肝藏血,血舍魂,脾藏营,营舍意,心藏脉,脉舍神,肺藏气,气舍魄,肾藏精,精舍志,五脏相关,要以调理肝脾为基础,解郁为主,治气为先。在辨证用药的基础上加以心理疏导,是中医对本病的治疗优势。

(一)绝经前后诸证

妇女绝经前后诸证即更年期综合征,是指妇女绝经前后或其他原因造成卵巢功能衰退、神经内分泌功能失调,所出现的生殖系统变化和一系列以自主神经功能紊乱为主的证候群。其归属于中医学之"脏躁""郁证""绝经前后诸证"等范畴。本病的病机,主要是由于肾气渐衰,天癸将竭,冲任亏损,精血不足,脏腑失于濡养,机体阴阳失衡所致,脏腑涉及肝、脾、心、肾。

【病案】

黄某,女,51岁,2013年5月23日初诊。

心烦、烘热、多汗1年。患者于2年前出现月经不调,1年前断经,时有阵发性烘热,热后汗出,心烦易怒,情绪不宁,时感心悸,多次心电图检查均正常。现又感头昏头痛,睡眠欠佳,梦多,神疲体倦,腰痛,脱发。舌淡嫩,脉弦细。诊断为绝经前后诸证,辨证为肝失疏泄、脾失健运、肾精亏虚、冲任不调。治宜疏肝健脾,补肾益精,调其冲任。处方:太子参30g,山药30g,仙茅15g,淫羊藿25g,当归20g,知母12g,黄柏10g,白芍18g,酸枣仁25g,柴胡12g,黄芩12g,白薇15g,茯神18g,煅龙骨15g,煅牡蛎25g,甘草6g。4剂,每剂水煎3次,药液混合后分5次服用,日服3次。

5月30日二诊:汗出减少,烦热减轻,时感心悸,头昏头痛,睡眠欠佳,梦多,神疲体倦,腰痛,脱发,纳可,便调。舌淡嫩,脉弦细。治法同前。延一诊方去白薇,加川芎15g、丹参20g,活血养心。4剂,煎服法同前。

6月6日三诊:患者疲倦感减轻,汗出烘热心烦明显改善,睡眠好转,仍感心悸,且多于清晨刚醒来时发作,脱发较多。纳可,便调。舌脉同前。处方:延二诊方去煅牡蛎,加五味子10g、麦冬18g以益心阴。4剂,煎服法同前。

6月13日四诊:患者精神愉快,体力有所增强,汗出烘热心烦明显改善,心悸好转,脱发亦见减轻。纳可便调,舌脉同前。效不更方,予三诊方6剂。

【体会】

周老师根据临床观察发现近年来由于生活节奏加快,竞争日益加剧,一些心理承受能力较差的妇女,在社会变革、工作压力、家庭矛盾等因素影响下,机体脏腑功能失调,气血紊乱,导致更年期提前,临床表现为潮热汗出,头晕耳鸣,烦躁易怒,失眠多梦,口舌干燥,腰膝酸软,月经紊乱等;或见精神抑郁,面色晦暗,形寒肢冷,尿频便溏,腹胀带下等。周老师认为本病除与肝肾有关外,与脾尚有密切关系:①"女子以肝为先天"。肾精亏虚,精血不足,母病及子,肝失所养,可导致肝无所藏,肝血亏虚,冲任失充,故见月经紊乱,量少稀发;还可导致肝失疏泄,气机不畅,情志不舒,故见精神抑郁,心绪不宁。肝藏血,主疏泄,有调节血量的作用,肝之疏泄失常是本病最为重要因素。②本病病本为肾气渐衰,天癸将竭,天癸之精源于先天,但靠后天水谷精气之滋养而充盛,妇女七七之年,先天肾精逐渐亏虚,唯有后天脾胃健旺,气血生化有源,水谷之精充盛,上注心肺,化赤为血,散精于肝,下注于肾,充实肾精,肾得五脏之精所濡,方能继续平秘阴阳,冲任和调则诸症不作。故周老师认为本病病机即为肝郁脾虚,冲任失调。

治疗上周老师提出以调理肝脾,益肾调冲任为治疗大法。常用方:太子参、山药、仙茅、淫羊藿、当归、知母、黄柏、白芍、酸枣仁、柴胡、白术、茯神、煅龙骨、甘草。本方由二仙汤合逍遥散加减而成。方中太子参益气养心、山药补脾益肾,脾旺则谷精得化,气血得生,肾精得充,心气得补,故益气健脾之二药共为君药以治本。柴胡、白术、茯神、白芍、当归疏肝养血,并调肝脾;仙茅、淫羊藿、知母、黄柏同入肾经,补阳益阴,滋阴降火,调治冲任。以上两组共为臣药,肝、脾、肾同治。酸枣仁调肝养血安神,茯神宁心安神,煅龙骨镇心安神为佐药,甘草为使,全方共奏健脾疏肝,补肾益精,调和阴阳之功。

患者年过七七,肾精亏虚,元阴元阳俱不足,地道不通,故月经闭止不至。肾阴亏虚心火独旺,心神被扰,神明不安,故见心烦心悸;水不涵木而肝阳独盛,疏泄太过,则急躁易怒,情绪不宁。"阳气者,柔则养精,精则养神",肾之阳气不足故精神萎靡,阳虚失于温煦,故腰痛、舌淡嫩。本证虽无脾胃虚损表现,但周老师指出,肝旺必致脾乏,气血生化尚需脾之健运,气血旺则肾精充,本着"先安未受邪之地"的指导思想,顾护脾胃、调理肝脾,用二仙汤燮理阴阳合逍遥散健脾疏肝获得疗效。由此可见,健脾疏肝在更年期综合征中的治疗中不可忽视。

(二) 功能性消化不良

功能性消化不良属心身疾病,主要临床表现以躯体症状脘腹胀满,嗳气恶心,食后不舒等为主,同时常伴有心烦、失眠、急躁等情绪。属中医痞证、嗳气等范畴。本病之病位在胃,其病机关乎肝脾。临证可见兼虚或夹实。《血证论》云:"食气入胃,全赖肝木之气以疏泄之,水谷乃化。设肝之清阳不升,则不能疏泄水谷,渗泄中满之证在所难免。"故本证临床治疗则应以健脾疏肝、和胃理中为法。

【病案】

高某,女,56岁,2010年12月10日初诊。

患者大便稀溏近半年,新近退休,自觉无所事事,常感心烦。近1月觉纳食渐少,口淡口苦,脘腹胀满,神倦乏力,每早均解两次稀溏便。作过胃镜检查、大便培养未见异常。诊断为功能性消化不良。舌淡苔白,脉弦缓。中医辨证为脾虚肝郁,土虚木贼之胃痞。治宜培土疏木,和胃消痞。处方:苏条参

25g,白术 20g,苍术 12g,茯苓 20g,陈皮 12g,法半夏 10g,厚朴 18g,木香 10g,砂仁 10g,柴胡 12g,枳壳 12g,炮姜 12g,焦神曲 20g,炒麦芽 30g,甘草 6g。5剂,每 2 日 1 剂,开水煎服。

12 月 17 日二诊:药后大便成形,脘胁舒,纳可,口淡口苦消失。脉舌同前。处参苓白术散 1 袋、疏肝和胃丸 1 丸同时服用,每日两次,连服一周。

【体会】

患者大便稀溏近半年,脾胃虚弱可知。对退休不适应之心理导致肝木偏亢,乘克脾土,土虚木贼,以致见脘腹胀满,食欲不振,口淡口苦,神倦乏力等症。舌淡苔白,脉弦缓亦为肝郁脾虚之象。方以六君汤健脾运中,香砂平胃散燥湿运中,加柴胡、枳壳、炒麦芽疏肝和胃畅中,再加炮姜、焦神曲温中消食以助脾运。全方凑培土疏木,和胃消痞之功,土实木疏,中运有序则痞满可消,功能性消化不良得以治愈。

(三) 焦虑抑郁状态

焦虑抑郁状态属中医"郁证"范畴,社会心理因素是郁证发生的主要原因,但不排除患者自身体质、周围环境、生活条件及性格等因素。如遇退休等生活方式转变或工作变动角色转换等不适应,以致对所处生活和环境感到焦虑或不感兴趣,渐致情绪低落,随之而来出现的烦躁,失眠,乏力,纳差等一系列症状,这一系列症状皆由肝失疏泄,气机失畅而起,气机失畅导致痰瘀内生,痰瘀阻滞必然导致脑脉不利,心窍闭塞。

【病案】

陈某,女,57 岁,2006 年 1 月 3 日初诊。

患者原系小学教师,性格内向,子女 3 人均在外地工作。平素工作认真,较受学生欢迎,后退休在家,接触外界之机会骤然减少,心情倍感孤寂,以渐致失眠,心烦意乱,渐成寝食难安,坐卧不宁。曾就诊于神经内科,烦躁症状有所好转,但渐转呆坐,表情忧郁,对周围事物不感兴趣,每日极少主动说话,家务懒做,纳少,有时饭亦懒吃,大便难。停服西药已有月余,症状不减而就诊中医。就诊时见表情忧郁呆滞,双目低视前方,所问多由其夫代答。舌淡苔白厚,脉细弦。西医诊断为抑郁症,中医辨证为肝郁气滞,痰气扰心之郁证,治宜疏肝理气解郁,化痰畅中开窍,用疏肝化痰解郁汤加减。处方如下:柴胡 12g,当归 20g,白术 20g,郁金 15g,合欢花 12g,香橼 15g,石菖蒲 9g,槟榔 18g,枳壳 12g,厚朴 18g,炒莱菔子 20g。5 剂,每 2 日 1 剂,水煎服。嘱其丈夫要配合妻子的治疗,多与之交流。

1月15日二诊：大便通畅，每日一次，余症同前，上方加川芎12g，炙远志6g。5剂，煎服同前。

1月26日三诊：面部表情较前开朗，偶愿抬头应答，但速度缓慢。舌淡红苔白，脉弦细。其夫诉其药后纳食稍有增加但多汗，对周围事情仍不感兴趣。沿上方加浮小麦30g，丹参18g。5剂，煎服同前。其夫要求给处方外配续服。

一月后复诊，诉上方又在药店取药10剂服完。见表情应答较前明显好转。其夫诉说在家已愿主动做拣菜淘米等家务，此时患者脸上出现了几月来从未见过的微笑，其夫始眉头舒展。再次强调其夫要配合妻子的治疗，多与之交流。仍处原方加白芍又进7剂。前后治疗近3月。再诊时表情应答等均已正常。看病结束时会主动感谢医生。因患者性格内向，言辞素少，嘱多与其夫一同外出参加老年人健身、旅游等活动，患者表示遵嘱。再处逍遥散加酸枣仁、合欢皮、丹参，连服5剂以巩固疗效。

【体会】

案中病例因情绪变化而起，治疗上当以治肝为先，即以疏肝解郁为大法，根据标本虚实灵活佐以化痰、活血、养血之法。用郁金、菖蒲以开窍，使之气血调和，痰瘀得化，心窍得通，以致全身气血畅达，阴阳调和而神志达于常态。

在辨证用药的基础上加以心理疏导，亦为此病预后的关键。清·吴鞠通曰："吾谓凡治内伤者，必先祝由。详告以病之所由来，使患者知之，而不敢再犯，又必细体变风变雅，曲察劳人思妇之隐情，婉言以开导之，庄言以振惊之，危言以悚惧之，必使之心悦诚服而后可以奏效如神"，心理疏导的重要性由此可见一斑。

（四）顽固性失眠

失眠是临床常见心身疾病，以睡眠不足，睡眠深度不够，不能消除疲劳，不能恢复体力、精力为主要证候特征，常妨碍人们的正常生活、工作、学习，并可诱发心悸、胸痹、眩晕、头痛甚至中风等。本病随着生活节奏加快，社会环境因素、工作压力增大，患病者日渐增多。

【病案】

李某，女，53岁，2013年4月9日初诊。

绝经3年。眠差易醒2年，每晚只能入睡2~3小时，常服"艾司唑仑"助眠。感双目及外阴干涩，烘热汗出，心烦盗汗。舌质黯滞，苔薄少津，脉细弦无力。证属肝血亏虚，心神失养。治宜健脾养肝，安神宁心。方用自拟调肝健脾安神汤加减：太子参30g，柴胡12g，当归25g，白术20g，茯神20g，知母12g，川芎 12g,酸枣仁 25g,枸杞子 20g,百合 18g,合欢皮 15g,夜交藤 25g,白芍 18g,龙骨 15g,煅牡蛎 25g,栀子 10g,延胡索 15g,炙甘草 6g。3 剂,每剂煎 3 次,药液混合分 5 次服用,每日 3 次。

4 月 18 日二诊:服药后睡眠有改善,但仍汗多,尤以盗汗为甚,烘热心烦,双目干涩,舌脉同前。延一诊方加入浮小麦 30g 以安神敛汗。5 剂,煎服法同前。

2013 年 8 月 22 日以"大泡性鼓膜炎"前来就诊,诉上方服完后,睡眠即明显改善,故后未就诊。

【体会】

失眠的病因较为复杂,但总与心、肝、脾、肾之功能失调有关。通过观察总结,周老师认为因情志失调导致的失眠占多数且较为顽固。情志不畅最易耗伤心、肝、脾三脏精气导致失眠:①心主神明,主宰人的思维情志等活动。思维情志过度会耗伤心营,以致心火偏亢神明受扰,心神激荡则神魂不安,影响心藏神而致失眠;②肝藏血,人卧血归于肝,魂亦随之归于肝,涵养于血中。郁怒伤肝藏血不能,魂失所归,或肝郁化火,耗伤阴血,肝血不足,魂无所藏而失眠;③脾主运化、主思,思虑过度脾气郁结,气机失畅则影响其运化功能,气血化源不足,不能充养肝血、滋养心营,神魂不安而致失眠。

周老师提出调理肝脾,养心安神是治疗失眠的主要治则。常用方为自拟"调肝健脾安神汤"。该方组成:太子参,白术,柴胡,当归,白芍,茯神,炙远志,川芎,知母,酸枣仁,合欢皮,炙甘草。全方是以逍遥散合酸枣仁汤为基础方进行加减化裁而成,充分体现了调肝健脾,宁心安神的治疗法则。

患者绝经 3 年,肝肾已虚,肝之阴血不足,魂无以藏,阴血亏虚、心神失养,故神魂不安而失眠。治方中以逍遥散养血疏肝健脾,脾健则气血生化有源心肝得养;疏肝则肝血畅旺神魂得安。患者烘热汗出心烦盗汗,此阴虚有热,热扰心神则夜不能寐,故以酸枣仁汤养血安神,又加栀子以清热除烦,枸杞子滋肝肾,百合养心阴,龙骨、牡蛎镇心安神并收敛止汗。方证相合,患者服药 8剂,疗效已著。

二、增生性疾病

由于饮食、情志、环境等多种因素的影响,增生性疾病已经成为常见多发病。所谓增生性疾病,又称增生性病变,多指细胞通过分裂繁殖而数目增多的现象。增生分为生理性增生和病理性增生两种,在现代检查技术越来越先进的情况下,增生性疾病临床中极为常见。包括声带小结、腺样体肥大、脂肪瘤、甲状腺结节、肺小结节、乳腺小叶增生、子宫肌瘤、卵巢囊肿等。临床中应首先鉴别增生属良性还是恶性。当然,并不是所有增生发现后就可以有条件及时作出病理检查明确诊断,此时中医干预与定期复查可以同步进行。

周老师认为增生一般由痰瘀凝聚而成,活血化痰,软坚散结是其主要的治疗原则。痰瘀形成与肝脾失调直接相关。肝失疏泄,脾失健运则气行无权;肝郁脾虚,生化不达则血运郁滞。气血失调,痰瘀随即内生,所以肝脾失调与痰瘀二者互为因果。治疗上调理肝脾可以达活血化痰的目的,活血化痰又可促使肝疏脾运。肝疏脾运正常,气血运行无碍,机体即可处于抗病力强、阴平阳秘之状态。所以活血化痰既扶助了正气(攻邪以扶正),又清除了病邪,既能抑制肿块增生发展,也可减轻患者临床症状,提高患者的生活质量。

此类患者常见舌质淡滞,苔薄腻,脉细弦或弦滑。对于不同部位的增生,周老师认为还应根据其脏腑功能、经络连属、患者体质、增生性质等给予对应的辨证施治,即要因人、因病治宜,在活血化痰的基础上或加益气药、或加健脾药、或加清热解毒药以及软坚散结药等。同时嘱患者按要求定期复查,及时发现病情变化,采取不同的治疗方式。增生性疾病疗程均较长,治疗中应鼓励患者树立战胜疾病的信心,坚持连续服药一个月以上,以观察治疗效果。

(一) 肺小结节

肺为娇脏,痰瘀易结。肺小结节病位虽在肺,但与肝脾密切相关。该病多为本虚标实之证,肝脾失调为本,痰瘀阻络为标。除调理肝脾治本之外,临床还应重视痰瘀等病理因素的祛除。

【病案】

吴某,女,48岁,2019年4月23日初诊。

发现肺部结节1天来诊。患者既往因"胸腺瘤"行手术治疗,术后一年常规CT复查,发现双肺下叶后基底段多发磨玻璃密度小结节,大者约10mm×8mm(左肺)、密度欠均,边缘模糊,因之前有肿瘤手术史,担心肺部癌变来诊。刻下症见:咳嗽,咳痰量少,色白质稀,胸闷不适,乏力,纳眠欠佳,二便正常。舌红有瘀斑瘀点,苔薄,脉弦滑。辨证属肝郁脾虚,痰瘀阻络。治以调肝健脾解郁,活血化痰散结,处方如下:柴胡10g,炒黄芩15g,连翘10g,桔梗10g,炒枳壳10g,浙贝母15g,川芎20g,荆芥10g,蝉蜕10g,重楼10g,地龙10g,丝瓜络10g,南沙参15g,苏条参15g,丹参20g。6剂,水煎服,每日3次,每2日1剂。同时嘱其放松心情，常做舒胸操。

5月6日二诊：患者诉咳嗽明显减轻，偶感胸闷，眠差易醒，舌脉同前。继予上方加土鳖虫5g增强活血通络，加合欢皮15g解郁安神以助眠，10剂水煎服并配合穴位敷贴和舒胸操。

6月2日三诊：患者诉胸闷乏力睡眠改善，无咳嗽，舌淡红，瘀斑瘀点较前变淡，苔薄微腻，脉弦。继予上方去南沙参，加金荞麦15g化痰散结，10剂。患者以上述治则间断服药3月后，行胸部CT检查示：原双肺下叶后基底段多发磨玻璃密度小结节影较前吸收消失。

【体会】

患者女性，既往胸部手术病史，肺之气阴已伤。平素情志不畅，又年处"七七，任脉虚……天癸竭"，以致肝气郁结，气机失调加重。肝郁化火上干于肺，肺失宣降而致咳嗽。肺肝气机升降失调又致脾失升清，津液失于输布而成痰，故见咳痰。痰阻胸中，故见胸闷。气机失畅，血运不足必然成瘀，瘀痰互结于肺络形成结节，舌脉亦示痰瘀互结之象。

方以柴胡、炒黄芩、桔梗、炒枳壳升降相因调畅少阳枢机，开郁化痰，利膈宽胸为君。连翘、重楼、浙贝母散郁火化痰浊消壅结，川芎、丹参活血化瘀散结，地龙、丝瓜络宽胸舒络散结共为臣药。苏条参健脾以绝生痰之源，南沙参养阴清肺化痰为佐。荆芥、蝉蜕祛风解痉止咳为使。诸药合用，共行调肝健脾解郁，活血化痰散结之功。

肺小结节病因病机较为复杂，常为本虚标实，虚实夹杂之证。临床上应首辨别良恶性质，在综合评估结节风险的基础上，尽早以中医药干预。肝脾失调是肺部结节发病的重要病机，通过调理肝脾，使肝肺气机升降恢复正常，津液正常布散；再以活血化痰散结之法祛除停聚之痰浊瘀血。痰瘀得散，结节可消。临床上从整体观念出发，审证求因，抓住痰瘀等病理产物生成的本源，进行中医综合干预，临床可有效地缩小结节甚至消除结节，对降低其恶变风险，减轻患者的心理压力，具有重要的现实意义。

（二）甲状腺结节

甲状腺结节有多种性质，一般指囊性、囊实性、结节性、腺瘤等良性结节，属中医"瘿瘤、瘿气、瘿病"范畴。周老师认为该病除与饮食因素如缺碘或摄碘过多引起外，与情志因素密切相关。诚如《济生方·瘿瘤论治》所言："夫瘿瘤者，多由喜怒不节，忧思过度，而成斯疾焉。"《诸病源候论》认为"忧恚气结所生"。患病者多为精神压力较大，长期受到不良精神刺激或平素易怒之人，或长期多忧思郁虑者,皆易导致肝气失于调达,气机郁滞,一致瘀血停滞,又致津液不行,停聚为痰。此外,周老师认为本病与体质因素也有关,患者以气虚为多见,气虚行血无力,血行缓慢,凝而为瘀;气虚气化无力,水津不布,聚而为痰。瘀血、痰凝结于颈前,而形成瘿肿。"气滞(虚)、瘀血、痰凝"为本病病理因素。正如《外科正宗·瘿瘤论》所述:"夫人生瘿瘤之症,非阴阳正气结肿,乃五脏瘀血、浊气、痰滞而成";《杂病源流犀烛·瘿瘤》载:"瘿瘤者,气血凝滞,年数深远渐长渐大之症"。前人之言都解释了本病的病机为气滞、痰结、瘀血凝聚不散而成。

周老师则认为从临床来看,许多患者在精神受到刺激或创伤等情况下,瘿瘤会在短时间内增大,证实本病确与肝郁失疏有关。且本病与地方水土关系密切,水土失宜,影响脾胃功能,脾失健运,痰湿内生,久则影响气血运行,痰气瘀结于颈前而发瘿病。故本病多由肝脾失调所致。

故周老师治疗本病时倡导肝脾同治,以调肝行气,健脾化痰、活血散结为治疗大法。拟定基本方如下:柴胡、枳壳、赤芍、陈皮、法半夏、茯苓、桂枝、浙贝母、当归、莪术、重楼、夏枯草、黄药子、牡蛎、甘草。方中赤芍、当归、莪术活血祛瘀通络,法半夏、浙贝母、陈皮化痰散结,共为主药。柴胡、枳壳行一身之气机,气行则血行,气行则津行,由此而痰瘀不生。气虚之人可加黄芪、太子参。重楼清热解毒散结,夏枯草清肝平肝散结,黄药子为治瘿圣药,解毒化痰散结,牡蛎咸寒软坚散结,桂枝温通散结,以上各药为辅。全方共奏活血化痰,行(益)气散结之功。痰瘀常郁而化火,周老师认为本病以痰火多见,常加连翘、黄芩、栀子清泻热结,亦可用丹志蒙花汤加减以清肝平肝。本病顽固难愈,故需坚持服药,可望治愈。

【病案】

解某,女,66岁,2014年3月2日就诊。

颈前肿大半年。患者半年前发现颈前增粗,自行手触发现颈前似有结块,但在当地县医院查甲状腺功能正常,因无明显不适,未给予治疗。1月前发现颈前肿大,行甲状腺彩超检查示:①甲状腺双侧多发囊实混合性结节(考虑结节性甲状腺肿可能);②甲状腺右侧叶胶质潴留;③双侧颈部多发淋巴结肿大。查甲状腺功能无异常。患者平素易感冒,感冒后咳嗽常迁延不愈,多次行胸片及CT检查示:支气管炎。就诊时症见:咳嗽,咳白色痰,咽干、咽喉疼痛不适,吞咽正常。有时自觉胸闷,气阻。无心悸、头痛等不适。纳可,眠差,心烦急躁。舌红苔白,脉弦滑。辨证属肝郁脾虚,痰凝瘀停。治宜疏肝理气,健脾化痰,消瘀散结为法。处方:柴胡 12g,赤芍 18g,黄芩 12g,枳壳 12g,当归 20g,莪术 12g,牡蛎 30g,元参 18g,浙贝母 15g,夏枯草 15g,重楼 12g,白芥子 9g,法半夏 12g,连翘 18g,炒鸡内金 20g,黄药子 10g。3 剂,每剂开水煎 3 次,药液混合后分 5 次服用,日 3 次。忌忧思恼怒。

3 月 9 日二诊:服药后纳增,咳嗽较前减轻,夜间平卧时咽中痰仍多,伴胸闷。咽痛缓解不明显。舌黯红苔白,脉弦滑。治法同前,延一诊方去白芥子、炒鸡内金,加土茯苓 30g 以清热除湿。4 剂,煎服法同前,忌茶。

3 月 16 日三诊:诉服药后两天痰较前减少,已无咽痛。2 天前不慎受寒后咳嗽加重,咳白色泡沫痰,伴喘促,喉中可闻及水鸡声。舌红苔薄白,脉浮滑。辨证为风寒肃肺并从热化,气道受阻。治宜散寒宣肺、清热化痰平喘兼消瘀散结。处方:白果 15g,炙麻黄 10g,款冬花 15g,法半夏 12g,桑白皮 15g,杏仁 12g,苏子 15g,黄芩 12g,地龙 10g,重楼 12g,玄参 18g,浙贝母 15g,牡蛎 30g,夏枯草 15g,甘草 6g。3 剂,煎服法同前。

3 月 24 日四诊:服药后已无喘促及喉中水鸡声,咳痰较前减少,觉乏力,口干。舌红苔白,脉弦滑。治以疏肝理气、健脾化痰、化瘀散结为法。处方为一诊方去白芥子、法半夏、炒鸡内金,加入益气养阴之苏条参、麦冬;理气活血之延胡索。方如下:柴胡 12g,赤芍 18g,黄芩 12g,枳壳 12g,牡蛎 30g,玄参 18g,浙贝母 15g,夏枯草 15g,当归 20g,莪术 10g,重楼 12g,连翘 18g,黄药子 10g,苏条参 25g,麦冬 15g,延胡索 15g。4 剂,煎服法同前。

此后在上方基础上一直加减治疗 4 月余。颈前肿块有缩小,胸闷气阻症状逐渐改善。2014 年 8 月 6 日复查甲状腺彩超示:甲状腺双侧多发囊实混合性结节,较前明显缩小。

【体会】

本例患者颈前肿块明显,胸闷、气阻、痰多、脉滑,此乃痰气交阻,虽无瘀血征象,但周老师考虑痰气阻滞,血行必不利,且见舌红、烦躁,有痰热化火之势,故治疗针对"气""瘀""痰""火",以行气活血,清热化痰为治,气机和畅则诸症自消。方以柴胡、枳壳疏肝畅脾,以当归、赤芍、莪术、延胡索活血通瘀,白芥子、法半夏豁痰利气、燥湿化痰散结,连翘、黄芩清解热邪,加化痰散结清热之牡蛎、玄参、浙贝母、重楼、黄药子、夏枯草等。期间患者因受寒出现外感咳嗽痰多之症,三诊针对新病给予宣肺散寒、清热化痰平喘,但不离活血化痰之法。在整个治疗过程中以基本方加减服用数十剂,四月后肿大甲状腺逐渐缩小,取得较好疗效。

(三) 子宫肌瘤

子宫肌瘤是妇科常见的良性肿瘤,按发生部位可分成,肌壁间肌瘤,浆膜下肌瘤及黏膜下肌瘤。属中医"癥瘕"范畴。周老师认为"女子以肝为先天",若肝气不舒,血行不利,气与血阻于胞络,日久遂成癥瘕;若脾阳虚衰,多湿多痰,痰湿积滞阻于胞络,日久亦结块成癥。综观其临床表现,寒则凝,气不行则滞,寒凝气滞均能引起血瘀,寒邪伤阳,阳虚水湿不化,聚而生痰,痰气交阻,又生瘀滞。故肝郁脾寒是其根本,而痰瘀是其最主要的病理因素,调肝温脾活血化痰当为其治疗基础。根据其病因病机,再结合其致病因素寒、气、郁等进行辨证论治。

【病案】

汪某,女,36 岁,2006 年 7 月 30 日初诊。

患者结婚 10 年,以月经不调,经行腹痛伴双侧乳房胀痛 3 月就诊,B 超提示:子宫多发性肌瘤。红外线扫描示双侧乳房小叶增生。自诉月经量少,色黑有块,经行腹痛,双侧乳房胀痛于月经前加重,口苦,纳差,眠欠,心烦。舌淡滞,苔薄黄,脉细弱。辨证为肝气不舒,气滞血瘀成癥。处予自拟理气活血消癥汤加味:柴胡 12g,枳壳 12g,当归 20g,白术 24g,赤芍 18g,五灵脂 15g,蒲黄 15g,海藻 18g,白芷 15g,郁金 18g,香附 15g,鳖甲 15g,牡蛎 25g,重楼 12g。连服 15 剂,月经来潮,量稍增,色泽转红,腹痛及乳房胀痛均减轻。守方加甲珠 10g,橘核 15g,又服 12 剂,再诊时诉心情舒畅,睡眠好,乳房未见胀痛。原方又进 12 剂后月经正常。B 超复查子宫附件未见异常。红外线扫描双侧乳房未见异常。

【体会】

子宫肌瘤的形成,西医学认为与雌激素,胎盘生成素,免疫因素及炎症等有关,随着 B 超的普及,每多可以确诊。针对较大子宫肌瘤,西医采用手术方法进行切除,较小的子宫肌瘤则采取定期观察,若肌瘤生长迅速出现有并发症或有恶变可能时也行手术治疗。周老师认为子宫肌瘤多为机体气滞血瘀、寒湿痰凝日久积聚而成。责其脏腑,与肝、脾、肾三脏相关,盖瘀血、痰浊、寒凝等皆在三脏功能失调之本虚上形成。故治法除活血、化痰、散结、消癥外,补肾、温中、疏肝亦为关键。妇女以肝为先天的理论,在本病的治疗中至关重要。

三、胃脘痛

胃脘痛是指上腹胃脘部近心窝处发生疼痛为主症的一种病证。临床中但凡胃脘不适诸病,多为伤食在先,食气交阻,肝郁犯脾,脾不升清,胃失和降;或肝脾失调,气机失畅,或气滞,或气逆,或气虚,或气陷等,此皆因肝气郁结,木不疏土,脾阳不振,湿浊内蕴,清气不升,浊气不降所导致。其疼痛的性质表现为胀痛、隐痛、刺痛、灼痛、闷痛、绞痛等。

《医学读书记》云:"土具冲和之性而为生物之本,冲和者,不燥不湿,不冷不热,乃能生化万物。是以湿土宜燥,燥土宜润,始归于平也。"吴鞠通云:"中焦如衡,非平不安。"周老师强调:"调治脾胃,要顺其冲和之性。"并认为脾胃从生理、病理上都提示着其升降功能是处于一个动态的相对平衡之中,失衡则病,不通则痛。《景岳全书·心腹痛》说:"胃脘痛证,多有因食,因寒,因气不顺者,然因食因寒,亦无不皆关于气。盖食停则气滞,寒留则气凝。所以治痛之要,但察其果属实邪,皆当以理气为主。"故治疗上理气和胃,使之归于平衡。

《医学衷中参西录》指出:"原当升脾降胃,培养中宫,俾中宫气化敦厚,以听肝木之自理,即有时少用理肝之药,亦不过为调理脾胃剂中辅佐之品。"周老师宗张锡纯"人之元气根基于肾,而萌发于肝,培养于脾"的观点,在治胃脘痛诸疾之中,多选太子参、白术、茯苓等健脾和胃,又选陈皮、法半夏、枳壳、厚朴、焦神曲等理气化痰,意在除湿助脾运,活畅中土。也常选用一二味调肝之药如柴胡、郁金、佛手、炒麦芽等,意在疏肝以助脾运。周老师还提示:过于燥热之药、寒腻之品在脾胃病的治疗中皆应谨慎使用。

(一) 肝气犯胃,肝胃不和

【病案】

王某,女,43岁,2013年3月20日初诊。

患者有胃脘胀痛史2年余,反复发作。情志不舒、劳累及饮食不慎则胃胀且痛,服过奥美拉唑、多潘立酮等药但症状反复。本次发作起于进食中与其女发生口角。随后出现胃脘胀痛,痛连两胁,饿时痛,食后亦痛。嗳气频作,口苦不思食,心烦眠欠,二便正常。舌淡红,苔薄白,脉弦细。胃镜提示慢性浅表性胃炎,HP(+)。中医辨证为肝气犯胃,肝胃不和之胃脘痛,治宜疏肝和胃、理气止痛。处方:柴胡12g,白芍18g,枳壳15g,香附18g,佛手15g,川芎12g,延胡索12g,陈皮12g,焦神曲15g,麦芽20g,连翘15g,重楼12g,龙胆草6g,甘草6g。3剂,每2日1剂,水煎服。

3月27日二诊:药后胃脘胀痛减轻,嗳气消失,精神好转,唯纳食睡眠仍差,舌脉如前。延一诊方去枳壳加砂仁10g,当归15g。5剂,煎服法同前。

4月6日三诊:胃脘胀痛消失,睡眠好转,饮食稍欠,二便正常,舌脉如前。

处方:苏条参 30g,白术 20g,茯苓 20g,法半夏 12g,木香 10g,砂仁 10g,当归 20g,白芍 18g,柴胡 12g,陈皮 15g,甘草 6g。3 剂,煎服法同前。

3 个月后胃镜复查示:胃黏膜光滑,呈橘红色,HP(-)。

【体会】

肝为疏泄升发之脏,胃为多气多血之腑。患者因不良情绪刺激,肝气疏泄太过,横逆犯胃,胃失和降而致胃脘胀满疼痛,且痛及两胁,嗳气纳呆等,肝郁宜疏之达之,胃滞宜降之和之。故一诊以疏肝和胃、理气止痛为主,二诊疏肝理气并养血,三诊健脾养血、疏肝和胃。肝旺致血虚脾弱,养血以柔肝,健脾以疏肝,循序渐进,肝脾调和,则脾胃升降有序。又针对性选加有抗幽门螺杆菌作用的药物如重楼等,慢性胃炎得以临床治愈。

(二)肝胃失和,脾虚湿热蕴中

【病案】

朱某,女,62 岁,2014 年 6 月 7 日初诊。

患者上腹疼痛牵扯右侧背部痛 1 年余,反复发作,未系统治疗。今年春节后自觉疼痛加重,在我院行胃镜检查诊断为糜烂性胃炎,十二指肠炎,给服奥美拉唑等药,疼痛一直时作时止,心绪不佳时疼痛尤重。现感神疲乏力,纳少,食后腹胀,嗳气并有泛酸。诊时见患者面色苍黄,语声低微,诉每日仅能食少量糜粥,肉类瓜果蔬菜均不能食,大便偏稀。舌红苔白稍腻,脉细弦。中医辨证为肝胃失和,脾虚湿热蕴中之胃脘痛。治宜健脾疏肝和胃,清热化湿,理气止痛。处方:苏条参 30g,白术 25g,苍术 12g,陈皮 12g,法半夏 10g,茯苓 20g,厚朴 18g,柴胡 12g,白芍 18g,白芷 15g,连翘 18g,炒鸡内金 20g,香附 18g,延胡索 15g,焦神曲 20g,甘草 6g。5 剂,每 2 日 1 剂,开水煎服。嘱务必保持心情舒畅,注意饮食规律,冷凉酸硬辛辣饮食一律不进。

6 月 15 日二诊:已服药 4 剂,药后精神好转,食后腹胀也有减轻,疼痛仍作,且以下半夜疼痛明显,并有泛酸嗳气。舌红苔薄白,脉细弦。嘱将上方服完。并延一诊方去连翘加干姜 10g,黄连 6g,煅瓦楞子 25g。7 剂。煎服法同前。

6 月 28 日三诊:药后泛酸未作,疼痛亦明显减轻,可进食少量软饭。舌淡红,苔薄白,脉细弦。仍处一诊方加白及 18g。7 剂。患者索要处方,准备在当地继续服用,嘱患者 3 个月后行胃镜复查。

半年后因咳嗽就诊,诉在当地按处方服药又 10 余剂后,各种症状均好转,疼痛未作,纳食可,除冷硬酸辣外,每日已正常进食,观患者面色可,精神状态佳。询及胃镜复查之事,患者因自觉病已好,未遵医嘱复查。

【体会】

胃为仓廪之官,胃脘痛多为饮食不节所致,且常因情绪不畅而加重,其病机虽可分为虚实两端,实证为气机阻滞,不通则痛;虚证为胃腑失于温煦或濡养,失养则痛,但临床所见几乎绝大多数都为虚实夹杂,虚责之于脾,实责之于肝。该患者为脾胃不足,湿邪蕴中,肝火乘脾,与湿相结,湿热灼伤肌膜之症,故情志不舒则症状加重。土失木疏、胃失和降则嗳气腹胀。泛酸亦为肝郁所致,曲直作酸乃木之性也。乏力纳少,舌红苔白稍腻,脉弦细滑,皆为肝郁脾虚,湿热蕴中,气机不利之象。方用陈夏六君汤、柴胡疏肝散、平胃散、保和丸化裁,以达健脾疏肝和胃,清热除湿,理气止痛之效。方中白芷、连翘、炒鸡内金为祖传愈疡散,其与延胡合用具有消肿愈疡止痛之效果。二诊加干姜、黄连、煅瓦楞子辛开苦降以利湿热分消并制酸。三诊加白及促进疡面愈合。本病属慢性,坚持服药,注意饮食,注意情绪调节皆为取得疗效的重要保证。

(三) 肝脾不调,胆胃湿热

【病案】

周某,女,32岁,2004年9月6日初诊。

患者有胆囊炎病史4年,胃脘反复疼痛半年。胃痛起于半年前与家人争吵后,当时胃脘疼痛伴嗳气频作,自服保和丸疼痛减轻,从此以后稍有不愉快胃脘即感疼痛,继之出现烧心嘈杂,嗳气吞酸,恶心欲呕,口苦咽干等症状。曾就诊本院消化科给服雷尼替丁、复方铝酸铋等,疼痛一度缓解,但情志不畅或饮食不慎时则病情仍反复。近几天又因心情不佳上述症状加重,故寻中医治疗。诉小便黄,大便干。查见舌微红,苔薄黄稍腻,脉弦滑。胃镜提示:胃底黏膜充血水肿,黏液混浊,色微黄,胃窦红白相间,黏膜充血水肿,幽门口见黄色胆汁反流。十二指肠球部黏膜充血水肿。中医辨证为肝胃不和,肝胆湿热犯胃之胃脘痛。治宜疏肝健脾化湿,清热利胆和胃。处方:柴胡12g,白芍18g,枳壳15g,郁金15g,延胡索12g,茯苓20g,白术15g,栀子12g,黄芩15g,法半夏10g,茵陈20g,白芷15g,甘草6g。5剂,每2日1剂,开水煎服。并嘱患者舒其情志,调其饮食。

9月8日二诊:患者临床症状有不同程度减轻,要求继续服前方。延一诊方5剂,煎服法同前。

9月30日三诊:患者病情又有好转,但大便仍干。舌微红苔白微腻,脉弦细。延一诊方加炒莱菔子30g,槟榔15g,厚朴18g。5剂,煎服法同前。

10月12日四诊:患者临床症状全部消失,舌脉正常。处陈夏六君汤加柴胡、黄芩、白芍、郁金3剂善后。

1年后见到患者,告诉说自服中药后,胃痛未再发,食量增加,体重亦增加了3公斤。

【体会】

胆汁反流性胃炎又称碱性反流性胃炎,为胆道疾病和十二指肠球部炎症影响造成幽门功能紊乱,产生逆蠕动,使胆汁反流于胃引起胃部炎症的疾病。此病属胃脘痛,也属反胃、胸痛等。临床上以胃脘疼痛,烧心嘈杂,嗳气泛酸,口苦咽干,呕吐苦水等为主要症状。其病机为肝胆郁热,脾胃受损,升降失常。

本病治疗原则为疏肝健脾利湿、清热利胆和胃。方中用郁金、延胡索、枳壳助柴胡疏肝止痛;用茯苓、白术、法半夏以健脾和胃降逆。白芍、甘草柔肝缓急止痛,用茵陈、黄芩、栀子、白芷清热利胆除湿,以促进胆汁行于常道而不反流于胃,从而使胃黏膜炎症得以逐步消除。

(四)肝胃阴虚,脾虚瘀阻

【病案】

汪某,女,56岁,2014年6月7日初诊。

患者胃脘疼痛10余年,反复发作,未系统治疗,近来因过食香荤辛燥之品,胃痛加重行胃镜检查,提示萎缩性胃炎。平素身体消瘦,食少神倦,胃脘烧灼嘈杂,似饥似饿,但又满闷堵塞,不思饮食,夜间口干而不思饮,大便秘结。舌黯红少津舌面间有苔剥,脉细弦。胃镜检查:胃底光滑,色泽橘红,黏液湖清亮;胃体光滑,红白相间,白相多;胃角弧形,黏膜光滑,红白相间,白相多;胃窦蠕动好,黏膜光滑,红白相间。分析提示慢性萎缩性胃炎中度。中医辨证为肝胃阴虚,脾虚瘀血阻络之胃脘痛,治宜疏肝养胃益阴,健脾活血止痛。处方:沙参25g,麦冬18g,石斛15g,生地15g,郁金15g,白术20g,赤芍18g,佛手15g,延胡索15g,川楝子15g,没药10g,乌梅12g,白芍18g,甘草6g。5剂,每2日1剂,开水煎服。嘱饮食起居有节,忌食辛辣温燥之品,舒畅情志。

6月15日二诊:患者药后胃脘疼痛减轻,嘈杂感亦减,但仍脘腹胀满且有烧灼感,纳呆。舌脉如前。处方:沙参20g,麦冬20g,石斛15g,赤芍18g,牡丹皮15g,郁金18g,怀山药25g,枳壳12g,佛手15g,延胡索15g,重楼12g,蒲公英25g,川楝子15g,焦山楂25g,炒麦芽30g,甘草6g。5剂,煎服法同前。

6月28日三诊:服药后疼痛明显减轻,食欲改善。口干好转,大便正常。

舌微红剥苔范围缩小,脉细弦。处方:苏条参 30g,茯苓 15g,石斛 15g,牡丹皮 15g,郁金 18g,白术 20g,当归 15g,佛手 15g,黄芪 25g,延胡索 15g,重楼 12g,焦山楂 25g,炒麦芽 30g,白芍 18g,枳壳 15g,甘草 6g。10 剂。每 2 日 1 剂,水煎服。患者索要处方。

9 月 10 日:患者为咨询而来,诉上方 10 剂服完后,间断又自行服过 20 多剂,自觉已无明显不适,问是否需要继续服药。查舌淡红,苔薄白,脉细无力。患者有胃病多年,脾胃必然虚弱,嘱服参苓白术散善后,适时作胃镜复查。

【体会】

慢性萎缩性胃炎其病位在胃,其病机涉及肝之疏、脾之运、胃之降,其中任何一脏气机失常都有导致本病的可能。本病一般以"肝胃阴虚型"较多见,但肝胃不和型、脾虚肝旺型并兼瘀滞者临床中也属常见。本例患者胃脘烧灼嘈杂,似饥似饿,但又纳少腹胀,口干便秘,舌红脉弦细等均为肝胃阴虚、肝郁脾弱、气血失和之象。治方以沙参、麦冬、石斛、生地、白芍、乌梅、甘草益肝胃之阴,柔肝养肝,缓急止痛。赤芍、郁金、川楝子、佛手疏肝活血,理气止痛。白术健脾养胃。延胡索、没药通络止痛。重楼解毒止痛。全方肝脾胃同治,气血同调,使阴虚得补,络畅痛止。治疗中随着阴虚的纠正,用苏条参、黄芪易沙参、麦冬,加强补中益气,健脾养胃。

(五) 脾虚肝郁,胃失和降

【病案】

刘某,男,48 岁,2014 年 10 月 13 日初诊。

患者胃脘隐痛反复发作 5 年余,常因情志不畅,饮食失宜或劳累而加重。曾服过复方铝酸铋、健胃消食片、奥美拉唑等多种药物,未系统治疗,病情时轻时重。5 月前因过度劳累后病情加重才到我院就诊,经胃镜检查,提示慢性萎缩性胃炎,经服胃蛋白酶、胶体次枸橼酸铋等,病情一度好转,但停药后病情又复加重,再服上述药物效果已不明显。中医诊见:患者面色少华,神情倦怠,诉胃脘闷胀,隐隐疼痛,喜温喜按,嗳气频频,食欲不振,大便不畅。舌淡滞,苔白腻,脉细弦。中医辨证为脾虚肝郁,胃失和降,胃络瘀阻之胃脘痛。治宜健脾和胃,疏肝理气,活络止痛。用柴芍六君汤加减。处方:苏条参 30g,白术 20g,茯苓 20g,陈皮 15g,法半夏 12g,柴胡 10g,白芍 18g,旋覆花(包煎)12g,枳壳 12g,砂仁 10g,当归 15g,香附 15g,没药 10g,煨姜 12g,炒鸡内金 20g,甘草 6g。5 剂,每 2 日 1 剂,开水煎服。嘱保持心情舒畅,饮食规律,忌食辛辣油腻及不易消化之食品,避免过度劳累等。

10月23日二诊:患者胃脘闷胀、隐痛及嗳气均稍减,食欲仍差,大便不畅,舌脉如前。延一诊方加焦山楂30g、槟榔18g消食以健胃助纳、促脾运化。5剂,煎服法同前。

11月4日三诊:患者胃脘闷胀减轻、嗳气减少,疼痛消失,纳食一般,大便正常。舌淡红苔薄白,脉弦细。延一诊方去旋覆花,加丹参18g。6剂,煎服法同前。

随后给患者处方,嘱药后如无不适可按方续服。2月后经电话随访,患者按此方又自行购药服用近20剂后,诸证消失,纳可、体力恢复正常。嘱适时作胃镜复查。

【体会】

患者辨证脾虚肝郁,胃失和降,胃络瘀阻,处方柴芍六君汤健脾疏肝和胃,加旋覆花、枳壳降气和胃,加砂仁、炒鸡内金悦脾助运、开胃助纳,加当归、香附、没药、煨姜活血养血、温中通络定痛。全方达健脾和胃,疏肝理气,活络定痛之效。病久入络,是慢性萎缩性胃炎的一般病理表现。本例一诊方用当归、三诊中加丹参皆为活血通络。煨姜温而不燥,用于本病兼有寒象者最为适用,其与白术、茯苓相伍助脾运;与当归、丹参相配助血运。周老师强调肝疏脾运血活,是改善和防止萎缩性胃炎病变发展的关键。

(六) 肝脾失调,胃阴不足

【病案】

刘某,女,40岁,2014年7月3日初诊。

患者有精神创伤史。胃脘胁肋胀满疼痛半年余,伴恶心,呃逆,嗳气,反酸,进食后疼痛较重,曾到我院行胃镜检查示:胃窦部溃疡、慢性十二指肠球炎并多发性息肉。一直服用奥美拉唑、阿莫西林等药物治疗,病情时轻时重,迁延难愈。诊时见:胃脘胀满疼痛,有时疼痛牵扯胁肋及背部。且有恶心欲呕,口干苦,纳差,大便干。时有烦躁,夜寐不安,倦怠乏力。舌淡红,苔薄黄少津,脉弦细。中医辨证为肝脾失调,胃阴受损之胃脘痛。治宜疏肝理气,养阴和胃止痛。处方:柴胡12g,白芍18g,枳壳12g,香附18g,当归15g,郁金18g,川楝子15g,延胡索15g,生地20g,牡丹皮15g,白芷15g,连翘15g,炒鸡内金(研粉)20g,甘草6g。3剂,每2日1剂,水煎服。嘱忌酸冷辛辣食物,注意饮食规律,保持心情愉快。

7月10日二诊:患者药后胃脘胁肋部胀痛较前稍减,口干苦好转,纳食稍香,二便调,但仍感恶心欲呕,反酸,精神欠佳,睡眠不实。舌淡红苔白稍腻,脉弦。延一诊方去生地、牡丹皮、川楝子加太子参 30g,白术 25g,厚朴 18g,法半夏 12g 加强健脾和胃、降逆止呕。5 剂。开水煎,服法同前。

7 月 21 日三诊:患者诉胃脘疼痛消失,饮食正常,精神睡眠均好转。延二诊方加白及 18g,浙贝母 15g,乌贼骨 15g。6 剂(颗粒剂)巩固治疗。

【体会】

胃、十二指肠溃疡也称消化性溃疡,其因多为饮食无规律,嗜好刺激性食物或常服某些药物损伤胃黏膜,或过劳或精神压力过重,胃神经调节功能降低、胃黏膜保护功能减弱,引起慢性炎症而致溃疡产生。其主要症状是上腹部疼痛为长期性、周期性、反复性发作。胃脘痛又属痞满、吞酸、嘈杂等范畴。一般可以按肝胃不和、肝胃郁热、脾胃虚寒、瘀血阻络等辨治,但临床又常见各型症状兼夹者,其中以肝胃不和、肝脾失调最为多见。

《沈氏尊生书·胃痛》云:"胃痛,邪干胃脘病也,……惟肝气相乘为尤甚,以本性暴,且在克也。"肝与胃,木土相克,胃与脾,表里相关。肝为刚脏,性喜条达而主疏泄。若忧思恼怒,气郁伤肝,肝气横逆,克脾犯胃,一致气机阻滞,胃失和降,二致脾运失常,湿气内生。肝郁气滞,久则化火,火性伤阴,又可与湿相搏,血行不利,肌络受损,化脓作腐而见溃疡形成。至此则胃痛加重,缠绵难愈。治方以柴胡疏肝散去川芎之燥加当归、郁金养血活血、疏肝解郁;加生地、牡丹皮泻火益阴;加延胡索、川楝子行气止痛;加白芷、连翘、炒鸡内金清热愈疡。全方共奏疏肝解郁,理气活血止痛,清热愈疡之功。二诊伤阴之象已减,脾虚胃失和降之象凸显,故去生地、牡丹皮、川楝子加太子参、白术、法半夏、厚朴等健脾和胃降逆。三诊主加乌贝散、乌及散,皆为愈疡对症而选。

四、痹证

痹证,又称痹病,有广义和狭义之分。痹者闭也,气血凝滞,闭阻不通之意。广义的痹证,泛指机体正气不足,卫外不固,邪气乘虚而入,脏腑经络气血为之痹阻而引起的疾病;而狭义的痹证,则指肢体经络痹痛诸症。

《素问·痹证》明确指出"风寒湿三气杂至,合而为痹也",提出风、寒、湿杂合而至是其根本病因。周老师认为风、寒、湿不单单指外邪,内生之邪亦可,风、寒、湿杂合而至,代表的是肝、肾、脾三脏功能的失常。李中梓《医宗必读·痹》曰:"治行痹者,散风为主,御寒利湿仍不可废,大抵参以补血之剂,盖治风先治血,血行风自灭也。治痛痹者,散寒为主,疏风燥湿仍不可缺,大抵参以补火之剂,非大辛大温不能释其凝之害也。治着痹者,利湿为主,祛风散寒亦不可缺,大抵参以补气之剂,盖土强可以胜湿,而气足自无顽麻也"。从治疗来看,也是肝、肾、脾三脏同调。盖因脾为气血生化之源,主四肢肌肉,脾气健运,化源充足,气血充盛。肝为调畅气血之枢,主疏泄,主藏血,在体合筋,其华在爪,肝气条达,筋脉得养。通过调理肝脾,脾运肝疏,升降有序,纳运相得,气有所化,血有所生,气血充和,正气得养,筋脉自舒,气血痹阻诸证可除。故云:"气血冲和,万病不生"。

周老师认为肝主筋,脾主四肢,在临床中四肢麻木疼痛与肝脾相关,同时气血生成运行主要依靠肝脾。肝疏脾运失常非但不能布津化滞,反而加重其痰瘀的阻滞,此也是痹证形成间接之因。故气血痹阻即为痹证,临床中痹证范围其实很大,不单限于肢体痹痛,治疗中除温阳散寒除湿通络外,补气健脾化痰,疏肝养血活血也应是治痹的重要法则。周老师治痹主药多选黄芪,利用其补气荣筋骨,增强益气活血之力,兼去"诸经之痛"(《本草纲目》)。

(一)肝脾肾不足,痰瘀凝滞关节

【病案】

马某,女,43岁,2014年10月18日初诊。

患者于2006年冬因四肢多关节疼痛就诊我院,经查类风湿因子、抗链球菌溶血素O(简称抗O)、C反应蛋白、血沉等多项指标后确诊为类风湿关节炎,经西医药治疗后疼痛缓解,但停药后则病情反复。刻诊:双手手指、双腕、双肩、双膝等多处关节疼痛,并有关节屈伸不利,晨僵,双手中指关节可见梭形肿胀,头昏乏力,纳呆食少,心烦,腰膝酸软,大便溏。舌淡苔薄白,脉细弦。中医诊断为痹症,辨证为肝肾不足,脾运失常,筋骨失养,痰瘀凝滞关节。治以调肝理脾益肾,祛风化痰,消瘀通络止痛。处方:黄芪30g,白术20g,桂枝15g,当归20g,白芍18g,川芎15g,桑寄生30g,杜仲15g,威灵仙15g,白芷15g,羌活12g,地龙12g,蜈蚣3条,昆明山海棠12g,延胡索15g,没药10g,甘草6g。3剂,每2日1剂,水煎服。嘱忌酸冷豆类海鲜,注意关节保暖。

10月25日二诊:患者药后感疼痛略有减轻,余症同前。延一诊方加薏苡仁30g,木瓜15g,伸筋草15g,透骨草15g。6剂。以后患者又自行购药2次,共服药15剂。

11月29日三诊:患者关节疼痛明显减轻,晨僵已不明显,手指屈伸可,心烦减轻。饮食二便正常,但时有头昏乏力,腰膝酸软。舌淡红苔薄白,脉细。处独活寄生汤加减:黄芪30g,白术20g,茯苓20g,桂枝15g,白芷15g,桑寄生30g,当归20g,熟地20g,川芎12g,怀牛膝15g,杜仲15g,淫羊藿30g,威灵仙

15g,伸筋草 15g,透骨草 15g,延胡索 15g,甘草 6g。6 剂。

【体会】

类风湿关节炎病程绵长,反复发作,患者多有抑郁不快,气血失和。本病治疗一般发作期以祛邪为主,静止期以扶正并活血化痰为重。肝主筋,肾主骨,脾为气血化生之源,肝肾不足、气血失和,筋骨失养,肝、脾、肾功能失调,久则生痰生瘀。筋骨本已失养,复加痰瘀阻滞故见关节僵而肿硬、屈伸不利。治疗以肝、脾、肾三脏同调,养肝以舒筋缓急;益肾以生髓强骨;健脾胃以和气血并杜绝痰瘀生成。患者精神状况好转也利于全身气血的运行,再加活血化痰、通络止痛,标本同治。本患者所用处方以黄芪、白术、茯苓、甘草补气健脾化痰,当归、白芍、川芎调肝养血,桑寄生、杜仲、续断补益肝肾、强筋壮骨,威灵仙、透骨草、伸筋草祛湿通络、暖经透骨。白芷、薏苡仁、羌活、木瓜祛湿通络消肿,地龙、蜈蚣、延胡索、没药搜风消瘀止痛。方中用桂枝者一是取其"以枝达肢"之意,二是取其《医学衷中参西录》所论"能和营卫、暖肌肉、活血脉,俾风寒自解,麻痹自开,因其味辛而且甘,辛者能散,甘者能补,其功用在于半散半补之间也。"

(二) 气阴两虚,痰瘀阻滞,肺气郁痹

【病案】

周某,女,69 岁,2010 年 5 月 6 日初诊。

患者因肺心病、冠心病住院治疗中突发剧烈胸痛,CT 提示肺梗死,经抢救治疗后,症见短气烦躁,大汗出致衣被皆湿,咳引胸痛,痰量多浓稠黄且偶带血丝,纳少便难,心情极度紧张。脉弦滑无力,舌黯红苔黄厚腻而干。中医诊断为肺痹,辨证为气阴两虚,痰瘀阻滞,肺气郁痹。治以益气养阴,化痰清火,活血化浊,调畅气机。处方:黄芪 30g,玉竹 30g,麦冬 18g,桃仁 10g,薏苡仁 30g,冬瓜仁 30g,黄芩 12g,柴胡 9g,赤芍 18g,连翘 18g,浙贝母 15g,瓜蒌壳 15g,鱼腥草 30g,槟榔 18g,芦根 30g,仙鹤草 20g,炒麦芽 30g。6 剂(免煎颗粒,每剂配 6 袋,每日 3 次,每次 1 袋)。嘱务必消除紧张情绪,按时服药。

5 月 14 日二诊:患者治病心切,上方自行加量服用,药已服完,汗出咳痰稍减,痰仍浓稠但从两天前已不带血丝,大便已不干,心情平静很多,纳少乏力眠差,舌黯红苔白厚腻。效不更方,续服一诊方加炙远志 6g,莪术 10g。6 剂(免煎颗粒,每剂配 5 袋,服法同上)。

5 月 21 日三诊:患者已出院回家休息。观其面色好转,诉药后汗出正常,咳痰减少,痰白稠咯吐容易。胸闷仅偶作,二便正常,感口淡无味。舌淡红稍

滞,苔白微腻少津。处六君子汤加减健脾化痰,补肺之气阴并平肝活血,化痰通络善后。处方:太子参30g,沙参30g,白术25g,法半夏12g,茯苓18g,枳壳12g,黄芩12g,桔梗12g,僵蚕12g,连翘18g,当归15g,川芎12g,薏苡仁30g,桃仁10g,鱼腥草30g,炒麦芽30g,甘草6g。6剂。开水煎服,每2日1剂。忌酸冷香燥。

【体会】

肺梗死抢救成功后,如例中患者,痰瘀阻滞致胸中大气失畅,复加焦虑紧张,气结胸中,肺气虚痹,心气外泄,大汗淋淋,汗出阴伤,肺气阴两伤,宣发不能,咳引胸痛。痰火相搏,结于肺中,肃降不能,子病及母,脾气受损。故患者临床表现症状仍重。此时在继续抗凝的基础上中西医结合治疗更为合适。

处方以补气阴、清化热痰、调畅气机,活血通络为主。此一为针对肺梗死为痰瘀阻络病机,故治以活血化痰通络。二是气机失畅为痰火形成之主因,故调畅气机最为关键,气畅才能血活,气畅痰浊才无从而起,肺络无痰瘀阻滞,肺梗才得以疏通。肺为娇脏,痰火瘀浊易伤肺之气阴,气阴两虚则肺气愈加痹阻,故补气养阴又为治肺之重中之重。一、二诊均以补气养阴清火敛心气、畅气机祛瘀化痰为主,药证相符,效果良好。三诊以健脾化痰为主,兼补气养阴、调肝活血、散结通络同进,以利气血之复畅。

(三)肝郁脾虚,脉络瘀阻,气血虚痹

【病案】

张某,女,63岁,2020年10月25日初诊。

患者双下肢酸麻胀痛,糖尿病病史20余年,现口服"阿卡波糖"控制血糖,血糖控制在"空腹8~11mmol/L,餐后11~13mmol/L"水平,现症:口干、口苦、胃脘胀痛,偶有心慌、头晕,双侧头疼,胸前隐痛,全身酸痛,腰痛,双下肢偶有刺痛,纳眠可,二便调。既往有高血压病史,血压控制可;痛风病史,痛时口服"双氯芬酸钠"止痛;腔隙性脑梗死病史;舌淡红,苔白厚腻,脉微弦。西医诊断为糖尿病周围神经病变,高血压,痛风,腔隙性脑梗死。中医诊断为消渴痹证,属肝郁脾虚,脉络瘀阻,气血虚痹;治以调肝脾,补气血,畅脉络。处方予独活寄生汤加减:独活10g,炒杜仲10g,炒川牛膝10g,秦艽10g,茯苓20g,防风10g,川芎15g,当归10g,白芍10g,沙参20g,甘草5g,白术20g,延胡索10g,炒苍术10g,炒黄柏10g,伸筋草15g,透骨草15g,威灵仙15g,蒲黄5g,五灵脂10g,薏苡仁30g,柴胡10g,炒黄芩15g,法半夏10g。5剂,开水煎服,每2日1剂。

11月10日二诊:患者诉服药后身痛、口干口苦好转,仍有多饮,胃脘胀痛减轻,时有双下肢颤抖,双膝关节疼痛,舌红有裂纹,苔黄腻,脉细。考虑患者痹阻渐通,但仍有郁热夹湿聚于下焦,治法改为疏肝解郁,健脾除湿,处方予小柴胡汤合四妙散加减:柴胡 10g,炒黄芩 15g,连翘 10g,桔梗 10g,炒枳壳 10g,浙贝母 15g,川芎 20g,法半夏 10g,忍冬藤 45g,防风 10g,伸筋草 15g,透骨草 15g,炒苍术 10g,炒黄柏 10g,炒川牛膝 10g,薏苡仁 30g,白芷 10g,威灵仙 15g,豨莶草 15g。5 剂,开水煎服,每 2 日 1 剂。

11 月 13 日三诊:自诉服药后诸症好转,双下肢偶有刺痛,偶有颤抖,均较前明显改善,纳眠可,二便调。舌淡,苔薄黄腻,脉弦细。3 日前受凉后骤发耳鸣,声如开水煮沸,此为肝肾不足,虚火夹痰上闭清窍。患者所服中药还剩 3 剂,故给予怀牛膝 10g,茵陈 10g,麦芽 30g,蜈蚣 2 条,天麻 15g,石菖蒲 10g 加强平肝益肾,清利湿热,祛风通络之功。3 剂。分别加入剩余 3 剂中一起煎煮。

【体会】

肝藏血,主筋,脾胃为气血生化之源,主四肢。肝脾两经调节着人体气血的运行,主宰着四肢经脉的通利。肝脾不调,气血不畅,久则生痰生瘀,痹阻四肢经脉而产生麻木疼痛,此为糖尿病性周围神经病变之痹的主要病机,因此,治疗该痹求本之法,是以调理肝脾而达疏理气血之目的。

威灵仙、透骨草、伸筋草三药为周老师外祖父陈洛书先生治疗必用之品。此方内服外洗治痹痛疗效可靠。威灵仙性温辛散,祛风除湿,通利经络,为治疗痹证疼痛常用之品。透骨草味辛性温,《滇南本草》谓之"其根、梗,洗风寒湿痹,筋骨疼痛,暖筋透骨,熬水洗之",又谓伸筋草"治筋骨疼痛,其性走而不守"。三药相伍,内服外洗,增加了药物的吸收利用,既能疏风除湿,又能温经通络,暖筋透骨,使痹痛得愈。周老师在三药之上还常常加入豨莶草,并称之为"治痹四味"。忍冬藤清热止痛、鸡血藤通络止痛也为周老师常用。

"脾为后天之本",主四肢肌肉,为气血生化之源,周老师方中均重用白术、黄芪、太子参,为遵脾主四肢之旨,健脾以荣四末,四肢百脉通利,痹无以作;依据肝主筋又为藏血之脏,周老师方中多选加当归、白芍、鸡血藤、川芎等荣筋以止痛;依据肾主骨生髓,肝肾虚损,腰膝酸痛,常在方中选加桑寄生、续断、补骨脂、杜仲、淫羊藿;若肢体麻木不仁,选加酸木瓜、地龙、蜈蚣。有外伤病因者选加苏木、四块瓦、延胡索、没药、桃仁、红花等活血祛瘀止痛。久痹重着者,周老师必加附片温阳散寒,所谓"阳复一分,则邪祛一分"。同时"久病入络",常选加虫类药透骨搜剔络道之瘀,取效更捷。治疗上周老师推崇治痰先治气,气行痰自消,治风先治血,血行风自灭之理,从肝脾入手,以健脾行气,平肝养血,祛风化痰为法,临床中善用虫类药物祛风通络。如用蜈蚣者,利用蜈蚣"走窜力最速";用蝉蜕"轻虚入肝散风"等;同时兼顾风痰留滞,常有郁久化热之虞,常加少许牡丹皮清解郁热。

五、多囊卵巢综合征

多囊卵巢综合征是一种卵泡发育障碍性疾病,其典型的表现为卵巢多囊样改变、高雄激素血症和黄体生成素/促卵泡激素比值增高,不同程度的月经异常、不孕、多毛、痤疮、肥胖等,是造成育龄期不孕的重要原因。其属中医学之闭经、月经过少、月经后期、崩漏、不孕、癥瘕等范畴。

周老师认为,多囊卵巢综合征以脾肾亏虚,气血失调为基础,脏腑涉及肾、脾与肝,脾肾亏虚是其主要病机,与肝郁、痰瘀相关。

(一) 脾肾亏虚,月事不调

《景岳全书》云:"调经之要,贵在补脾胃以益血之源,养肾气以安血之室,知斯二者,则尽善矣。"中医认为只有肾气足,天癸至,任脉通,冲脉盛,月事才能按时而下。因为胞脉职司月经、并主胎孕,与肾相系。而脾化生气血,养先天,充天癸,益冲任。周老师认为多囊卵巢综合征之主要病因以肾脾亏虚为主。肾气不足,精不化生气血,气血虚弱,血行不畅,日久致瘀;肾阳虚衰,命火不足,气血运行不畅,血寒凝滞成瘀;肾阴亏虚,虚热内生,煎灼津液,血液黏滞而成瘀。脾虚不运,津液水湿化为痰浊。脾肾之虚与痰瘀夹杂,则卵巢多囊样改变,月经失调,卵泡发育不良,或卵巢排卵障碍,或肥胖,或痤疮等。

(二) 肝脾失调、气血逆乱

肝藏血、脾统血,足厥阴肝经与冲任二脉相通,"冲为血海""任主胞胎"。妇女之月经,排卵、受孕均与肝之疏泄和脾之统摄的功能相关。朱震亨说:"主闭藏者肾也,司疏泄者肝也",女子以肝为先天,叶桂说:"妇人善多郁,肝经一病,则月事不调。"周老师又强调,肝郁气滞直接影响脾运冲和,水谷精微无以化气生血,冲任血海无以充盈,致使月经失调,这类患者多数心理压力较大,故肝郁气滞、肝脾失调表现于月经周期全过程。肝郁脾虚,气机逆乱,疏泄统摄不力,以致气乱血亦乱,常见月经后期、闭经或月经淋漓难止,且时伴胸胁乳房胀满疼痛。肝郁化火与脾运不足痰湿内生,导致痰热湿邪上循阳明则致痤疮。肝脾失调,木不疏土,脾运失职,痰湿留滞又致肥胖等。

(三) 痰瘀为标,虚实夹杂

脾肾亏虚影响气血阴阳失调,肝脾失调又导致痰湿内生、瘀血阻滞等。多囊卵巢综合征患者增厚而坚韧的卵巢包膜成为机械性影响排卵的障碍,可作为瘀血证的诊断依据。多囊卵巢综合征患者之代谢紊乱、肥胖等症状则与中医学痰湿证相合。痰瘀既是病理产物,又可成为新的致病因素,影响脏腑功能,阻碍气血运行,血脉痹阻,虚实夹杂,肾精不充,精不化气,是卵巢功能不足、卵泡不能按期长大的主要因素。胞宫失养,冲任失调,则导致月经不调,而排卵困难,又因痰瘀内阻,精气循行之道不通所导致,因而不能摄精成孕。

【病案】

陆某,女,32 岁,2012 年 7 月 19 日初诊。

患者以继发性不孕反复治疗近 2 年无果就诊。有甲状腺功能减退病史 4 年余,一直服用"优甲乐"。曾在某医院行 B 超检查提示双侧卵巢呈多囊样改变,结合性激素六项检查结果,诊断为多囊卵巢综合征,中西药物治疗一直未见效果。诊得患者面色淡白,诉 1 年来月经量减少,月经周期均后延,现月经已近 4 月未行,平素经色黯,偶见黑色血块,常感恶寒,神倦乏力,心烦意乱,纳少,睡眠不好,腰酸腿软。舌淡红苔薄微腻,脉细弦无力。中医辨证:气血两虚,肝肾不足,脾失健运,瘀血留滞。治以补气血益肝肾,健脾活血。处方:景岳小营煎加减:黄芪 30g,白术 25g,当归 25g,白芍 18g,怀山药 30g,熟地 20g,柴胡 12g,红花 10g,桃仁 10g,菟丝子 20g,枸杞子 20g,肉桂 10g,香附 18g,延胡索 12g,炒鸡内金 20g,甘草 6g。6 剂(免煎颗粒),每剂配 5 袋,每日 3 次,每次 1 袋,开水冲服。

7 月 30 日二诊:药后月经未至,但精神、睡眠稍好,时有烦躁。脉舌同前。延上方加怀牛膝 15g,酸枣仁 25g。4 剂(免煎颗粒)服法用量同前。

8 月 12 日三诊:服药 3 剂后月经来潮,现月经第 2 天,量少色黑,微感腹痛,大便微溏。脉细弦,舌淡苔薄白。调整处方如下:太子参 30g,白术 25g,柴胡 12g,当归 20g,川芎 12g,白芍 18g,益母草 25g,延胡索 12g,肉桂 10g,香附 18g,菟丝子 20g,茯苓 18g,怀山药 30g,陈皮 12g。2 剂(免煎颗粒)服法用量同前。

8 月 15 日四诊:月经已尽,纳食睡眠尚可,处方:黄芪 30g,太子参 25g,怀山药 30g,茯苓 18g,当归 25g,白芍 18g,菟丝子 20g,覆盆子 15g,熟地 25g,淫羊藿 25g,巴戟天 15g,香附 15g,石菖蒲 9g。5 剂(免煎颗粒)2 日 1 剂,水冲服。

8 月 26 日五诊:患者面色有好转,诉稍事劳累则体力不支,带下色白量多。舌淡滞苔薄白、脉细无力。此中虚湿滞,肝脾失调,处补中益气汤加减:黄芪 30g,太子参 30g,白术 25g,苍术 12g,法半夏 12g,茯苓 20g,白芍 18g,怀山药 30g,柴胡 12g,陈皮 12g,当归 20g,芡实 15g,车前子 15g,3 剂(免煎颗粒)每剂配 5 袋,每日 3 次,每次 1 袋,水冲服。

9 月 2 日六诊:患者精神好转,带下减少,脉舌同前。给景岳小营煎合逍遥散加减,以促月经来潮:黄芪 30g,太子参 30g,白术 25g,柴胡 12g,茯苓 18g,当归 25g,川芎 12g,熟地 20g,白芍 18g,桃仁 10g,红花 10g,香附 18g,怀牛膝 15g,肉桂 10g,甘草 6g。5 剂,2 日 1 剂,水冲服。

9 月 13 日七诊:患者诉药后月经来潮,量少色黑。

以后基本按以上规律在月经前后处方服药,1 年以后怀孕,后足月顺产一子。

【体会】

周老师认为多囊卵巢综合征病因虽复杂,但不外虚实两端,虚者责之于脾肾,因肾气为天癸之源,并赖后天水谷精气以滋养,脾胃为气血生化之源,脾肾不足必然殃及天癸,影响冲任,致使精虚血少;实者责之瘀血痰湿,此痰湿瘀血之生成又与肝郁气滞、脾运失常有关,痰瘀又可影响肝疏脾运,致经血运行障碍,月经不调。治法应以补肾疏肝健脾为主,调其气血,并贯始终,活血化痰则择时用之,经时宜疏调,经前经后以补养为主,排卵期则加用补肾调肝生精通络助孕之药物。活血药物能激活卵巢局部纤维蛋白溶酶及胶原酶,刺激卵巢平滑肌收缩,同时能改善卵巢周围的血液循环,有助于成熟卵泡的破裂,达到排卵的目的。周老师根据月经周期几个阶段之生理注重以补气血、益脾肾为主,全程贯穿疏肝理气,活血化痰,择时加减。

经前期:景岳小营煎加减:太子参、当归、熟地、菟丝子、川芎、赤芍、枸杞子、怀牛膝、怀山药、香附、延胡索、柴胡、鸡内金、红花。此方以补气血益脾肾为主,佐以疏肝活血通经,月经来潮色偏黯量少者,本方续服,若月经来潮见血行不畅,量少色黑者,本方加益母草、莪术以散瘀通经。

若见经行淋漓超一周以上不止者,以抑崩止漏汤去黄柏加女贞子、墨旱莲或升麻等。

经后期,此期月经刚尽,血海空虚,当补气血为主,佐以疏肝健脾化痰,方选八珍汤加陈皮、法半夏、苍术、柴胡、香附。

经间期:此期因肾精虚衰,又有痰瘀阻滞、精气本弱又行循无道,故不能孕子成娠,治方应峻补肾精、益气血,佐以化痰活血通络。处方用药多为黄芪、当归、怀山药、菟丝子、枸杞子、覆盆子、五味子、淫羊藿、仙茅、巴戟天、石菖蒲、香附、茯苓、紫石英、莪术等。

经前期：重复上周期用药，视上次月经来潮情况药物可作适当调整，但治则不变。

以上用药规律可以看出，肾之精气亏虚、气血不足是多囊卵巢综合征主要病机，而肝脾失调是其病理加重的直接因素，只有在肝疏脾运的条件下，气血才得以充足，肾精也才生成有源。肝脾失调又导致痰瘀生成，痰瘀又可影响肝疏脾运。所以调理肝脾应贯穿在治疗的全过程。多囊卵巢综合征的治疗用药顺应其月经周期规律不同的生理变化。经前期以补气血、益脾肾为主并佐以疏肝活血通经。行经期要观察经量及经色，或处方续服，或加减使之经色、经量正常且经行一周内基本停止。经后期以补气血为主，佐以化痰以利脾运，稍事疏肝以利血和。经间期又要以峻补肾精为主，辅以疏肝健脾活血通络以促使优势卵泡形成及排出。以后重复上周期用药。方中所涉药物：太子参健脾补气，又有补益气阴之力；当归、熟地、白芍补血养肝，活血益肾，怀山药补脾益肾，菟丝子补肝肾益精髓，其性平和，不燥不腻，补肾助阳，《徐大椿医书全集》谓其能"强阴益精，为肾虚平补良药"，可治宫冷不孕。覆盆子暖宫散寒，"女子食之有子"（《药性本草》）。淫羊藿补肾壮阳，巴戟天性微温而不烈，质甘润而不燥，有"补其火而又不烁其水"之妙（《本草新编》），入肾经血分，乃阴中之阳药；白术补脾益气，燥湿利水，为补脾第一要药；苍术、茯苓、陈皮、法半夏、石菖蒲燥湿健脾，化痰通络；柴胡、香附、延胡索疏肝理气行瘀，红花、莪术活血化瘀。诸药用之，补血益肾，健脾疏肝，活血化痰通络，改善卵巢和子宫供血。肝、脾、肾同治，气血同调，以补肾为主，疏导化消为辅，以达肾精足气血旺、肝疏脾运痰瘀化，气畅血活，阴平阳秘的正常人体内环境，则生育可望也。

第二节 调理肝脾法与活血化痰法的临床运用

肝胆与脾胃同居中焦，位置相邻，若肝木郁而不疏，津液输布障碍，聚而成湿；脾运不足，水谷不能化为精微以供养周身也反化为湿。湿性重浊黏滞，必然阻碍气机，湿气布散不能，郁而生热，湿热阻滞气机，可致肝郁加重，木郁土壅，不仅加重肝胆病证，还可导致脾胃诸证。脾多湿而常致脾阳不运，胃多热而常致胃阴不足。也有寒热错杂,脾胃升降失序,气机阻塞而致痞满等。脾主升清,胃主降浊,二者升降互用。临床中但凡脾胃诸病,多为伤食在先,食气交阻,肝郁犯脾,脾不升清,胃失和降。或肝脾失调,气机失畅,或气滞,或气逆,或气虚,或气陷等,此皆因肝气郁结,木不疏土,脾阳不振,湿浊内蕴,清气不升,浊气不降所导致。

周老师认为肝胆疾病病机当重湿热,湿热阻碍气机,肝气郁滞为病变主因。临床所见,肝胆疾病自始至终,湿热或为主证或为兼证,必伴其中,故虽有清肝、泄肝、养肝、柔肝之肝病各种治法,但清利湿热必需顾及,而湿热为脾运失司所致,"见肝之病,知肝传脾,当先实脾"。所谓"实"者,含健之、运之、开之、导之意,脾运正常,方可使湿热散之、退之。湿运脾主,此深感仲景言简意深,堪称指导临床之经典。临床中,黄疸型肝炎、胆囊炎、胆结石患者主见胆胃不和,肝胆湿热,表现为身目发黄、胁肋胀痛,口苦咽干,喜呕恶食,大便不畅等症。常用柴胡、黄芩、茵陈、栀子、大黄、金钱草等清湿热,又用枳实、木香、焦神曲等运中和胃,使胃气降则胆火亦随之下降。慢性肝胆疾病,虽以气机不利,脾运失常为主要见证,但湿热之病机不容小觑。

周老师强调:"调治脾胃,要顺其冲和之性"。并认为脾胃从生理、病理上都提示着其升降功能是处于一个动态的相对平衡之中,失衡则病,故治疗要使之归于平衡。如祛湿醒脾升清可达开胃降气,降气化痰和胃又可助脾之升清。

周老师认为肝胆脾胃疾病固然多从肝脾论治,但"春为发陈,万物资始,一片生机,故肝木是升降沉浮之始;土居中位,是为中轴,后天之本,故脾土是生克制化之初。"对此,周老师又宗张锡纯"人之元气根基于肾,而萌发于肝,培养于脾"的观点。认为"五脏相关,以肝脾相关最为突出;升降出入,以肝脾协调最为关键。"肝与脾生理上互调互用,病理上又常见肝病及脾,或脾病及肝,形成"肝木克脾土"或"脾运不及肝"之脾运不足或肝血不充、肝体失养等证,涉及所有系统疾病,所以调理肝脾临床上应用非常广泛。而活血化痰法,是中医临床中针对痰瘀病机而设的治疗方法。"怪病责之于痰,怪病责之于瘀",痰瘀既是疾病过程中的病理产物,又是疾病过程中的致病因子。脏腑虚衰可导致生痰生瘀,外邪侵袭以及阴阳失调,气血逆乱也可导致生痰生瘀。痰瘀在体内的相互转化,致使脏腑功能紊乱、气血阴阳失调而导致临床中种种较为难治的病证。周老师临床中善于在调理肝脾的前提下应用活血化痰法治疗疑难杂症,临床每每获效。

一、慢性活动性乙型肝炎（湿热壅滞，气机不利）

【病案】

范某，男，36岁，2013年10月23日初诊。

患者5年前体检发现有"乙肝小三阳"，查肝功能未见异常，因平素无症状故一直未做任何检查治疗。近2个月工作较为劳累且应酬频繁，经常喝酒抽烟，睡眠也受影响。近几天发现体力不支，常有疲乏感，并兼寒热不适，头身痛，口干苦并有轻微右上腹痛，饮食减少并有食后腹胀，小便黄，大便难解，自购感冒药服后头身痛有减但余症依然。在同事的敦促下患者今日来诊。查肝功能提示：ALT 98U/L，AST 79U/L，HBsAg（+），HBcAb（+），西医诊断为慢性活动性乙型肝炎（简称乙肝）。舌红稍滞，苔黄腻，脉弦滑。中医辨证为湿热壅滞，气机不利之胁痛，治宜清热利湿，理气化滞。

处方：柴胡12g，法半夏12g，黄芩15g，赤芍18g，竹叶12g，连翘15g，枳壳15g，厚朴18g，焦神曲20g，栀子12g，大黄6g，郁金18g，茯苓18g，茵陈18g，蒲公英30g。5剂（颗粒剂），每2日1剂，开水冲服。嘱忌烟酒香燥辛辣油腻。

11月1日二诊：见患者精神面貌稍有改观，诉已无寒热，饮食好一些，大便已基本正常，乏力也有减轻。但右上腹仍隐痛不适，小便稍黄。舌红苔白滑，脉弦滑无力。此湿热渐清，肝旺脾弱渐显，治则同前，兼顾调肝脾。处方：一诊方减赤芍、竹叶、大黄，加苏条参30g，白术20g，延胡索12g。5剂（颗粒剂），每2日1剂，开水冲服。

11月12日三诊：患者精神面貌好很多，诉除饮食稍差外，已经感觉好多了。见舌边尖稍红、苔薄白少津，脉细弦无力。此湿热已除，肝脾失调稍兼阴液受损之象，处柴芍六君汤加黄芩、白茅根、炒麦芽、佛手、败酱10剂（颗粒剂）善后。嘱药后复查肝功能。

药后复查肝功能示：肝功能（-）；乙肝两对半检查示：HBsAg（+）

【体会】

本患者有乙肝病史，劳累、饮食不慎伤脾蕴湿有从热化之势，外感邪气引动，邪入少阳则寒热不适；湿热蕴中，肝失疏泄，气机郁滞则右上腹疼痛；肝郁化火循经上行则口苦；木不疏土，土不健运则饮食减少、食后腹胀、大便难解。小便黄，舌红苔黄腻，脉弦滑亦是肝胆湿热之象，故诊断为湿热壅滞，气机不利之胁痛。治以清热利湿，理气导滞，兼以和解少阳。方中柴胡、黄芩以清热和解少阳治疗寒热不适；茵陈、栀子、蒲公英、连翘、赤芍、郁金、竹叶清利湿热；厚朴、枳壳、焦神曲、法半夏理气化痰,导滞宽中;茯苓健脾除湿,用小量大黄通腑助于导滞宽中。全方共达清热利湿,理气导滞之功效。二诊后因外邪已除,湿热渐清,则转入调治肝脾为主。治疗中虽未专治疲乏而乏力自消,说明肝病治疗中清利湿热亦为补,湿热得清,脾运自复也。

二、慢性胆囊炎(肝胆郁滞,脾胃湿热)

【病案】

沈某,女,38岁,1995年6月22日初诊。

患者右胁疼痛,时作时止3年多,曾在我医院经B超检查后诊断为胆囊炎,长期服用消炎利胆药物,但疼痛仍时发时止、时轻时重。近来家事烦心加之饮食不慎,进食油腻菜肴引发右侧胁下胀痛加重,痛连右背,伴胸闷嗳气,善太息,纳食减少,便秘,月经衍期,量少色黑。体查:胆囊区压痛,墨菲氏征阳性,B超提示胆囊壁增厚,内壁毛糙,胆囊略小。外科医生建议手术治疗,但患者不愿手术,要求中医保守治疗。诊时见其舌黯红苔白腻,脉弦滑。中医辨证为肝胆郁滞,脾胃湿热之胁痛,治宜疏肝健脾活血,利胆止痛。处方:柴胡12g,白芍18g,枳实12g,香附15g,木香10g,郁金18g,败酱草20g,川芎12g,益母草25g,延胡索15g,槟榔15g,栀子12g,黄芩15g,金钱草30g,甘草6g,3剂。每2日1剂,水煎服。

9月2日复诊:患者疼痛消失,嗳气和太息明显减少,月经已行,量少色可,感神疲乏力、便溏,原方去败酱、槟榔、栀子、益母草,加苏条参25g,白术18g,焦神曲15g。前后共服药20余剂,胁痛不作,嗳气胸闷均消除。后经B超复查,报告胆囊壁欠光滑。但胁痛一直未作。

【体会】

慢性胆囊炎由急性胆囊炎反复发作而成,属中医胁痛、胆胀范畴。其轻者为胆囊壁炎性细胞浸润,纤维组织增生,重者则瘢痕形成,胆囊萎缩,使浓缩和排泄胆汁的功能低下或消失。《灵枢·胀论》:"胆胀者,胁下痛胀,口中苦,善太息"。即为中医对慢性胆囊炎临床症状的描述。

胆腑以疏泄通降为顺,若情志郁闷,饮食不节,或外邪干扰,使胆腑气机通降失常,不通则痛,发为胆胀。临床见右胁胀痛,或痛连胸背,口干苦,嗳气便秘等。日久不愈,脾胃亦见虚弱,或有气滞血瘀,病情表现虚实夹杂。周老师在临证中治以疏肝利胆、理气止痛为基础。脾虚加苏条参、白术;疼痛加延胡索、川楝子;湿热重加茵陈、龙胆草;便秘加槟榔或加大黄;有结石者加鸡内金、金钱草；瘀重者加川芎、郁金等。

三、脂肪肝（肝脾失调，痰湿积滞）

【病案】

张某，男，47 岁，2015 年 3 月 16 日初诊。

患者 40 岁以后运动减少，喝酒机会增多，身体逐渐变胖，一年前体检发现血脂偏高（TC 6.85mmol/L，TG 2.8mmol/L。），B 超提示脂肪肝，肝功能正常。因无特殊不适，油腻酒食稍稍节制，其他生活习惯依然。偶吃降脂药，血脂一直未复查。近 3 个月来偶感右胁下闷胀，因症状轻微未引起注意，近几天不时感恶心欲呕，并有周身困重不适，头昏，大便溏滞不爽，自服保济丸无效才到医院就诊。建议查 B 超、肝功能、血脂，但患者拒绝检查，要求先服中药。诊得舌淡滞，苔黄滑腻，脉细弦滑。中医辨证为肝脾失调，痰湿积滞之胁痛。治宜疏肝健脾，燥湿化痰，理气止痛。处方：柴胡 12g，法半夏 12g，黄芩 12g，白术 25g，茯苓 20g，陈皮 12g，白豆蔻 10g，连翘 18g，枳壳 12g，厚朴 18g，藿香 10g，泽泻 15g，白芷 15g，焦神曲 20g，冬瓜仁 30g，郁金 15g。8 剂（颗粒剂），每 2 日 1 剂，开水冲服。嘱忌酒、动物内脏、过甜、过咸及油腻食物，适量加强运动。

3 月 30 日二诊，药已服完，自觉周身困重减轻，呕恶不作，头昏减轻，但仍觉神疲，纳食增加但仍觉脘胁闷胀，大便偏稀。舌淡滞，苔白稍厚少津。脉弦滑无力。此痰湿稍减而见脾运不足，胃纳受损，治以健脾为主，佐以运中除湿。处方：太子参 30g，白术 25g，苍术 12g，茯苓 20g，法半夏 12g，厚朴 18g，陈皮 12g，木香 10g，砂仁 10g，柴胡 10g，枳壳 12g，焦神曲 20g，茵陈 15g，白芷 15g，焦山楂 30g，泽泻 15g。8 剂（颗粒剂），每 2 日 1 剂，开水冲服。

4 月 16 日三诊，精神好很多，纳食正常，偶有食后腹胀，大便软。舌淡滞、苔白微厚少津。此脾虚痰滞稍有血运不足之象。处方：白术 30g，苍术 15g，法半夏 15g，陈皮 15g，茯苓 25g，泽泻 18g，冬瓜仁 30g，郁金 18g，丹参 15g，焦神曲 20g，厚朴 18g，芦根 25g。10 剂，每 3 天 1 剂。水煎服。

1 个月以后复查：B 超：肝脏回声正常。肝功能（–）血脂：TC 5.6mmol/L，TG 1.76mmol/L。

患者自觉一切正常，不愿再服中药，嘱有规律运动，忌酒、饮食保持清淡，1 个月后复查血脂。

【体会】

脂肪肝，其因为肝内脂肪氧化减弱，肝内脂肪酸的摄取、合成、运转与利用失去平衡,使脂肪酸增多,引起肝细胞内脂肪蓄积。本病初期在临床上可无任何症状,继则出现精神倦怠,食欲减退等,或兼有恶心、嗳气、右胁不适。B超及血脂检测可明确诊断。根据临床观察,脂肪肝多因饮食不节,劳逸失度,情志失调等所导致,其病机为肝郁脾虚,痰湿内滞。

本患者肥甘酒食过用,痰湿内结脾气受损,土壅木郁,气机失畅致右胁下胀痛;脾不升清则头昏身困;胃气上逆则恶心欲呕;胃气不降则大便溏滞不爽;舌淡滞,苔黄滑腻,脉细弦滑也为痰湿见症。诊断为肝脾失调,痰湿积滞之胁痛。治方中用柴胡疏肝;用白术、茯苓、泽泻健脾利湿;用厚朴、白豆蔻、藿香、白芷、陈皮、冬瓜仁、法半夏理气除湿化痰;用焦神曲、枳壳消食导滞。痰湿最易化热,气郁日久也可生热,故加用黄芩、连翘以清热。全方达疏肝健脾,清热化湿除痰之功,肝疏脾运正常,痰浊得化,则肝内脂肪无从蓄积,血脂有降。

四、肝硬化腹水(肝郁脾虚,疏泄无权)

【病案】

李某,男,32岁,2003年5月12日初诊。

患者10年前曾有身目俱黄史,在当地用草药治疗后黄疸退尽。半年前重感冒一次后,精神日渐不好,并出现腹胀纳差,神倦乏力,且有下肢浮肿到我院诊治,经B超检查,诊断为肝硬化失代偿期收住院治疗,20余天后好转出院。今年3月,患者病情反复,因经济困难,无能力再次住院,在当地卫生院持续中西药物治疗未见好转,经熟人介绍来诊。刻诊:诉头昏,全身软弱无力,腹胀,右胁下痛,纳食欠佳,尿少,大便黏滞难解。舌红苔白腻,脉细滑。西医诊断为肝硬化腹水失代偿期,中医辨证为肝郁脾虚,疏泄无权之臌胀,治宜疏肝健脾,理气宽中,化痰消水,用柴归五苓散加减。处方:柴胡12g,当归15g,茯苓20g,白术15g,泽泻15g,黄芪30g,大腹皮15g,枳壳15g,陈皮15g,法半夏12g,车前子15g,厚朴15g,黄芩12g,延胡索12g,白茅根30g,麦芽30g,焦神曲15g,甘草3g。6剂,每2日1剂,开水煎服。

10月18日二诊:患者腹胀稍减轻,小便增多,食欲未见好转,仍乏力。舌红苔薄白,脉细弦无力。延一诊方去枳壳加佛手15g。10剂,煎服法同前。

11月10日三诊:下肢浮肿消退,腹胀减轻,胁痛不作,饮食可,血压正常。延二诊方5剂,煎服法同前。

11月20日四诊:患者精神及面色逐渐好转,仅大便微溏,调整处方如下:黄芪30g,苏条参20g,白术18g,茯苓18g,陈皮12g,柴胡12g,黄芩12g,丹参

15g,木香 10g,车前子 15g,当归 15g,川芎 12g,焦神曲 15g,甘草 6g,10 剂,煎服法同前。

连续服用 10 剂后,患者自觉已无明显不适,能完成一般性的家务劳动。

【体会】

肝硬化腹水即中医之臌胀,其以胁痛,腹大胀满,二便不利为特征。《灵枢·水胀》中有"臌胀何如? 岐伯曰:腹胀身皆大,大与肤胀等也,色苍黄,腹筋起,此其候也"的记载。《素问·脏气法时论》曰:"肝病者,两胁下痛。"《金匮要略》认为:"肝水者,其腹大,不能自转侧,胁下腹痛。"冯楚瞻指出"水肿臌胀,皆因脾虚所致"。由上说明肝硬化腹水与肝脾直接相关。

周老师治疗臌胀常以疏肝健脾、行气宽中、化痰消水为治,选自拟柴归五苓散(柴胡、当归、陈皮、佛手、茯苓、白术、泽泻、木香、白茅根、车前子)为基础方。若胸闷易怒,腹满胁胀痛之肝郁气滞甚者,选加香附、青皮、延胡索等疏肝理气;有咽干口燥,烦热舌红少津者,选加生地、牡丹皮、沙参等以养阴;见痛如针刺、痛有定处,舌紫黯者,选加桃仁、红花、丹参、三棱、莪术等以活血行瘀化滞;见头昏重,精神倦怠,脘腹闷胀,苔白腻者,选加厚朴、法半夏、大腹皮、薏苡仁等以理气化痰除湿;若口苦甚,小便黄,大便秘或见黄疸者,选加黄芩、栀子、茵陈、大黄等以清湿热退黄;若乏力纳少者,选加黄芪、苏条参、砂仁等补脾健胃。若体质尚可,但有高度腹水者,以急则治其标,用十枣汤加减突击治疗,待腹水消退,仍以调肝健脾巩固治疗。

周老师认为臌胀病机为肝郁脾虚、正虚邪实,单纯利水难以取效,必须在疏肝健脾的基础上佐以利尿,缓慢图治。因为脾虚或肝病及脾,运化失司,水湿不能疏利则胀满为臌。调理肝脾使机体气血和畅,水湿得以运化而无停滞则腹水可慢慢消除。方中柴胡疏肝解郁,当归养血柔肝,黄芪、白术、茯苓、泽泻益气健脾利水,大腹皮、枳壳、车前子、白茅根理气利水,陈皮、法半夏、厚朴、麦芽、焦神曲理气化痰消食,甘草调和诸药,全方共奏疏肝健脾,理气宽中,活血化痰消水的功能。根据现代药理学的研究,方中的黄芪、白术、当归、茯苓治疗肝硬化腹水具有保肝促进肝细胞再生、促进白蛋白合成的作用,泽泻有降低门静脉压,且与茯苓、白术、当归、猪苓、车前子等配伍有良好的利尿作用。

五、反流性食管炎(肝火犯胃,胃失和降)

【病案】

宋某,男,42 岁,2014 年 7 月 9 日初诊。

患者有慢性胃炎史 2 年余,时有反酸、嗳气、口苦。近半月常于吃饭后嗳气频作,时有酸水及少量食物随之而出,感胸部热辣疼痛,服"胃舒平"可暂缓疼痛。经胃镜确诊为反流性食管炎。用过兰索拉唑等药,现因疼痛反复就诊中医。诊时见患者神情焦虑。舌红苔白,脉弦细有力。中医辨证为肝火犯胃,胃失和降之反胃。治宜清肝泄火,降气和胃。处方:柴胡 12g,黄芩 12g,栀子 12g,连翘 18g,茵陈 18g,白芍 18g,郁金 18g,旋覆花(包煎)15g,法半夏 12g,枳壳 12g,甘草 6g。3 剂,每 2 日 1 剂,开水煎服。嘱忌酸辣辛燥、冷硬油腻。保持心情舒畅。

7 月 16 日二诊:药后口苦、泛酸嗳气等症稍减但胸骨后仍感疼痛并兼烧灼感,舌脉同前。延一诊方加延胡索 15g,蒲公英 30g。4 剂,煎服法同前。

7 月 25 日三诊:患者表情明显轻松,诉近两天症状好转很多,已无食后呕吐反胃,胸骨后烧灼痛仍阵作但程度已明显减轻。舌淡红苔薄,脉细弦。延二诊方加川芎 12g。5 剂。煎服法同前。

【体会】

胃食管反流病是由于食管下端括约肌功能失调,胃或肠内容物反流入食管,引起食管下端黏膜炎症致剑突下及胸部正中烧灼感或胸部疼痛不适的疾病。患者主诉一般以胸骨后及剑突下灼热疼痛为主,或伴有反胃或吞咽困难,一般症状发生多在进食一小时左右,体位改变如半卧位、弯腰或跑跳等诱发。严重者可有黑便及贫血。胃镜可以确诊。中医将本病归于反胃等。其病机为肝胆郁热积滞中焦,气机不利,胃失和降。治疗以清利肝胆、和胃降逆为主。本例患者临床症状较为典型,一诊以证辨治拟方,用柴胡、黄芩、栀子、茵陈、连翘清利肝胆为君,用白芍、郁金柔肝疏肝为臣,用法半夏、枳壳、旋覆花降气和胃为佐,甘草调和诸药为使。药后初见疗效。二诊因胸骨后烧灼疼痛为主,故加蒲公英以清热,加延胡索以止痛。三诊时病情进一步好转,加川芎活血通络以止痛。本病所得非一朝一夕,对症用药,效不更方,坚持用药,方可取得疗效。此外需要强调的是饮食宜忌及保持情绪稳定,因二者也是疾病向愈的重要因素。

六、菌群失调性腹泻(脾肾阳虚,木乘土位,湿从热化,中气下陷)

【病案】

邓某,男,50 岁,2013 年 12 月 20 日初诊。

患者去年因高热原因待查 3 次住院,用过多种抗生素治疗,第 3 次高热降后,出现腹泻不止,西医诊断为菌群失调性腹泻,几经中西药物治疗,腹泻仍反复发作,由他人介绍来诊。刻诊:大便溏泻,每日少则 3~4 次,多则 5~7 次,时有腹痛、腹胀,大便粗烂、完谷不化或带黏液,伴口苦咽干,形体消瘦,神疲乏力,饮食无味。舌淡红苔白腻少津,脉弦细。中医辨证为脾肾阳虚,木乘土位,湿从热化,中气下陷之腹泻。治宜调肝健脾温肾,清热化湿升阳止泻。处方:柴胡 10g,白芍 18g,白术 20g,苍术 12g,茯苓 20g,薏苡仁 30g,肉桂 10g,干姜 10g,黄芩 12g,黄连 8g,葛根 30g,白芷 15g,木香 10g,砂仁 10g,甘草 6g。3剂,每 2 日 1 剂,水煎服。嘱饮食清淡易消化,忌酸冷油腻。

12 月 27 日二诊:每日腹泻 4~5 次,黏液已减少,水谷杂下,并夹有矢气,饮食少味。舌脉如前。延一诊方去薏苡仁加陈皮 12g,藿香 12g 以芳香醒脾和胃,理气宽中。6 剂,煎服法同前。

2014 年 1 月 8 日三诊:患者口苦已减,大便每天 2~3 次,纳食仍少,舌淡红,苔薄白,脉弦细。延一诊方去黄芩、黄连、干姜加苏条参 30g,焦神曲 20g。6 剂,煎服法同前。

1 月 20 日四诊:患者大便成形,每日 1 至 2 次,饮食可,处以参苓白术散以巩固疗效。

【体会】

腹泻是指大便呈稀溏或水样、次数增多的一种疾病,包括了西医学之感染性腹泻、菌群失调性腹泻、肠易激综合征等。中医学认为本病由脾胃之运化失司及大小肠分清泌浊之功能不足引起,又有"无湿不成泻"之说。张景岳曰:"泄泻之本无不由于脾胃,若饮食失节,起居不时,致脾胃受损,则水反为湿,谷反为滞,精化之气,不能输化,致合污下降,而泻利作矣。"周老师认为:虚寒夹湿,湿热积滞皆可致泄泻。内伤饮食,外邪引扰,情志失调,风邪留滞等也可致泄泻,其与脾胃素虚、肝脾不调、脾肾阳虚有关。故治疗泄泻应分清标本缓急,急则治其标,当以祛邪为主,或疏风运湿,或清热化湿,或湿热分消,或消食导滞以止泻;缓则治其本,以益气健脾运湿为主,温肾固涩以止泻。若肝脾不调者则当抑肝扶脾以止泻。日久不愈、虚实寒热夹杂之腹泻则又宜攻补兼施,疏肝运脾,寒热并调以止泻。

中医学认为,泄泻因于脾胃,脾属阴土,赖肾中阳气温煦方可司其运化之职,脾土虚寒,水湿内盛,此由肾阳不足,脾肾阳虚导致慢性虚寒泄泻,治疗当温补脾肾。又土虚木乘,司运失能,临床可见肝郁脾虚,湿浊下陷之痛泄,又可致湿阻气滞,郁久化热,以致清浊不分,寒热夹杂,虚实互见之泄泻。周老师认为：本例患者泄泻病因有脾湿、有肾阳虚又兼肝木乘脾，湿从热化，因病因复杂导致本泄泻缠绵难愈。治疗当以调理肝脾利湿清热为主，兼益脾肾，用药当寒热并用，攻补兼施，坚持治疗，方可痊愈。故治方中用白术、茯苓、薏苡仁、苍术健脾除湿，柴胡、白芍疏肝柔肝，肉桂、干姜扶脾肾之阳以除湿止泻，黄连、黄芩清热除湿止泻，葛根、白芷升清止泻，木香、砂仁悦脾开胃止泻。全方共奏调肝健脾，清热化湿，温阳止泻之功。二诊加陈皮、藿香理气醒脾，和胃畅中。三诊湿热渐化，故去芩连之苦寒干姜之燥热，加苏条参健脾补中、焦神曲消积运中以扶脾益胃。最后以参苓白术散调理善后。

七、便秘（肝郁脾虚，肺失肃降）

【病案】

王某，男，45岁，2011年12月2日初诊。

患者大便秘结伴睡眠不好近3年，大便一般2~3天1次，状如羊屎，排便异常困难，并有腹胀腹痛，同时伴失眠，服通便药或有腹泻，但泻后则便秘加重。诊时见面色少华，精神倦怠，诉大便已3日未行，心烦，睡眠质量似与大便难易有关。舌尖红，苔厚腻少津，脉弦细。中医辨证为肝郁脾虚，肺失肃降之便秘，治宜疏肝健脾导滞，降气化痰消积。处方：玉竹30g，白术20g，枳壳15g，厚朴18g，郁金18g，当归20g，柴胡12g，黄芩15g，桑白皮15g，炒莱菔子25g，木香10g，杏仁12g，甘草6g。4剂，每2日1剂，水煎服。

12月10日二诊：大便2天1次，腹胀痛明显减轻，大便时也稍感顺畅，睡眠亦有好转。舌淡红，苔薄腻，延一诊方加白芍15g。4剂，每2日1剂，水煎服。

12月17日三诊：患者觉大便已好解，要求继续延二诊方服用。前后共调治20余天，患者大便每天1次或2天1次，质软易解，无腹胀腹痛，精神好转，睡眠可。

【体会】

大便干燥难解或黏滞不下均称为便秘。便秘为临床常见病，其病位在大肠。大便的排泄归于大肠的传导功能，以通为顺，而此功能又赖以脾之运化，肝之调达，肺之肃降。情志失畅，肝脾失调，气机郁滞，或肺为痰火所壅，肺气不利，大肠失于肝气之疏、脾气之运、肺气之降，则令肠中糟粕停积难下而成便秘。周老师治便秘常用家传经验桑白皮、炒莱菔子、木香配方，一般临床中见大便黏滞不爽者，在理气消导之剂中加入上三味，大便干结难下则在养阴润燥之剂中加入上三味。临床中以上两型因肝脾失调导致的顽固性便秘都极为常见,故在临床用调理肝脾法,疏肝养血健脾并加用此三味,顽固性便秘可逐渐得以纠正。

桑白皮、炒莱菔子、木香三味同用为祖传治便秘经验,桑白皮甘寒入肺经,泻肺火、降肺气;木香入肝、肺、脾胃、大肠经,其擅于调达气机;炒莱菔子归脾、肺经,消食化痰、顺气通便。三味通达三焦,是以肺气降、胃气降、大肠传导正常,腹中糟粕可由下而出。本例患者便秘伴失眠已3年,屡用通便药,津液受损,肺不布津,失于肃降,脾土失润,肝火乘之,大肠津枯,传导失常,肝脾失调既致便秘,也是失眠之因。肺与大肠表里,肝脾中轴,用郁金、白芍、当归、白术、枳壳等药,意在调肝理脾,肝脾之转输正常则六腑得通,故泄肺补土清火生津同进,肝脾同调,顽固性便秘及伴随之失眠得以一并治愈。

八、干燥综合征(脾虚肝旺,气阴两虚)

【病案】

冯某,女,58岁,2013年1月31日初诊。

口干眼干3年。患者因口干无唾,眼干无泪,鼻干,乏力,关节疼痛,于3年前在昆明某医院行免疫功能等项检查,诊断为"干燥综合征",经西药及苏州等地中药治疗,关节疼痛有好转,但仍有口干眼干,悲喜而眼干无泪。口不渴,乏力倦怠,懒动嗜卧,脱发,左侧头痛,自觉后颈部有一条经脉疼痛连及左侧目锐眦,眠差多梦,情绪不宁,大便有时干。舌质淡红,苔白燥少津,脉弦细。辨证为脾虚肝旺,气阴两虚。治宜疏肝健脾,益气养阴。处方:黄芪30g,柴胡12g,黄芩10g,麦冬15g,白芍18g,川芎15g,当归20g,蔓荆子15g,粉葛30g,延胡索15g,怀山药30g,天花粉15g,沙参30g。10剂,2日1剂,水煎服。

3月26日二诊:服药后头痛减轻,口干稍减,乏力改善,但口眼仍干,情绪急躁,双乳时有胀感。(B超提示"乳腺小叶增生")。舌质淡红苔白少津。脉弦细。此乃肝之阴血不足,疏泄失常,气机不畅。治宜益气滋阴,疏肝健脾。处方:延一诊方去川芎、当归、蔓荆子,加芦根30g,五味子10g,川楝子10g,加强滋阴生津,柔肝疏肝。10剂,煎服法同前。

5月21日三诊:服药后症状进一步改善,眼干有减轻,精神体力均有恢复,情绪有所改善。近几天口干口臭,目眵多,咽中有痰黏稠难咳,胸闷,夜间被痰憋醒,纳可,大便干。舌质淡红苔白少津,脉弦细。治予益气养阴,调理肝脾,兼清肝化痰。处方如下:黄芪30g,葛根30g,知母12g,五味子10g,天花粉 15g,怀山药 30g,柴胡 15g,当归 20g,白芍 18g,石斛 15g,生地 20g,密蒙花 15g,黄连 5g,桔梗 12g,前胡 15g。10 剂,煎服法同前。

6 月 25 日四诊:服药后咽中黏痰已少,口臭减轻、目眵减少、胸闷改善,口干眼干进一步缓解,悲喜等情志变化时已有泪能流出。精力较前充沛,能承受带小孩及家务劳动。舌质红苔薄干燥少津,脉弦细。治宜滋补肝肾,调理肝脾。延三诊方去黄连、桔梗、前胡,加女贞子 15g,墨旱莲 15g 以滋水涵木。10剂,煎服法同前。

8 月 6 日五诊:现稍有口干眼干,精神愉快。本日主因牙痛伴口角两侧疼痛两天来诊,查牙龈稍红但未见肿胀。舌质红苔薄干燥少津、脉弦细。治宜益气滋阴兼清胃散火。处方玉液汤合清胃散加减:黄芪 30g,怀山药 30g,天花粉 15g,生鸡内金 20g,五味子 10g,知母 12g,柴胡 12g,黄芩 12g,生地 20g,牡丹皮 15g,黄连 5g,升麻 6g,当归 20g,白芷 15g,怀牛膝 15g。10 剂,煎服法同前。

【体会】

干燥综合征是一种以侵犯外分泌腺,尤其以泪腺、唾液腺为主的慢性自身免疫性疾病。该病 40 岁以上妇女多见。古代中医文献中无与本病对应的病名,但有类似该病症状的描述,如刘河间对病机十九条关于论燥一条的补充:"诸涩枯涸,干劲皴揭,皆属于燥。"目前多数学者认为本病属于"燥证"范畴。此外,亦有"顽痹""燥毒证"等称谓。又因可能累及周身关节,故又称"周痹"。1989 年全国中医痹病委员会将该病命名为"燥痹"。

本病临床上主要以口、眼干燥及关节痛等为主要表现,许多患者伴有情绪不稳,甚或烦躁不宁。周老师认为,脾开窍于口,肝开窍于目,口目俱干为主症,说明本病病机与肝脾两脏密切相关。脾为后天之本,开窍于口,其华在唇,在液为涎,涎为口津,上行于口,润泽口舌。东垣曰:"气少则津液不行"。指的是脾气不升,水津不得上承,口无津液之滋润,涎无水液之来源,则口干作燥,甚则口中无涎,涕泪皆少,此乃脾不升津之燥象表现,发为燥痹。肝藏血,开窍于目,在液为泪。《素问·宣明五气》曰:"肝为泪。"肝阴亏虚,肝血不足,不能濡润目窍则两目干涩昏花;肝主筋,肝血不足,不能濡养筋脉,筋脉不利,不通则痛,而发为周痹。在五脏之中,肝脾相关,土赖木疏,木赖土荣。肝之疏泄直接影响脾胃受纳运化散津生气血之功能。故周老师提出,脾胃亏虚,气血不足,肝失所养及肝失疏泄,脾失健运,散精无能,即肝脾失调,气阴两虚是本病病本。此外,阴虚津少,可化热,可成瘀,可致痰,痰热瘀阻,气血不畅,病情缠绵难愈,以致患者久病不愈情绪不稳,肝气郁结,日久加重肝脾失调。

治疗上,周老师提出益气养阴,疏肝健脾为治疗法则。方选逍遥散合玉液汤加减为基本方:黄芪、柴胡、当归、白芍、白术、茯苓、川芎、麦冬、葛根、山药、天花粉、沙参。方中黄芪益气,沙参养阴,二药合用,气阴双补共为君药。柴胡疏肝、川芎散肝,相互协调,疏调肝之气血,白芍、当归养血柔肝,茯苓、白术、山药健脾,七药相合,调肝理脾,共为臣药。麦冬、葛根、天花粉养阴清热生津,为佐药。全方充分体现了补气阴与调肝脾并重的治疗思路。

本例患者禀赋不足,加之年近六旬,初诊疗效显著,故在以后的治疗方向上一直遵循初诊治疗原则。滋阴加用女贞子、墨旱莲、石斛、五味子;清肝加用密蒙花、牡丹皮;并在此基础上随证加减化裁。本证为多年顽疾,但经半年治疗后,症状得以明显改善。

九、月经不调(肝郁化火,冲任受损)

【病案】

李某,女,20岁,2014年2月9日其母带至初诊。

患者素嗜咸辣,脾气乖戾,饮食素少。1年来月经周期无规律,忽前忽后,B超妇科检查未发现异常。刻诊:患者本次月经提前10天而至,现经行第2天,经行前3天起即感双侧乳房胀痛。现心烦,口干苦,小便黄,大便干,腰酸,少腹胀痛,面部痤疮色红有脓点。经量偏多,色红且夹有紫黯血块。舌红苔薄黄,脉弦微数。此乃肝郁化火,冲任受损,气血逆乱,治宜疏肝解郁泻火,固冲养血调经。方用丹栀逍遥散合知柏地黄汤加减。处方:柴胡12g,白芍18g,当归15g,知母12g,栀子12g,牡丹皮15g,怀山药30g,陈皮12g,生地25g,女贞子15g,黄芩15g,黄柏10g,茜草炭15g,延胡索15g,甘草6g。3剂。

2月16日二诊:药后月经渐止,其他症状也有所减轻。唯面部痤疮消退不明显,大便干。脉弦细,舌正红苔薄少津。此肝肾初调而肺胃湿热渐著,当继续调肝肾与清肺胃两经湿热为治,处方:苏条参20g,柴胡12g,黄芩15g,黄连10g,白芷15g,连翘18g,生地20g,牡丹皮15g,当归15g,女贞子18g,赤芍18g,土茯苓30g,白花蛇舌草30g,黄柏10g,甘草6g。6剂。

3月1日三诊:患者自己来诊,面部痤疮明显好转,诉药后疮疹已无新起,大便正常。舌淡红苔薄白,脉细弦。又一个月经周期将至,据脉舌症调其月经。处方:黄芪30g,苏条参25g,白术20g,柴胡12g,栀子12g,牡丹皮15g,茯苓15g,当归15g,赤芍18g,白芷15g,黄芩12g,甘草6g。3剂。中旬患者再次来诊,要求再开痤疮药。诉本月月经仅提前2天,色量尚可。

【体会】

患者素嗜咸辣,湿热蕴中,面起痤疮,郁怒不解,《傅青主女科》云:"妇人有经来断续,或前或后无定期,人以为气血之虚也,谁知是肝气郁结乎……肝为肾之子,肝郁则肾亦郁矣……治法宜舒肝之郁,即开肾之郁也"。郁怒伤肝,疏泄失常,气血逆乱,血海不宁。肝郁化火,疏泄失司,损及冲任,故见脾虚血滞,肝火扰及心肺,肾水不足致月经失调等一系列临床症状。方用丹栀逍遥散清肝解郁健脾,用知柏地黄补肾滋水清火,肝、脾、肾同调,冲任得养,月事得调。二诊在原治则上加清肺胃经湿热,痤疮见好。三诊以补中汤和丹栀逍遥散加减健脾疏肝调经,月经渐趋正常。

月经不调是以月经的周期、经期、经色、经量、经质不正常为特征的最常见妇科疾病。周老师认为月经按期而至,是为气血畅旺之正常生理,如气机失调,益血之源不足,可导致冲任功能不良,致使月经周期出现或前或后或先后无定。经水为血所化,月事不调直接与肝、脾、肾相关,其中月经与肝之关系最为密切,无论肝郁、肝火、肝血不足、肝气偏亢均可致月经不调,故曰:"月经不调先治肝"。

周老师认为临床中肝脾不和导致月经周期失调者最为多见,临证中多以疏肝健脾为主,治以疏肝理气通调气机,补脾益肾养血和营,使脾健肝和,气顺血旺,冲任得养,月经自然按期而至且经量渐正常。需要注意的是,当今饮食中含激素催熟剂等较为常见,加之女性爱美抗衰意识增强而多食抗衰类保健品、长期应用化妆品等均易导致子宫内膜的过度增厚,病变日久有癌变倾向,临床也常表现为月经量过多或月经量过少,故在应用中医药治疗的同时,应提醒患者完善相关的妇科检查明确诊断,使中医的辨证论治有的放矢。

十、崩漏(气不摄血,冲任不固)

【病案】

李某,女,43 岁,2013 年 5 月 14 日初诊。

行经量多 3 周。患者月经两月未来潮,在"妇幼保健院"诊断为"功能性子宫出血",给予"黄体酮"肌注后,月经来潮,但经行至今 3 周而经血不断,量多色红,每天需用 6~8 个卫生巾。平素大便稀溏,纳差,饮食不香,有时感乏力倦怠,睡眠尚可,形体瘦削,面色萎黄无华。舌质淡,苔薄白,脉细弱。辨证属气不摄血,冲任不固,治宜益气摄血,调理冲任。自拟抑崩止漏汤加减:黄芪30g,太子参 30g,白术 25g,柴胡 12g,升麻 6g,茯苓 18g,陈皮 12g,黄柏 10g,白芍 18g,牡丹皮 15g,续断 18g,仙鹤草 25g,荆芥炭 12g,蒲黄炭 15g,砂仁 10g,甘草 6g。3 剂。每剂水煎 3 次,药液混合分 5 次饭前温服,日 3 次。

5 月 21 日二诊:服药后月经量减少,呈黯红色,倦怠乏力改善,仍纳少不思食。舌质淡苔薄白,脉细弱。治宜益气摄血,健脾滋肾,调理冲任。处方:延一诊方去黄柏、白芍、牡丹皮、续断、荆芥炭、蒲黄炭,加当归 15g、女贞子 15g、墨旱莲 18g、木香 10g、炒麦芽 30g 气阴双补并健脾助运。4 剂。煎服法同前。

5 月 28 日三诊:服药后月经已净,带下稍多呈黑褐色,手足心发热,两乳胀,舌质淡苔薄白微腻,脉细弱。证属气虚肝脾不调、湿热下注,治宜益气升提,清热利湿。处方:黄芪 30g,太子参 30g,白术 25g,柴胡 12g,升麻 6g,茯苓 18g,陈皮 12g,白芍 15g,牡丹皮 15g,苍术 12g,黄柏 10g,瞿麦 18g,萹蓄 18g,白芷 15g,荆芥炭 12g,鸡冠花 15g,甘草 6g。4 剂。煎服法同前。

6 月 4 日四诊:服药后白带正常,乳胀不作,精神转佳,纳食有增,面有光泽。舌质淡苔薄白微腻,脉细。延三诊方 3 剂,巩固疗效。

【体会】

崩漏是妇科临床常见病,因本病病因多端,病机错综复杂,病情反复发作,临床上较为棘手。诚如《妇人大全良方》所说:"五崩是妇人极重之患,疗之最难。"徐春甫《妇科心镜》亦有"妇人崩漏最为大病"之说;程门雪《妇科学讲义》又说:"崩漏,重症也。轻者缠绵成损,重者立致殒生。"周老师通过临床观察发现,虽本病多以冲任损伤言之,然其发病机理大多可归纳如下:①肝失疏泄为因。肝藏血主疏泄,体阴而用阳,喜条达而恶抑郁。女子以肝为先天,以血为本,以气为用,足厥阴肝经与冲任二脉相通。若肝失疏泄,气机不畅,血海不宁,常见崩中漏下等。叶桂说:"妇人善多郁,肝经一病,则月事不调。"抑郁烦恼,肝郁化火,下扰血海,经血妄行,或崩或漏,在所难免;若素体阴虚,或失血伤阴,或肝气久郁,阴精暗耗,肝不藏血,阴虚内热,热逼冲任,亦致经血妄行而崩漏不止。②脾肾不固为本。脾肾为后天先天之本,脾运正常,气血生化有源,肾中精气旺盛,任通冲盛,月事以时而下。若木不疏土,脾失健运,气血生化乏源,或素体脾虚,或忧思不解,或饮食劳倦,损伤脾气,气虚下陷,统摄无权,冲任不固也致崩漏。"冲任之本在肾","经水出诸肾",经云"阴虚阳搏谓之崩",若肾之阴阳失调,冲任受损亦成崩漏。③热瘀痰湿为标。热邪易伤冲任,扰动血海,经血非时妄行;瘀血阻内,冲任郁滞,血不归经,可发为崩漏。

所以周老师特别强调"肝脾失调""脾虚不摄"的病因病机。明代薛己曾提出"大凡脾胃虚弱,而不能摄血,宜调补脾气为主",这些经验认识对指导崩漏的临床治疗有重要意义。崩者,血从下妄行,此气之升举不足,亦示肝用太过,故需用补脾益气升举加疏肝柔肝。肝藏血、脾统血之功能正常则血自归经而不妄行。

崩漏的治疗,周老师提出以健脾、调肝、调肾之阴阳为主,同时注意热象辨虚实,止血不留瘀,临床中常应用自拟验方抑崩止漏汤。本方由黄芪、太子参、白术、柴胡、生地、白芍、牡丹皮、续断、黄柏、荆芥炭、蒲黄炭、仙鹤草组成。方中以黄芪、太子参补气健脾,固摄止血为君。张锡纯说:"黄芪能补气,兼能升气",《本草正义》指出黄芪"凡中气不振,脾土虚弱,清气下陷者最宜";太子参补气益阴,与大剂黄芪合用,益气摄血。白术、柴胡、白芍健脾调肝为臣。白术健脾,《本草求真》指出白术"为脾脏补气第一要药";柴胡疏肝,条达肝气以疏土;《本草正义》说:白芍"补血益肝脾真阴,而收摄脾气之散乱,肝气之恣横"。续断"主崩中漏血",固肾强督通血脉,调理肾之阴阳以固冲任,有利于肝、脾、肾之有疏有统有藏,则血能安矣。牡丹皮"辛以散结聚,苦以除血热,入血分,凉血热之要药",黄柏"专治阴虚生内热诸证",生地补阴凉血,此三药清泄肝火,平抑相火防血妄行为佐。荆芥炭、蒲黄炭、仙鹤草祛瘀止血为使。其中荆芥炭止血且能升清,协助黄芪、柴胡举陷,蒲黄炭化瘀止血,仙鹤草既能养血又能益气健脾而补虚,堪称止血佳品,寒热虚实之出血皆可用之。全方益气摄血,疏肝清热,止血固冲,临床随证加减,效果良好。

该患者用黄体酮后月经来潮但淋漓不断,经血鲜红,又有气短乏力、舌淡见症,此为气虚不摄兼血热之象,故用自拟抑崩止漏汤加减治疗收效明显。此后以健脾益气以助运旺脾利其统摄,并在此基础上适时加减调整,最后月经周期恢复且经量、色、质均正常。

此外,关于崩漏,周老师认为先贤刘完素有"少年重肾,中年重肝,老年重脾"之说,这对崩漏的病机认识和治疗至今仍具有指导意义。患者在不同年龄阶段,其辨证及治疗侧重亦不尽相同。青春期患者肾气始发,天癸初至,冲任未盛,生活学习中导致肝旺脾弱的因素较多,火热扰及肾经,故当补肾阴清肝热为主,佐以健脾;育龄期患者因经、孕、产、乳伤于血,血伤则肝失所养,肝气偏旺,故当调肝健脾为主,佐以补肾;围绝经期患者肾气渐衰,天癸将竭,火不生土,故当健脾益肾为主,佐以疏肝。需要注意的是,此期患者亦是子宫内膜癌的高发时期,在治疗中既要重视中医辨证论治,也必须通过B超等检查了解子宫内膜情况,若子宫内膜异常增厚,回声异常,经治后无明显改善者,要及时建议患者行子宫内膜诊断性刮宫排除癌变。

十一、小儿脾弱肝旺综合征

【病案1】

金某,男,4岁,2004年7月21日初诊。

其母代诉:患儿腹泻每日4~5次已有一星期。偶有腹痛,腹泻有时为水样,有时泄下不爽且见黏液及未消化食物,饮食减少,常哭闹不休,小便时如米泔,西医针药未见效果。诊见其面色萎黄,消瘦,精神不佳。舌红,苔腻,脉细数。诊为脾弱肝旺综合征,治宜补脾平肝消食健胃,给予柴芍六君汤加减。处方:柴胡6g,白芍8g,苏条参10g,白术9g,茯苓9g,陈皮6g,青皮6g,防风6g,槟榔6g,焦山楂10g,炒麦芽10g,胡黄连6g,黄芩6g,木香6g,焦神曲6g,甘草3g。3剂,每2日1剂,水煎服。

7月26日复诊。患儿腹泻明显好转,大便每日减少为2次,饮食有所增加。舌淡红,苔薄白。处原方去黄芩3剂。服完后饮食大增,二便正常,病告痊愈。

周老师指出:小儿稚阴稚阳之体,一旦护理不周或喂养不当,极易损伤脾胃,脾病及肝可导致脾弱肝旺,正如王旭高所言"土不荣木,脾土运化失司,水谷精微日损,是以无以养肝,重在脾气不足,故用六君子以培之……不可同泄木扶土法同日而语"。故多见脾常不足而致肝常有余之证。治宜健脾为主,佐以平肝消食,采取补脾调肝(培土泄木)治疗。

【病案2】

余某,女,4岁半,2003年5月12日由其奶奶带来诊治。患儿父母离异已三年,由奶奶带养。患儿自小任性,挑食,爱发脾气,动辄哭闹不休。近半年来挑食更甚,不爱活动,稍活动时则汗出。诊时见其体型瘦弱,面色萎黄,触之脘腹胀满,诉口干,大便干,小便黄。舌尖红,苔白稍厚,脉弦细。诊为肝旺脾弱综合征。治宜调肝理脾,处以疏肝健脾肥儿汤加减。处方:柴胡8g,白芍9g,乌梅6g,青皮6g,茯苓9g,白术12g,怀山药12g,炒麦芽15g,厚朴9g,枳壳8g,炒莱菔子10g,槟榔10g,胡黄连6g,连翘6g,甘草3g。3剂,每2日1剂,水煎服。

5月27日复诊。哭闹明显减少,食欲好转,仍多汗。原方加黄芪、防风。以后以本方加减调治20余天,临床症状消失,饮食二便均正常,活动时汗出减少,精神渐好,停药观察。后经随访,一切正常。

周老师指出:临床所见小儿因调教不当,自小任性,随意恣食,或性情乖张,吃食多少不均致肝旺脾弱的情况也较为常见。但如《幼科发挥》指出:"儿性执拗,平时亲爱之人,玩弄之物,不可失也,失则心思则伤脾,昏睡不食,求人不得则怒,怒则伤肝,啼哭不已,此忧其心也"。临床实践也证明,小儿遇有惊吓或不快之事,可使小儿气血郁滞,肝病及脾,致使脾虚不足,是为肝常有余而致脾常不足之证。治宜泄木扶土,调肝理脾,可用自拟疏肝健脾肥儿汤(柴胡、白芍、青皮、乌梅、胡黄连、白术、茯苓、槟榔、焦神曲、炒麦芽)加减治疗。

【体会】

小儿脾弱肝旺综合征是周老师归纳的以脾弱(食欲不振,偏食,腹痛腹泻,或便秘,小便浑浊等消化功能紊乱)和肝旺(烦躁易怒,或哭闹不安,或低热,或手足心热等)两组证候表现为特点的病证,属儿科临床常见病。又可分为以脾运不足为主的脾弱肝旺综合征或以肝失疏泄为主的肝旺脾弱综合征。究其原因《幼科发挥》云:"肝常有余,脾常不足,此都是五脏气也。盖肝乃少阳之气,儿之初生,如木方萌,乃少阳生长之气,以渐而壮,故有余也,肠胃脆薄,谷气未充,此脾所以不足也"。故小儿脾弱肝旺以主方柴芍六君汤加味健脾为主佐以平肝消食。小儿肝旺脾弱则治宜调肝为主佐以健脾消导。

十二、鼻衄(肝胃郁火犯肺,热迫血行)

【病案】

王某,女,8岁,2013年1月15日初诊。

其母代诉鼻衄反复发作1年,曾至昆明医科大学第一附属医院耳鼻喉科诊治,各项检查正常,未查明原因。此次发病已4天。4天前不明原因再次出现鼻腔出血,经压迫、冷水拍前额等方法处理后出血可暂止。衄血鲜红,量多,伴口干鼻燥,大便不干。平素纳食不香,纳少喜饮。唇红,舌尖红,苔薄白,脉细数。辨证属肝胃郁火犯肺,热迫血行。治宜清肝泻肺,凉血止血。自拟清肝止衄汤加减:桑白皮9g,黄芩9g,赤芍10g,生地12g,牡丹皮9g,夏枯草9g,玄参10g,麦冬9g,藕节15g,白茅根15g,侧柏叶9g,仙鹤草12g,焦栀子9g,焦山楂12g,甘草3g。4剂。每剂水煎取汁400ml,分5次饭后温服,日3次。

1月29日二诊:服药后鼻衄已止,口干喜饮有好转。一诊方加龙胆草3g,苦燥健胃,改善食欲,4剂。该患儿后因感冒咳嗽就诊,问询言服药后至今半年鼻衄未作。

【体会】

鼻衄是临床常见病、多发病,常见于干燥性鼻炎,高血压,血液病,妇科的经行鼻衄等。《济生方》云："夫血之妄行,未有不因热之所发。盖血得热则淖溢,血气俱热,血随气上,吐衄也。"又如《医学入门》云:"血乃水谷之精变成,生化于脾,主总于心,藏于肝,布于肺,施于肾,脉络脏腑,耳目手足,资为运用,然阴道易亏,一有感伤,调理失宜,以致阳盛阴虚,错注妄行,火载则上升,夹湿则下行。是以上溢清道,从鼻而出为衄。"均说明本病病机总属火,并与肺、胃、肝、脾、肾等脏腑功能相关。

周老师认为,鼻衄的病变脏腑虽以肺为主,但与肝胃的病变关系尤为密切。《四圣心源·衄血》云:"肺气逆行,收敛失政,是以为衄,其原因于胃土之不降。"提出"肺胃不降,火炎金伤"的病机要点。《疡科心得集》谓:"有因七情所伤,内动其血,随气上溢而致者"。《类证治裁》谓"木郁则化火……为失血,皆肝火冲激也。"《血证论》曰:"然鼻总系肺经之窍,血总系肝经所属,……治宜和肝,又宜和肺。"由此可见,肝经郁火,胃经实热与肺经燥热一样,皆可导致阳络损伤而血从上溢,治疗当肝肺胃同治。根据这一病机,周老师在继承祖传清下止衄汤的基础上有所发挥,强调"治衄重肝",自拟清肝止衄汤。二方在临床上治法相近,但各有特点,主治各有侧重。

祖传清下止衄汤基本组成:大黄、石膏、黄连、生地、牡丹皮、黄芩、栀子、麦冬、桑白皮、白茅根、藕节、侧柏炭。方中大黄苦寒沉降,使上炎之火得以下泄,善荡涤胃肠实热,入心肝血分而凉血解毒为君药。石膏善清肺胃二经气分实热,黄连善清心胃之火,兼清肝火,二药为臣,助君药清肝胃、泄肺火,肝、肺、胃同治。黄芩、栀子入肝经气分而清肝经气分热邪,牡丹皮、赤芍入肝经血分而清肝经血分热邪,桑白皮清肺降气,以上五药清肝凉血、泻肺降气,为佐药。生地、白茅根、藕节、侧柏叶炭凉血止血兼生津护阴,亦为佐助之品。全方共奏清热降气,凉血止血之效,气降则火降,火降则血能循经而无上逆外溢之虑。本方肝、肺、胃同治,以降气清泄为治疗重点。

周老师自拟清肝止衄汤基本组成:生地、牡丹皮、栀子、桑白皮、赤芍、黄芩、黄连、夏枯草、石决明、代赭石、侧柏叶、白茅根、藕节。方中生地重用为君药,甘苦寒入心、肝、肾经,入肝经血分而清热泻火,凉血止血,且生津养阴,清肝而无伐肝之虞。臣以黄芩、黄连、夏枯草清肝经气分实火,牡丹皮、栀子、赤芍清肝经血分实火,辅助君药清肝,直捣邪之巢窠。石决明、代赭石重镇潜降以平肝阳;桑白皮入肺经而清肺降气;白茅根凉血止血,侧柏叶、藕节收涩止血,以上三组俱为佐药。全方共奏清肝泻火,凉血止血之效。本方清肝为主,以清肝而达到肝肺同治,显示了周老师"治衄重肝"的临床治疗思路。

此例患儿鼻衄,病程已达1年,原因不明。此次发病季节为昆明冬季,此时天气干燥,易致燥邪伤肺。肺开窍于鼻,故病机上此种鼻衄多考虑燥热袭肺,阳络损伤。周老师认为此患儿鼻衄多与肝胃实火有关,患儿病程较长,病机已不是单纯的燥热伤肺,且患者有纳少喜饮唇红等肝胃郁热之象,故以自拟清肝止衄汤加减治疗。方中黄芩、栀子、牡丹皮、夏枯草、桑白皮清肝泻肺为主药,赤芍、生地凉血止血,侧柏叶、藕节、仙鹤草收涩止血共为辅药,玄参、生地、麦冬、白茅根滋阴生津,焦山楂、甘草和中护胃。全方层次清楚,针对肝火犯肺,肺热络伤有较好疗效。

十三、口疮(气血不足,湿热内蕴)

【病案】

范某,女,35岁,2013年8月8日初诊。

反复口腔溃疡10余年,复发1周。就诊时牙龈舌边可见多个溃疡,局部疼痛,纳眠可,大便干,2日一行。月经常推后一周,平素稍进苦凉蔬菜即出现胃痛。舌淡苔白厚腻,脉沉细。辨为气血不足,湿热内蕴之复发性口疮。治宜益气升阳,兼清热化湿。处补中益气汤加减:黄芪30g,太子参30g,白术25g,柴胡12g,升麻6g,当归15g,陈皮12g,白芷15g,连翘18g,牡丹皮12g,黄连6g,枸杞子18g,白鲜皮15g,厚朴15g,枳壳12g,焦神曲20g,甘草6g。4剂。每剂水煎3次,药液混合分5次饭后温服,日3次。

8月27日二诊:服药后口疮愈合,未再有新起溃疡,大便通畅易解,舌脉同前。继服上方3剂巩固疗效。2014年9月随访,口疮治愈后至今未再复发。

【体会】

口腔溃疡是一种临床常见的口腔黏膜疾病,属中医学"口疮""口糜""口疳"等范畴,此病早在《黄帝内经》中已有记载,《素问·气交变大论》中曰:"岁金不行,炎火乃行……民病口疮",指出其病多与火有关。通常人们认为本病是"火气大"所致,常自行服用牛黄解毒片、牛黄清胃丸等药物。很多医生也喜投导赤散、泻心汤等清热解毒、苦寒清下之剂,或不奏效。临证时,历代医家多从脾胃积热、肝火亢旺、脾胃气虚、脾肾虚衰、肝肾阴虚等方面论治。周老师认为急性口疮常见于儿童及青少年,病性实火居多,但复发性口疮多见于中老年人,病机虚实夹杂。本病虽发于口腔局部,但却与全身脏腑功能失调密切相关,各种原因导致的气血不足或肝肾亏虚,以致气血两虚或阴虚血热并兼夹湿热灼伤肌膜而引起。临床上总以补气血、养肝肾为主佐以凉血除湿愈疡标本同治。

周老师认为临床上常见的证型主要有：①气血不足型。症见口疮迁延，反复发作，溃疡面表浅，颜色不甚红，常伴神倦纳少，大便稀溏，头昏睡眠差，多梦，常易外感，舌质淡，脉细弱。治疗上常选补中益气汤加减。②肝肾不足型。症见口疮迁延，反复发作，溃疡面表浅，周围红晕较窄，常伴腰痛，睡眠差，多梦，脱发，眼干，舌质淡，脉细弱。治疗上常选二至六味地黄丸加减。临床上，二型皆可兼心火亢盛，或脾胃湿热，或血热湿毒为患，故治疗上须要兼顾。心火旺盛一般加导赤散、连翘、黄连等；脾胃湿热一般加白鲜皮、黄连、黄芩、白芷等；血热一般加牡丹皮、赤芍、生地等。

周老师治疗口疮善用家传之愈疡法：①白芷、连翘、白鲜皮为庆龄家传愈疡常用之药，任何证型均可选加。②愈疡散外用（炒鸡内金研细粉、蚕茧灰等量外用），疗效确切。

本例患者平素稍进苦凉蔬菜即出现胃部不适，舌淡苔白厚腻，脉沉细，说明脾胃素虚，湿滞中焦，气血不足。若湿从热化，灼伤肌膜则引起溃疡反复发作。故用补中益气汤补益气血，加周老师家传愈疡生肌经验用药白芷、连翘、白鲜皮。黄连、牡丹皮清热凉血，枳壳、厚朴、焦神曲、甘草行气健脾护中，调理肠胃功能。方证对应，3剂获效，说明复发性口疮要注重扶正，如果单事清火，虽能解一时之痛，而不能解决其频发问题。

十四、痤疮（土壅木郁，肺胃积热）

【病案】

钱某，女，26岁，2013年11月14日初诊。

口周额前痤疮反复发作1年余。疮形大者已近黄豆，感轻微瘙痒疼痛。其上有脓头，可挤出少许白色膏状物，其后遗留紫黯色素沉着。兼见头昏烦躁，心慌眠差，便秘，口鼻干热。平素面部油腻，月经量少色黯，经行时腰腹隐痛。舌边尖红，苔薄白少津，脉弦细。治宜调肝健脾，清泻肺热。处方：苏条参15g，牡丹皮15g，黄芩12g，柴胡12g，赤芍18g，薏苡仁30g，刺蒺藜18g，荆芥12g，白芷15g，桑白皮15g，黄连10g，连翘18g，重楼12g，紫花地丁25g，生大黄8g，甘草6g。3剂，每剂煎3次，药液混合后分5次饭后温服，日三次。嘱忌过油、过辣、过甜饮食，面部不用滋腻化妆品。

11月28日二诊：患者药后自觉烦躁鼻干好转，大便正常，遂自行在院外又继续配方4剂服用。现已无新起痤疮。2日后月经将至。舌淡红，苔薄白，脉弦细。延一诊方中去生大黄、荆芥,加生山楂30g、当归25g养血活血。3剂,煎服法同前。

【体会】

痤疮是发生于毛囊皮脂腺的慢性炎症性皮肤病,在古代医籍中又称为"肺风""粉刺""酒糟鼻",《外科正宗》有"肺风、粉刺、酒糟鼻三名同种,粉刺属肺,糟鼻属脾"的论述,故历代医家多从肺、脾、胃的风热、湿热、血热等论治。导师认为,本病当重视肝脾的因素,从肝脾调治,兼顾肺胃,常能见良效。其原因有三:其一,痤疮的发病与肝相关,痤疮发病部位为肝经循行部位。肝经在面颊、口周、前额、胸背部均有分布,《灵枢·经脉》曰:"肝足厥阴之脉……与督脉会于巅。其支者,从目系,下颊里,环唇内。其支者复从肝,别贯膈,上注肺。"本病好发于青少年及月经不调的女性。青少年正值肾气渐充,肝阳旺盛之时,如春日木之升发,皮脂腺分泌旺盛,此乃肝阳化火夹湿热上扰肺金。肺主皮毛,肺气宣发不及,郁而酿热于肌肤,湿热化腐成脓而成痤疮。月经失调之妇女,常因肝郁肾虚、冲任失调,引起月经不调,也常导致本病。即《素问·生气通天论》中所云"郁乃痤"。其二,痤疮的发病与脾相关。痤疮与过食肥甘厚腻辛辣有关。饮食不节,损伤脾胃,脾失健运,水液停滞,郁久化热,湿热之邪循经上干于头面、胸背,痤疮乃成。其三,痤疮的发生与肝脾功能失调有关。肝藏血而主疏泄,脾统血而主运化,二者生理上相互协调、土需木疏,木赖土荣。如果木郁土壅,水湿不化,酿而为湿热,循经上炎面部亦为本病;或土不荣木,土壅木郁,冲任失调,也可致月经失调、痤疮为患。

周老师在治疗上强调疏肝清肝,运脾除湿,肝脾同调,兼清泻肺胃。方多选丹栀逍遥散加减。常用药物疏肝清肝选柴胡、赤芍、牡丹皮、黄芩、刺蒺藜、白花蛇舌草等。运脾除湿选苏条参、陈皮、薏苡仁、白芷、茵陈、土茯苓等。又以紫花地丁、生大黄、桑白皮、黄连等清泻肺胃,也常加当归养血息风。

患者素有眠差、经行量少、便难、舌边红、脉细等肝血亏虚、肝火偏旺之象。肝火扰心故烦躁心慌,肝肺郁热,故见口鼻干燥。木旺土失健运,湿浊循经上行阻滞于面故见面部油腻且痤疮有白色脓头。木旺生风故痤疮微痒。治宜调肝健脾,清热解毒,凉血祛风。方中柴胡、黄芩、牡丹皮、赤芍、生地清肝凉血,苏条参、薏苡仁健脾利湿,黄连、连翘、重楼、紫花地丁、生大黄清热解毒,刺蒺藜平肝祛风,白芷、荆芥疏散风邪,桑白皮清泄肺热。全方肝脾肺同调而以清肝平肝为主。服后显效。二诊虑其病本肝血不足,月经将至,故加当归补肝血以达血行风灭之效。

十五、慢性湿疹（风热留恋，肺脾气虚，肝气失和）

【病案】

阎某，男，45岁，2013年5月30日初诊。

患者双上肢丘疹、脱屑半年。半年前出现上肢对称皮肤磨损处（如手指、肘部等）丘疹，自觉瘙痒，在昆明某医院诊断为"湿疹"，给予"派瑞松软膏""湿疹膏"等治疗有好转，但易反复。刻下症见双上肢小片状、条状丘疹，有脱屑，部分皮肤有苔藓样变，自觉瘙痒。纳可便调，睡眠差时瘙痒更甚。舌质红苔薄白，脉弦细。辨证为风热留恋，肺脾气虚，肝气失和。治宜健脾益气，清热平肝，疏风凉血。处方：黄芪30g，白术25g，荆芥12g，防风12g，白芷15g，连翘18g，紫草15g，桔梗12g，丹参18g，白鲜皮15g，地肤子30g，刺蒺藜15g，黄连6g，黄芩10g，甘草6g。10剂。每2日1剂，水煎服。嘱其忌辛辣海鲜，油腻，烟酒。

7月2日二诊：患者坚持服药10剂后，湿疹明显好转，丘疹消失，仅留苔藓样变，现觉胃胀不适。舌脉同前。治宜清热疏风，养血平肝，佐以理气和胃。延一诊方加香附18g理胃疏肝行气。

【体会】

慢性湿疹是由复杂的内外因素激发而引起的一种皮肤炎症反应。临床表现以红斑、丘疹、水疱渗出、糜烂、瘙痒和反复发作为主要特点。根据发病部位的不同，古代医籍有"浸淫疮""血风疮""旋耳疮""癍疮""肾囊风""脐疮""四弯风""乳头风"等称谓。

在病机上，普遍认为本病与正气亏虚，腠理空虚，卫外不固，风、湿、热邪侵袭有关，病变脏腑涉及心、肺、肝、脾。周老师特别强调本病与肝脾的密切关系：①脾虚湿盛是致病基础。先天禀赋不足或因饮食失节，过食鱼腥辛辣动风之品伤及脾胃，脾失健运，生湿化热，以致湿热内生、外蕴肌肤而发为红斑、丘疹、水疱，甚则糜烂渗出，局部瘙痒。湿热蕴久成毒，耗伤阴血，或脾虚气血生化不足，或素体阴血亏虚，生风化燥，肌肤失养则转为慢性。正如清·高秉钧的《疡科心得集》曰："湿毒疮……此因脾胃亏损，湿热下注，以致肌肉不仁而成；又或因暴风疾雨，寒湿暑热侵入肌肤所致。"②肝风内生是致病关键。风热蕴结日久，耗伤阴血，肝失血养，血虚风燥，肝风内生。故《疮疡经验全书》《疡科荟萃》《外科启玄》等书中又将本病称为"血风疮"，突出了本病病机具有"肝风内生"的特点。正如《医宗金鉴·外科心法要诀》云："血风疮，此证由肝脾二经湿热,外受风邪,袭于皮肤,郁于肺经,致遍身生疮,形如粟米,瘙痒无度。"且慢性湿疹好发于面部、四肢、耳周、外阴、乳房等处,且呈对称分布,与肝经、胆经的循行有较为密切的关系。从西医角度看,心理因素对于慢性湿疹的发生、发展以及预后有一定影响,特别是抑郁、焦虑等情绪因素非常容易激起慢性湿疹的反复发作,而肝在调畅气机,疏泄情志方面起着重要作用。

由于周老师在病机上尤重肝脾,故治疗上倡导肝脾同治,多以健脾运脾祛湿利湿,平肝祛风养肝疏肝为治。益气健脾常用黄芪、白术、苏条参等;祛湿常用防己、木通、丝瓜络、苦参、赤小豆、白鲜皮、地肤子等;清肝常用牡丹皮、黄芩、栀子;平肝常用刺蒺藜、白芍;养肝常用当归、白芍;疏肝解郁常用香附、合欢花等;祛风常用防风、荆芥、白芷、乌梢蛇等。

该患者病程较长,并有脱屑、苔藓样变等皮损,故治疗上以健脾益气,清热疏风,养血平肝为法。药以黄芪、白术健脾益气君药;经云"诸痛痒疮,皆属于心",刺蒺藜、连翘、黄连清心平肝,香附疏肝,当归、丹参养血柔肝活血,共为臣药。荆芥、防风、白芷疏风,白鲜皮、地肤子燥湿利湿,祛风止痒,紫草凉血,共为佐药。肺主皮毛,桔梗引经入肺、甘草和中共为使药。因本病为沉疴痼疾,故守法守方治疗月余后方获疗效。

十六、恢复期脑梗死(气虚血瘀,痰浊中阻)

【病案】

颜某,女,55岁,2013年3月5日初诊。

右侧肢体活动不利3月余。患者于2012年12月10日晨起无明显诱因出现头晕,恶心、呕吐,呕吐物为胃内容物,非喷射状,行走不稳,继而出现右侧肢体活动不利,家人急送至医院就诊。急查头颅MRI示:脑桥、右侧小脑半球缺血灶,诊为"脑梗死",予抗血小板聚集、止晕、止吐等治疗后,头晕头痛改善,行走不稳稍减轻。因经济原因,住院12天后出院。出院后一直在门诊针灸专科行针刺、口服中药治疗。就诊时症见:右侧肢体活动不利,可在人搀扶下行走,但行走约100米左右,即感疲乏、腰背部疼痛。神情淡漠,可正确对答,发音清晰,言语时常伴流涎,自觉喉中痰多。无头晕头痛,无饮水呛咳,纳可,四肢发凉,大便正常,小便可。辨证气虚血瘀,痰浊中阻。治宜益气活血,化痰通络。处方:黄芪60g,当归20g,桃仁10g,川芎12g,地龙10g,赤芍18g,水蛭6g,法半夏12g,茯苓20g,胆南星6g,竹茹12g。7剂。每剂开水煎3次,药液混合后分5次饭前温服,日3次。

3月17日二诊：诉服药后下肢乏力感减轻，步行距离较前延长，痰较前减少。仍有四肢发凉感。延一诊方去茯苓，加太子参15g、桂枝10g以加强益气健脾、温经通络。10剂，煎服法同前。

4月15日三诊：服药后能自行行走约300米，亦能扶住栏杆爬楼梯至3楼，自觉下肢较前有力，通过服药及自行锻炼后可拿勺子自己吃饭。两天前因饮食不慎出现腹泻，现大便3~4次/日，水样便，小便正常。舌淡红，苔薄白，脉细。处方如下：黄芪60g，白芷15g，川芎12g，地龙10g，赤芍18g，水蛭6g，法半夏12g，茯苓20g，陈皮12g，苍术12g，焦神曲20g。3剂。煎服法同前。以后均在基本治疗方基础上加减治疗1年余，生活能自理，并可自行上街买菜。

【体会】

脑梗死属中医"中风"范畴。传统的病因病机认为本病好发于中老年人，随着年高并摄生不当，逐渐出现气血亏虚、脏腑阴阳失调，以致"风、火、痰、气、瘀、虚"六端并行，遇有劳倦内伤、忧思恼怒、嗜食厚味、外邪侵袭等诱因，引起脏腑阴阳气血错乱，邪犯脑脉，清窍蒙蔽而致中风。

周老师认为，痰瘀贯穿于此病病程的始终。正如清代喻嘉言《医门法律·中风门》云："中风由荣卫气弱，致津凝血滞也。津凝成痰，血滞为瘀。"近代张山雷亦指出："中风乃痰浊壅塞，气机已滞，血脉不灵。"且痰瘀可互结，并可相互转化，痰之为病，随气上下，无处不到，遍及周身，入孔则聚，至隙则滞，壅塞气道，阻滞气机，血行不畅，瘀血内停，血运失调，脉络不通，以致气不布津，津聚为痰，故痰瘀同源。正如《诸病源候论》言："诸痰者，此由血脉壅塞，饮水积聚而不消散，故成痰也。"痰瘀既是脏腑功能失调的病理产物，又是致病因素，终致痰瘀互阻，留滞于肢体经络，肝风夹痰瘀上犯，阻滞脑窍，脑髓脉络不通发为中风。

治疗上提出活血化痰通络的治疗大法。以桃红四物汤合二陈汤加减为基础方，拟定基本治疗方：当归、赤芍、生地、川芎、桃仁、枳实、法半夏、茯苓、炙远志、石菖蒲。方中当归甘温补虚益损，逐瘀生新；赤芍酸寒，能泻能散，破血通经；川芎活血通经，行气散风；桃仁破瘀通经，活血通脉，四药相伍，化瘀功宏。枳实、法半夏下气化痰，茯苓健脾渗湿助其消痰。痰瘀的生成必然伤血耗液而阴精不足，故佐以生地滋阴生津。炙远志、石菖蒲化痰开窍醒神为佐助之品。全方以化痰活血祛邪为法，但方中无平肝息风之品，周老师认为急性发作时往往为肝风夹痰瘀上犯，临床应用时当加祛风清肝平肝之品如钩藤、天麻、白芍、代赭石、石决明、珍珠母等。此外据证可灵活加味配伍,如气虚加黄芪(重用)、太子参、白术等;瘀血重加红花、水蛭、酒军等;痰浊壅盛加南星、天竺黄、竹茹等;肝肾亏虚加牛膝、桑寄生、杜仲等。治疗过程中可酌情选加僵蚕、地龙、全蝎、蜈蚣等虫类药搜剔除风。

本例患者年逾五旬,气血不足,气虚则运血无力,瘀滞内生,加之痰湿素盛,日久痰瘀互结阻滞脉络,而致血行不畅。复因脉络空虚,风邪得以乘虚而入,风夹痰瘀痹阻脑脉,蒙蔽清窍而成"中风"之证。脑脉不通,脑窍失养故头痛;风扰清窍故头晕;神机被蒙故神情淡漠;痰瘀痹阻于右侧肢体经脉,气血不通而致右侧肢体活动不利。治疗以益气活血,化痰通络为法。方以桃仁、当归、川芎、赤芍、水蛭活血通络,法半夏、胆南星、茯苓、竹茹化痰祛湿。并重用黄芪、太子参益气增强行血除痰之力。方证对应,起效较快。但本病为顽疾沉疴,故服药坚持1年余方能基本恢复如前。

十七、血管神经性头痛(肝郁化火,风痰瘀阻)

【病案】

陈某,男,28岁,2014年3月9日初诊。

患者头痛反复发作2年余。自诉因工作压力大,常觉头痛,疼痛部位以前额及顶枕部为主。心情压抑,伴烦躁、易紧张,血压偶有收缩压达140mmHg,舒张压正常。2014年1月行头颅CT检查未见异常。经颅超声多普勒检查示:脑动脉供血不足。未规律服药。头痛可在休息、心情愉悦时减轻。就诊时症见:焦虑面容。诉头痛,头昏沉重,疼痛时轻时重,严重时会恶心。烦躁,夜寐不安,纳可,小便黄。舌尖红,苔白厚,脉弦滑。辨证属肝郁化火,风痰瘀阻。治疗以活血化痰,疏肝解郁,清心开窍为法。处方如下:川芎15g,白芷15g,当归20g,茯苓18g,白术25g,法半夏12g,白芍18g,郁金18g,石菖蒲10g,栀子12g,百合18g,延胡索15g,蔓荆子15g,僵蚕12g,甘草6g。7剂。每剂水煎3次,药液混合后分5次饭后温服,日3次。

3月23日二诊:诉服药后头昏重较前好转,睡眠较前改善,已无恶心但仍有头痛,时伴眩晕。自觉精神压力大,心烦,常有紧张感。舌尖红,苔白略厚,脉弦。延一诊方加黄连8g以增强清心除烦之功。3剂,煎服法同前。

3月31日三诊:服药后头痛症状减轻,紧张焦虑感缓解,自觉心情转佳。因工作性质等原因,休息少,有身倦乏力感。舌红苔白,脉细弦。延一诊方加太子参30g以益气养阴。嘱患者适当运动,保持心情愉快。7剂,煎服法同前。

4月15日四诊：头痛及烦躁症状明显减轻，时感胸闷，舌脉同前。治则以活血化痰，疏肝解郁，宽胸理气为法，处方：柴胡12g，白芍18g，枳壳12g，茯苓18g，川芎15g，当归20g，白术25g，郁金18g，石菖蒲10g，栀子12g，苍术12g，僵蚕12g，合欢花15g，延胡索15g，法半夏12g，太子参30g，甘草6g。3剂，煎服法同前。

此后患者未就诊。2014年5月6日，电话随访患者诉服药治疗后精神、情绪较前好转，睡眠正常，头痛只在工作繁忙时偶有发生。现因出差在外，故未来诊。

【体会】

血管神经性头痛是临床常见病症，属于中医学"头痛""脑风""偏头痛"范畴。以头痛痛势较剧、反复发作、病程缠绵为特点。多数学者认为血管神经性头痛属"内伤头痛"的范畴，病性为本虚标实，发作时多以实证为主，病位在头，与肝、脾、肾密切相关。周老师认为，本病详究其病机无非痰、瘀、风、火四者为患，风夹痰瘀上攻为多见。其痰或由脾虚湿滞而生，或因邪热灼津而成；其瘀或由气机不畅血滞为瘀，或为久痛入络，脉络不利为瘀；其风主要为内风，即肝阳化风，或肝火生风，或阴血亏虚，肝风内动乃成。但外风常常引动内风而发。其火或因风痰化热，或因阴虚阳亢，虚火内生而成。四者肆虐为患，阻塞经脉，故而痛作，反复不已，难以骤除。

治疗上，周老师提出了活血化痰，清肝平肝，疏风通络为其治疗大法。自拟芎芷止痛汤：川芎、白芷、当归、白芍、细辛、防风、法半夏、茯苓、延胡索、郁金、蔓荆子、代赭石。若疼痛剧烈，常加蜈蚣、全蝎、僵蚕等虫类药搜风通络。方中川芎、当归活血养血。川芎为血中之气药，先升后降，调畅气血，为治头痛之要药，一般用量在15g以上为佳。法半夏、茯苓化痰除湿，法半夏燥湿化已成之痰，茯苓健脾利湿绝未生之痰。四药相合，活血化痰共为主药，郁金、白芍、代赭石清肝平内风，白芷、防风、蔓荆子疏散外风，且白芷芳香走窜，其性上达，有通窍止痛之功；蔓荆子微寒清热，轻浮上行，有祛风止痛之效。以上诸药共为辅药。更加细辛少量为佐，辛散通达脑窍，引药直达病所。延胡索定痛为使。全方气血同治，调肝为主，共奏活血化痰，平肝祛风之治。

患者病因主要由长期处于精神紧张和焦虑状态导致，肝气郁结，郁而化火，肝阳上亢，阳亢生风上犯清窍，加之素体痰浊内盛，脉络阻滞而生瘀，形成肝火、肝风夹痰瘀上扰，阻滞脑窍经脉，不通则痛，故见头痛伴头昏沉重、恶心，烦躁，夜寐不安，纳可，小便黄等一系列症状以及舌尖红，苔白厚，脉弦滑等。

证见虚实夹杂又以痰瘀风火标实为主,故治则以活血化痰为主,并佐以疏肝平肝、清心解郁。一诊以芎芷止痛汤去细辛、防风、代赭石,加菖蒲、栀子、百合、僵蚕以平肝化痰清心。二诊见肝火仍著,心火亦旺,加黄连并清心肝之火。三诊见气阴不足,故加太子参益气养心。四诊在一诊方基础上合用四逆散疏肝行气解郁以免生瘀成痰之患。经治两月,痰瘀得化,顽疾大有转机。

十八、冠心病心绞痛(气阴不足,水湿滞留,痰凝血瘀)

【病案】

陈某,女,74 岁,2014 年 5 月 24 日就诊。

胸闷痛反复发作 1 年,加重 2 周。患者近 1 年来常感胸闷、胸痛、阵发性心悸,乏力,爬楼梯至 2 楼即感气促,发作时平躺休息及含服"速效救心丸"后症状可缓解。曾于 2013 年 10 月在昆明某医院心内科住院治疗,诊断为"冠心病心绞痛"。近 2 周来,发作次数较前频繁,隔 1~2 日即有上述症状出现,就诊时除诉胸闷痛外,还有头昏乏力,眠差心烦,纳呆泛恶,腰痛,下肢浮肿,二便调。心电图示:窦性心律,部分导联 ST-T 改变。舌黯苔薄白,脉细弦滑。辨证属气阴不足,水湿滞留,痰凝血瘀。治以益气养阴,祛痰宽胸,化瘀利水。处方:太子参 30g,麦冬 18g,五味子 9g,黄芪 30g,丹参 18g,川芎 12g,法半夏 12g,瓜蒌壳 15g,薤白 12g,延胡索 15g,茯苓 18g,泽泻 15g,柴胡 12g,枳实 12g,桑寄生 30g。3 剂,水煎服,每剂煎 3 次,药液混合后分 5 次口服,日服 3 次。

5 月 31 日二诊:服药后胸痛缓解,偶感胸闷、心悸,下肢仍浮肿。舌黯苔薄白,脉细弦滑。此水湿停聚,上扰于胸,形成"水气凌心"之证,治疗应益气养阴,活血化痰,温阳化气利水。处方:太子参 30g,麦冬 18g,五味子 9g,川芎 12g,丹参 18g,郁金 18g,白术 25g,茯苓 20g,桂枝 15g,法半夏 12g,瓜蒌壳 15g,薤白 15g,泽泻 15g,车前子 15g,葶苈子 12g,桑寄生 30g。5 剂,煎服法同前。

6 月 14 日三诊:服药后腰痛及下肢浮肿好转,身倦乏力改善,爬楼梯至 2 楼已无气促,心悸未作,胸闷胸痛缓解。舌黯苔薄白,脉细弦滑。处方:太子参 30g,麦冬 18g,五味子 9g,当归 20g,川芎 12g,丹参 18g,白术 25g,茯苓 20g,法半夏 12g,瓜蒌壳 15g,薤白 15g,延胡索 15g,郁金 18g。3 剂,煎服法同前。

此后一直在此方基础上加减治疗 2 月余。胸闷痛等症未再发作。

【体会】

《类证治裁·胸痹》曰:"胸痹,由胸中阳气不舒,浊阴得以上逆,而阻其升降,甚则气结咳唾,胸痛彻背。"现代医家普遍认为胸痹病机为本虚标实,本虚多为气血阴阳虚弱,标实多因气滞、寒凝、血瘀、痰浊等引起心脉痹阻不通所致。瘀血、痰浊是其主要病理因素。其病位在心。周老师认为本病病机与痰瘀相关,而痰瘀的形成又与肝脾肺相关。肝主疏泄,心为肝之子,若肝气郁结,子病及母,心主血脉的功能必然受损,血脉不利瘀滞生成,痹阻心脉则加重或诱发本病。又肺主治节,治理调节心血的运行,肺气不利则心血运行也不利,亦为成瘀之因。痰的生成主要和脾密切相关。脾居中焦,主运化,脾为湿邪困阻或脾阳亏虚,均可导致脾失健运,湿聚痰生,痰浊上犯,痹阻心阳,心脉不通而胸痹发作。

在治疗上,周老师以活血化痰、行气通脉为治疗大法,治瘀以治气治肝为主,治痰以治脾为要,常以瓜蒌薤白半夏汤合柴胡疏肝散为基础方加减如下:太子参、瓜蒌壳、薤白、法半夏、枳实、桔梗、柴胡、当归、川芎、丹参、延胡索。方中瓜蒌、法半夏、枳实治痰。瓜蒌既能涤痰导滞,又能利气宽胸;半夏燥湿化痰,且能散结降逆,降上逆之痰浊;枳实既能散结消痰,又能下气除痞。三药相合,消痰降浊。当归、川芎、丹参、延胡索治瘀。当归补血活血,祛瘀而不伤血;川芎乃"血中之气药",活血行气开郁;丹参苦能泄降,活血祛瘀安神;延胡索行气活血祛瘀,能疗心血痹阻不通之疼痛。四药各有所长,活血养血,行气止痛。柴胡、薤白、桔梗治气。柴胡条达肝气,推陈致新,恢复气机之舒畅;薤白辛散苦降,温通滑利,通胸中之阳气,散阴寒之凝结,为通阳散结之主药;桔梗辛开苦泄,功善开宣肺气而助其行使主治节之功能。三药共用以利肝升肺降之气机升降出入。一味太子参甘苦性平,补气健脾,益肺生津,杜绝生痰之源,为治本之品。全方治痰治瘀为主,兼行气补虚。在治痰瘀为病中,治痰瘀佐以行气补虚,则痰瘀易消又正气不伤。患者病久心情多有紧张抑郁等,周老师常将方中郁金易柴胡以加强疏肝行气解郁。

本例患者年逾七旬,有乏力,头昏,眠差心烦,腰痛,脉细等气阴两虚、肝肾不足本虚之象,又有下肢浮肿,纳呆泛恶,胸闷痛,舌黯,脉弦滑等痰湿瘀血气滞标实之象,乃本虚标实之证。故一诊给予黄芪、太子参、麦冬、五味子益气养阴,桑寄生平补肝肾以治本。丹参、川芎、延胡索活血化瘀,法半夏、瓜蒌壳化痰泄浊,薤白、柴胡、枳实宽胸理气,茯苓、泽泻淡渗利湿,诸药合用以治标。全方补虚泄实,标本兼顾。二诊水肿未消,此乃有水气凌心,故加桂枝温阳化气,车前子、葶苈子利水消痰。三诊水湿渐去,仍以自拟方加麦冬、五味子活血化痰,气阴双补连续治疗2月而获效。

十九、肺源性心脏病(痰瘀交阻,肺脾气虚)

【病案】

夏某,男,65岁,2013年5月31日初诊。

患者因"反复咳嗽10余年,加重伴下肢水肿1月余"就诊。自诉有20多年的吸烟史,每天吸烟15支左右。近10余年来反复咳嗽,开始仅在冬季天气寒冷时多发,后咳嗽不分天暖天寒,已成常年咳嗽。期间多次行胸部CT检查均提示:慢性支气管炎。平素咳嗽加重时自服"甘草片""岩白菜素片"等治疗,咳减后停药,未系统规范治疗。近2年来咳嗽加重,咳时伴胸闷,气促,症状较重时伴心悸,夜间难平卧,于2011年6月在"昆明医科大学第一附属医院"行胸部CT检查示:双肺纹理增粗。心电图示:电轴右偏,肺型P波。临床诊断为"慢性阻塞性肺病,肺源性心脏病",经平喘、止咳治疗12天后,症状减轻出院。后咳嗽时轻时重,迁延不愈。近1月来咳嗽加重,伴胸闷、动则气促、心悸,下肢水肿,咳重时可见胸部隆起,夜间难平卧,伴痰多色白质黏稠,服西药平喘药及利尿药效果不佳。查体:口唇紫绀,舌黯红有瘀点,脉细涩。辨证为痰瘀交阻,肺之气阴两虚,兼有水饮凌心之证。治宜活血化痰,补肺之气阴,同时温阳利水。处方如下:太子参30g,麦冬18g,陈皮12g,法半夏12g,茯苓20g,杏仁12g,桔梗12g,枳壳12g,厚朴18g,川芎12g,桃仁10g,丹参18g,桂枝15g,车前子15g,葶苈子15g,甘草6g。4剂,每剂开水煎3次,药液混合后分5次服用,日3次。

6月6日二诊:服药后咳嗽减轻、气促及下肢水肿症状好转,但仍感心悸、胸闷。夜间仅可平卧约20分钟。口唇紫绀,舌黯红有瘀点,脉细涩。治以活血化痰,补益肺脾,延一诊方去桔梗、枳壳、厚朴,加白术25g、瓜蒌壳15g健脾化痰、理气宽胸。5剂,煎服法同前。

6月15日三诊:服药后心悸、胸闷症状减轻,夜间可平卧,口唇紫绀。舌黯红有瘀点,脉细涩。上方加砂仁10g助纳肾气,继服10剂,煎服法同前。

【体会】

肺源性心脏病属中医"咳嗽""喘证""痰饮""肺胀"病范畴,临床表现为咳嗽,气喘,呼吸困难,心悸、发绀或下肢水肿等。该病最早源于《黄帝内经》。《灵枢·胀论》说："肺胀者虚满而喘咳"。《金匮要略·肺痿肺痈咳嗽上气病脉证治》提出本病的主症及病名："咳而上气,此为肺胀,其人喘,目如脱状",对肺胀的临床表现做了描述。现在普遍认为本病为慢性进展性疾病,病情可逐渐加重,初起病位在肺,后期可影响脾、肾、心,而出现一系列脾、肾、心系的症状。外感风邪,内有痰饮瘀血及肺气虚衰,虚实夹杂,致使肺气宣发不能,肃降无权,导致病情反复发作并逐渐加重。

对于该病的病机,周老师推崇朱震亨对该病的认识。朱震亨在《丹溪心法·咳嗽》中云："肺胀而咳……痰夹瘀血碍气而病"。周老师认为本病尤其是急性发作期"痰(饮)""瘀""热"是重要病理产物,亦是致病因素。脾为生痰之源,肺为贮痰之器。肺脾气虚,痰浊不化,久病及心,心脉瘀阻,痰浊与瘀血交阻化热,是其病机特点。痰瘀热化再伤肺之气阴,以致虚实夹杂,但以瘀结痰阻贯穿该病的全过程。病位在心肺,涉及脾肾。治疗上提出活血化痰,清热利水,扶正固本为基本治法,并参考了先辈治疗咳喘的经验,自拟"肺心汤"为基本治方:太子参、玉竹、麦冬、丹参、川芎、桃仁、法半夏、茯苓、厚朴、杏仁、桔梗、陈皮、连翘、车前子、甘草。脾运不足加砂仁、白术等,有痰热者加黄芩、鱼腥草、葶苈子等。方中丹参、川芎、桃仁活血化瘀。丹参苦泄微寒,活血凉血通经;川芎功善活血,且能调理肺气;桃仁活血祛瘀生新,且能止咳平喘。方中所含二陈汤,具健脾化痰之功。两组药物合用,活血化痰。厚朴、杏仁、桔梗宣降肺气平喘,调理肺之气机并均具化痰之功。太子参、麦冬、玉竹即生脉散之变方,周老师认为生脉散中五味子有收敛碍邪之弊,故以玉竹代之,三药益气养阴生津,扶正固本。此两组药为辅药。连翘苦微寒防痰浊从热化,砂仁纳气归肾固本,车前子利水兼能清肺化痰止咳,甘草调和诸药。以上共为佐使。全方祛邪扶正,以活血化痰理气祛邪为主,适用于肺心病的临床治疗,一般缓解期可重用健脾益肾之品,而急性期如痰热明显可加入清热泻肺之品,配伍精当,选药灵活。

本例患者具咳痰、喘满、绀、悸、肿等典型肺胀急性期症状,除胸高胁胀,喘促胸闷等肺气胀满不利的表现外,并有痰多唇紫舌黯等痰瘀停聚之症。辨证为痰瘀交阻,肺之气阴两虚,兼有水饮凌心之证,故治疗急则治其标,先以活血化痰,降气温阳利水并佐益肺气阴为法,用自拟肺心汤加枳壳、桂枝、葶苈子行气通阳利水消肿。二诊症状有所缓解,继以前法为主,并逐渐增加扶正固本之白术、砂仁等品,先后调治一月而获效。此类患者缓解期仍需辨证调治,以减少复发,延缓病情进展。

二十、肺癌（邪毒犯肺，津枯血弱）

【病案】

潘某，女，77岁，2018年6月13日初诊。

患者因双手背牛皮癣久治不愈感心烦气躁，近1月又并干咳反复治疗无果就诊于我院呼吸科，CT提示右肺下叶不规则块影，诊为肺癌晚期，因家属虑其年岁太大不耐受放化疗而带其选择中医治疗。刻下症：间断性干咳，偶咯黄色浓痰，感胸闷，纳减，精神稍差。患者对自己所患肺病不知情，认为咳嗽事小，主诉双手干燥发痒，抓搔不能以致胸闷心烦，吃饭也不好，要求主治双手背皮肤病变，观其双手背皮肤粗糙增厚结茄脱屑似松皮状、色黄。舌红苔黄腻少津、脉细弦无力。辨证：邪毒犯肺，日久化热，津枯血弱，肌肤失养。治以解毒清肺，益血养阴，润肤止痒。处方：沙参30g，荆芥12g，防风12g，竹叶12g，连翘18g，生地20g，黄芩12g，白术15g，栀子12g，地肤子20g，桔梗12g，枳壳12g，苦参12g，牡丹皮15g，白鲜皮15g，焦神曲15g，重楼12g，甘草6g。5剂，每2日1剂，水煎服，忌辛辣香燥鱼腥。

6月24日二诊：患者手背皮损稍见好，自述干燥及瘙痒有减，胸闷咳嗽稍有好转。患者觉治疗有望，心情显著好转，要求继续原方，脉舌同前，处一诊方去竹叶加浙贝母15g、金荞麦30g。7剂，煎服法同前。

7月12日三诊：手背皮损好转，纳食有增。舌尖边红苔薄腻少津，脉细滑无力。调整处方：苏条参30g，麦冬18g，白术20g，当归15g，柴胡12g，桔梗12g，枳壳12g，知母12g，浙贝母15g，重楼12g，金荞麦30g，白芷15g，白鲜皮15g，焦神曲15g，甘草6g。患者老家四川，受姐妹邀约回老家团聚，要求开10剂免煎颗粒并索要处方。免煎颗粒每2日1剂分6次服用。所带处方为三诊方去白鲜皮、当归加白花蛇舌草30g。

2019年10月12日患者再次就诊，见精神稍差，面色尚可，诉在四川间断服用中药，效果不错。但回曲靖劳累感冒后现饮食不好，胸闷时作，咳嗽加重来诊。诊得脉细滑无力，舌稍黯苔薄白少津，此劳倦伤脾，离别姐妹又心怀惆怅，血运失常，气机失利，肺之所患加重。处方：黄芪30g，沙参25g，麦冬18g，白术25g，陈皮12g，法半夏12g，茯苓15g，柴胡12g，白芍15g，枳壳12g，川芎12g，知母12g，金荞麦30g，重楼12g，浙贝母15g，焦神曲15g，炒麦芽30g，甘草6g。5剂，每2日1剂，水煎服。

10月23日，患者复诊，诉药后咳嗽减轻，精神、饮食好一些，有痰白稠，延上方去柴胡、枳壳加前胡 15g、佛手 15g。5 剂。后患者女儿带此次处方自行取药服用未再就诊。

2020 年 4 月 16 日,患者由女儿带来诊治,一般情况尚可。诉近几天头痛,自觉无感冒症状但口苦、微有呕恶。告知其女儿可能有脑转移。患者要求再开中药,查得脉细弦,舌淡滞苔腻微黄,处方:白术 20g,泽泻 15g,白芷 18g,刺蒺藜 15g,白芍 18g,土茯苓 30g,陈皮 12g,柴胡 12g,法半夏 12g,黄芩 12g,延胡索 15g,代赭石 20g,重楼 12g,焦神曲 20g。5 剂,免煎颗粒。

之后省肿瘤医院 CT 检查提示脑转移并在该院进行治疗,此时患者方知病情,心情沮丧。中药服完,自觉头痛好转,不愿再接受西医治疗,欲回曲靖继续服用中药治疗。舌淡黯,脉细滑无力。处方:延三诊方去白鲜皮、当归加黄芪和白花蛇舌草各 30g。以后因疫情关系,患者由女儿持方取药服用,随症稍事加减。今年年后精神渐至不好,不能亲自来诊。但一直坚持中药治疗,其女说老人只服中药,别的药物一概拒绝。故一直由女儿拍照舌象就诊取药,每半月取药 7 剂,持续了数月。今年 7 月后未见女儿例行取药。电话告知其母 7 月中旬因肺部感染痰阻气道在我院抢救无效去世。本病例治疗基本以中药为主,存活 3 年余。

【体会】

肺癌属中医之肺积。45~75 岁之间为好发年龄。临床最常见的症状是咳嗽、胸痛、咳痰、气急喘促、咯血、消瘦乏力,或见声哑、背痛等。X 线片、CT 可以确诊。周老师认为本病病位在肺,其病机与肝脾失调相关。其病理变化为内生外侵之痰瘀热毒使肺气阴受损,进一步影响肝疏脾运,在此基础上病邪痰瘀储于肺部,成为积而难消的癥积。故治则应以补肺调肝健脾、清热化痰祛瘀为主。

从本例的发病及治疗过程可以看出,肺主气功能与肝疏脾运密切相关,在肺癌的治疗中,要把调理肝脾放在治疗的首位。不仅要调整人体的生理功能,还必须调理其心理状态,在解毒清热、消痰散结等局部治疗的同时,更要发挥机体肝疏脾运的扶正功能。《丹溪心法》云:"忧怒郁闷,昕夕积累,脾气亦阻,肝气横逆,遂成隐核",本例患者因皮肤疾患致心气不舒,肝郁气滞、脾运不足应是肺癌产生及加重之因。患者原不知所患病症,在外表皮肤病经治得好,又受姐妹相邀回老家团聚,心情大好,药物治疗效果明显。在知晓自己患不治之症后心情沮丧病情也随之加重。虽然治则药物基本未变,但后期疗效就不及开始。故周老师认为对高龄癌症患者,保护性医疗制可以提倡。然本例患者从确诊开始就采用中药跟进治疗,以至于没有发展到出现胸痛、剧烈咳嗽及咯血等症,生活质量在一定程度上有所提高且存活 3 年余。此为在养肺疏肝健脾基础上清热化痰瘀治疗原则的成效,通过调理肝脾,使人体正气能与邪气抗争,达到延缓生命,提高生存质量之目的。本病例治疗的全过程就说明了这一点。

第三节 "咳、晕、痛、痒、肿"五大症治

"咳""晕""肿"作为以症状命名的疾病在中医内科学中有系统论述。而"痛""痒"二症又在很多疾病中都会出现,"咳""晕""痛""痒""肿"为临床中最为常见的症状,一般也是患者急于解决的问题。中医的疗效判断也多以症状改善为准。周老师认为:临床最为常见的、患者治疗心切的,就是我们医生最该重视的。故在长期临床工作中归纳总结,形成了"咳""晕""痛""痒""肿"五症的治疗理念和方法。

一、治"咳"经验

咳即咳嗽,为肺系疾病之主要证候之一。外感、内伤等多种原因均能导致肺气失于宣肃、肺气上逆而引起咳嗽,"诸气膹郁,皆属于肺"周老师认为气之不顺是咳嗽的主要病机,导致气不顺或因邪阻气道、或因脏腑气机失常。故治咳需顺气,化痰需理气。并认为大凡咳嗽,不论新久,也不管咳嗽性质属风、寒、燥、热、湿,总属肺气上逆失于肃降,气上冲胸则咳声阵作,或致声哑声嘶、胸膈满闷。故周老师在临床治咳方中均加入顺气药物,或加清热化痰理气,或加健胃消食理气,或加疏肝解郁理气,有的药物虽不属理气专属,实具化痰理气之功,也为周老师所习用。

【病案 1】

母某,女,38 岁,2013 年 11 月 21 日初诊。

感冒后咳嗽已 2 周,用过抗生素和止咳药,咳不得止。胸片示两肺纹理增粗,血常规无异常。刻诊:咳嗽阵作,诉胸部憋闷发痒即咳,咳剧时有头痛清涕流出,声音嘶哑,偶有少量白痰,纳少。舌淡尖稍红苔薄白,脉细滑右寸微弦。中医辨证:邪客上焦,肺失宣肃,气逆作咳。治宜宣肺降气止咳。处方三拗汤加味:炙麻黄 10g,荆芥 12g,杏仁 12g,连翘 18g,白芷 15g,川芎 15g,桔梗 12g,枳壳 15g,紫菀 15g,百部 15g,蝉蜕 9g,厚朴 15g,炙枇杷叶 15g,甘草 6g,3

剂。2 日 1 剂,水煎服。忌酸冷、香燥、鱼虾。

11 月 28 日二诊:药后咳嗽较前畅快很多、咳时已无头痛清涕,胸部痒感减少,声哑也有改观,有痰色白。延一诊方去麻黄、白芷加苏子 12g。3 剂。煎服法同前。

12 月 5 日三诊:咳嗽又见好,余症基本消失,痰少。舌淡苔薄少津,脉细滑见弦,延二诊方加沙参 25g。3 剂,煎服法同前。

【病案 2】

顾某,男,56 岁,2014 年 9 月 6 日初诊。

患者半年前腹泻治愈后一直感体力不支。1 月前不慎受凉后感冒,经治多日感冒方愈但咳嗽持续,服过多种止咳药物但咳嗽依然。现觉胸闷气短神疲,咳嗽多痰,咳嗽不分白天夜晚,痰咯吐不易,但吐出则咳嗽得止。纳少、进食后觉脘腹胀满。舌淡滞苔白腻,脉细滑无力。血常规检查淋巴细胞稍偏高外未见异常。中医辨证:外邪伏肺,肺气不利,脾运失常。治宜疏散外邪,顺气运脾止咳。处方参苏饮加减:苏条参 25g,苏叶 12g,炙枇杷叶 15g,桔梗 15g,前胡 10g,紫菀 15g,葛根 25g,陈皮 15g,法半夏 12g,茯苓 20g,厚朴 18g,黄芩 12g,川芎 12g,炙远志 8g,甘草 6g。4 剂。2 日 1 剂,开水煎服。忌烟酒及过食甜、咸、油腻之物。

9 月 13 日二诊:药后胸闷气短好转、咳嗽减轻、食欲欠佳,腹胀减而未消。舌脉同前。延一诊方加白术 20g、焦神曲 20g 以增强健脾运中,化痰理气。3 剂。煎服法同前。

9 月 20 日三诊:药后咳嗽止,纳可,二便正常。舌淡红苔薄白,脉细滑无力。处陈夏六君汤加味 2 剂调理善后。

【病案 3】

车某,男,28 岁,2014 年 11 月 3 日初诊。

素好辛辣。3 周前伙伴邀约连进 3 天烧烤后咳嗽,吃药打针未见效果。现阵发呛咳,痰少黄稠,难以咯吐,有时咳甚则痰带血丝,咽干口苦,胸胁胀闷,纳可,大便干燥两天一行,小便稍黄。舌红苔薄微干,脉滑数。胸片、血常规未见异常。中医辨证:邪热犯肺,肺失肃降。治宜清肺泄火,顺气止咳。处方:桑白皮 15g,黄芩 15g,瓜蒌壳 15g,百部 15g,牡丹皮 15g,连翘 18g,密蒙花 15g,知母 12g,浙贝母 15g,鱼腥草 30g,焦栀子 12g,甘草 6g,4 剂(免煎颗粒),每剂配 5 袋,日服 3 次,开水冲服。忌辛辣香燥、烟、酒。

11 月 10 日二诊:药后咳嗽减轻,咽干口苦稍减,痰色变淡无血丝且易咳出,胸胁仍有闷感。舌红苔薄黄,脉弦滑。延一诊方去焦栀子、瓜蒌壳加沙参补气阴;桔梗枳壳并用调其升降。4剂(免煎颗粒)剂量服法同前。

11月17日三诊:咳嗽仅偶作,余症亦基本消除,处二诊方2剂。剂量服法同前。

【病案4】

杨某,女,40岁,2014年3月9日初诊。

患者有慢性咳嗽史,咳嗽时作时止已近1年,每季节更替或心绪不畅则咳嗽加重。1周前因家事烦心又遇穿堂风致咳嗽又作,自行购服消炎止咳药,咳嗽不减反有加重来诊。刻诊:患者咽干痒引致阵发性呛咳,咳声响亮,咳时见面红耳赤。诉口干苦、胸胁满闷,咳嗽以上半夜为重,痰少黏腻难咯,嗳气便难。舌尖边红苔薄少津,脉弦细。中医辨证:外邪引动,风火犯肺,肺气不利。治以清肝泄肺,顺气止咳。处方丹志蒙花汤合柴荆止咳汤加减:沙参25g,柴胡12g,黄芩15g,荆芥12g,连翘18g,百部15g,川芎15g,炙远志6g,密蒙花15g,蝉蜕8g,僵蚕12g,桔梗12g,枳壳12g,牡丹皮15g,炙枇杷叶15g,杏仁12g,牛蒡子15g,甘草6g。4剂(免煎颗粒),每剂配5袋,每日3次,每次1袋。忌酸冷、香燥、鱼虾。

3月16日二诊:患者咳嗽大减,痰也易咯,胸膈爽快,口苦咽干亦减。舌红苔薄白,脉弦细。延一诊方3剂。剂型用量同前。

3月28日三诊:咳嗽不作,余症消减,心情愉快。现因月经常提前量多来诊,感双目干涩。舌尖边稍红,苔薄微黄,脉细弦。处丹栀逍遥散合六味地黄丸加减3剂。水煎服,2日1剂。

【病案5】

韩某,男,63岁,2014年11月28日初诊。

患者喘咳时作已近3年,遇寒辄发。3天前气温骤降加衣不及致咳喘发作,伴鼻塞流涕,恶寒身困,咯吐白泡沫痰涎,喉中痰鸣,乏力纳少,时有腹胀。舌淡滞苔薄白,脉浮滑无力。中医辨证:表寒引动宿饮,肺失宣肃。治宜解表温肺,顺气化痰。用射干麻黄汤加减:射干10g,炙麻黄10g,杏仁12g,厚朴18g,白芷15g,川芎15g,干姜6g,细辛6g,五味子6g,茯苓20g,陈皮12g,法半夏12g,地龙10g,紫菀15g,款冬花15g,桂枝15g,甘草6g,4剂。每2日1剂开水煎服。避风寒,忌酸冷香辣鱼虾。

2014年12月4日二诊:患者药后恶寒身困不作,清涕止,喉中响声消失,咳喘大减,稀白痰仍多,感神倦乏力、食少腹胀。舌脉同前,处方香砂六君合苓桂术甘汤加味:苏条参30g,白术20g,茯苓20g,桂枝15g,厚朴18g,杏仁15g,

枳壳 15g,砂仁 12g,陈皮 15g,法半夏 10g,焦神曲 20g,木香 10,炮姜 9g,川芎 12g,甘草 6g,3 剂。煎服法同前。

以后续服 12 月 4 日方 6 剂,诸症消失。

【体会】

以上 5 个病案均说明了肺气不顺是导致咳嗽的主要因素。咳嗽其病位均在肺,病机或为邪客于上焦导致肺失宣肃,如病案 1,又或因他脏气机失畅引至肺之宣降失常而致。病案 2 病机为外邪伏肺,脾运失常,痰湿生成,内外合邪,导致肺失宣降而生咳嗽;病案 3 为燥邪犯肺致肺阴不足,肝肺郁热,气不顺则生咳嗽;病案 4 为素有肝火,外风引动,肝是重点,肝气升发太过,郁而化火,上犯于肺,致肺气不利而生咳嗽;病案 5 素有痰饮,风寒引动,痰湿伏肺,此"脾为生痰之源,肺为贮痰之器",母病及子,肺失宣降而生咳嗽。故肺气不顺是咳嗽发生的主要原因。

病案 3、4 咳嗽均与肝相关,或风或燥或郁,外邪引动,肝气郁而化火,刑金犯肺,肺气宣肃失能,肺气不顺则呛咳、或干咳少痰,胸闷胁痛,治宜调肝利肺,顺气止咳。此应"外感久则郁热生,内伤久则虚火炎,俱宜顺气清金,气顺则痰降,金清则肺行清肃之令,外达皮毛,下输膀胱,咳嗽自止。"

五个病案都说明了"咳不离于肺,又不止于肺"。肺气失于宣降是因肺之气道不利,故治疗咳嗽尤需重视肺气之宣降,肺气的宣发肃降又与肝、脾胃相关。《济生方》中严用和就提出了治痰先治气的观点。朱震亨也指出"善治痰者,不治痰而治气,气顺则一身之津液,亦随气而顺矣。"周老师临床治疗咳嗽中常用陈皮、厚朴、枳壳等健胃消食理气,用瓜蒌壳、化橘红清热化痰理气;用木香、香橼、佛手、香附等疏肝解郁理气。以上药物在辨证止咳方中加入有气顺痰消咳止之用。又如杏仁、前胡,旋覆花、苏子可降气化痰;枇杷叶可和胃降气,苏子、白前下气消痰,紫菀、款冬花可温肺消痰下气。这些药虽不属理气专属,实具降气之功,故用之可达气顺痰消咳止之用。此外,茯苓利水化痰;法半夏燥湿化痰;细辛、炙远志温阳化痰,痰化利于气行,气行则咳可止。为调和气血,周老师在咳嗽治疗中还常用血中之气药川芎、当归以活血行气,达气行血和痰消之目的。"气顺痰易消,气行血自活",总之,治气治痰理血皆以利肺气宣降为要,故咳嗽得止。

二、治"晕"经验

晕即眩晕,即眼前发黑,视物旋转,如坐舟车之状。可见于西医学多种疾患,中医对其多责之于风、火、痰、虚等。因头居人体之最高位,为天之象,诸阳之会,外有清窍,内藏髓海,为元神之腑,清则灵,杂则钝。故凡是外邪侵袭,阳升风动,清窍受其害或因本虚而致,即"上气不足,脑为之不满,耳为之苦鸣,头为之苦倾,目为之眩"。中气不足,气血生化乏源,痰湿积聚,升降受扰,清阳之气不能上达,脑失气血濡养,眩晕乃作;又若下虚肝肾阴精不足,髓少而致"髓海不足,则脑转耳鸣";肝肾阴虚,阴虚则肝风肝火上扰于脑,脑失清灵而眩晕。人之灵性敏锐,运动稳健,因于脑之清灵,倘若外风、内风、痰浊、瘀血等邪气上干于脑,脑失清灵则可眩晕、失聪、步履不稳。临床中周老师尤其推崇《素问·至真要大论》"诸风掉眩,皆属于肝"之旨和"脾脉者土也,孤藏以灌四傍者"(《素问·玉机真脏论》)之说,多从肝脾入手,认为"肝为风木之脏,因有相火内寄,体阴用阳。"肝阴不足,或肝阳过亢,体用失衡,最易导致内风旋动,引起眩晕、头痛脑胀、肢体麻木等。脾胃居于中州,脾主升清,胃主降浊,为人身气机升降之枢纽,后天养先天,脾既是脏腑气机有序升降的动力来源者,又是肝肾气、血、精、髓生成的物质供给者。故调理肝脾在眩晕证辨治中的重要性非同一般,同时一定注意外感表证导致的眩晕。我们随师临证,体会良多,现举验案如下。

(一) 外感眩晕

外邪侵袭眩晕,与"诸风掉眩皆属于肝"不无关联。因肝为风脏,晕因风作。内风、外风互相引扰,常常相合为病。临床辨证除了临床症状,脉象出现紧脉是具有表证的重要依据。本证若伴有头痛者,可用川芎茶调散加减。

【病案】

陈某,女,68 岁,2011 年 5 月 23 日初诊。

患者既往有眩晕发作史,1 天前起床时头晕突发,自觉身紧,视物旋转,耳鸣伴呕恶,动则症状加剧,在床上休息后头晕稍微缓解,今日就诊已无视物旋转,仍有恶心欲呕,微恶寒,头晕耳鸣,双耳如有物蒙,面色少华,二便正常。舌淡红苔薄白腻,脉弦紧。头颅 CT 无异常。辨证为外邪夹痰上扰清窍。治以疏风化痰,醒脑定眩。处方:柴胡 12g,法半夏 12g,黄芩 12g,川芎 15g,防风10g,藿香 15g,紫苏 12g,白术 15g,茯苓 18g,泽泻 15g,陈皮 12g,白芷 12g,荷顶 15g,枳壳 12g,生姜 15g,焦神曲 15g。2 剂。开水煎服,头煎时间 5 分钟即可。嘱避风寒,忌劳累,调情志。忌酸冷、油腻甜食。

5 月 27 日二诊:药后诸症好转,紧脉消失,延一诊方加砂仁 5g。2 剂。免煎颗粒 12 袋,每日 3 次,每次 1 袋,开水冲服。

【体会】

本患者眩晕之病机当属外邪侵袭,夹痰上扰致眩晕发作。头为诸阳之会,清阳之府,外邪侵袭上先受之。若素体脾虚多湿,虚邪贼风易夹痰上扰,阻遏清阳,清窍被扰,眩晕因作。故此类眩晕应在疏风解表的基础上佐以调肝健脾,使外邪宣散,痰瘀无生成之源,肝火无上扰之因,眩晕可止。同时嘱患者平素应避风寒,适量运动,少食肥甘厚味,心态保持平和,以此杜绝引起眩晕内外之因,以期减少眩晕发作频率。

(二) 肝阳上亢

眩晕之病机,一为神明被扰,二为清窍失养,其病性为本虚标实,本虚以肝、脾、肾虚为主,标实当责之于风火痰瘀。临床肝阳上亢是眩晕最常见的病机。

【病案】

李某,男,48 岁,2010 年 5 月 4 日初诊。

头晕头昏反复发作 1 年余,每因情绪不佳时加重。平素感腰膝酸软,不耐劳作,偶有腹胀。舌尖红苔薄白少津,脉细弦滑。血压 160/96mmHg。中医诊断眩晕,辨证为肾阴亏虚,肝脾失调,湿瘀上扰清空。治宜疏肝健脾益肾、活血化湿止眩。处方:生地 20g,牡丹皮 15g,怀山药 30g,香附 15g,杜仲 15g,怀牛膝 15g,桑寄生 20g,白芍 18g,郁金 18g,麦芽 30g,川芎 15g,黄芩 12g,白术 15g,茯苓 18g,泽泻 20g。3 剂。2 日 1 剂,水煎服。

5 月 10 日二诊:药后头晕头痛减轻,血压降至 146/86mmHg。睡眠欠佳,头昏闷。舌淡红苔薄白,脉弦细。延一诊方加代赭石 30g,葛根 30g,荷顶 15g。5 剂。煎服法同前。

以后以二诊方出入服 20 余剂后,血压稳定在 136~140/84~90mmHg 之间,诸症亦随之好转。

【体会】

《素问·至真要大论》云:"诸风掉眩,皆属于肝",患者因情绪不佳病情反复,既有肝脾失调,又有肾阴亏虚之症,水亏于下,肝无以滋,脾无以养,复加怫郁,湿气夹瘀热上扰清空,故见头晕头痛且在情绪波动时症状加重。方中生地、牡丹皮、怀牛膝、杜仲、桑寄生滋水益肾培其本,白芍、川芎柔肝活血,黄芩清肝,白术、茯苓、泽泻健脾利湿,郁金、香附、麦芽疏肝解郁。肾水足,肝体得滋,湿瘀得化,肝脾调达有序,清空无扰,则眩晕不作也。

(三)脾虚湿盛

脾为中土,肝旺乘脾或脾胃虚弱,导致运化无能,水湿化为痰浊阻滞中焦,清阳不升,脑府失养,眩晕因作,肥胖者尤为常见。当然气血不足,肝脾失调,痰瘀阻络,脑失所养致头昏头晕诸症也不少见。

【病案】

柳某,女,56岁,2012年6月9日初诊。

患者53岁绝经,之前患崩漏半年余。体型肥胖,平素纳差心烦,头昏头晕时作。近一周因外感咳嗽服消炎药后,咳嗽减轻但觉头昏头晕加重,坐后站起时症状尤为明显,伴纳少多痰,午后双下肢稍见浮肿。就诊时见其面色淡白,少气懒言。舌淡滞苔薄腻,脉滑细无力。血压86/56mmHg。辨证为肝血不足,脾虚痰滞,脑府失养。治以健脾疏肝,养血化痰,益脑定眩。用陈夏六君合当归芍药散加减:太子参30g,白术20g,茯苓18g,陈皮12g,法半夏12g,黄芪25g,当归18g,柴胡12g,泽泻15g,白芍12g,荷顶12g,甘草10g。5剂。2日1剂,开水煎服。

6月20日二诊:药后眩晕明显好转,纳食有增,但仍感头昏乏力,时有汗出。脉舌同前。测血压为92/60mmHg。延一诊方去白芍、荷顶,加五味子9g。5剂。

7月2日三诊:药后诸症均有好转,测血压为106/60mmHg,给补中益气汤加五味子、枳壳善后。嘱定期测血压。

【体会】

此例病机一是痰湿阻滞,二为气血亏虚,二者均与肝脾相关。原有崩漏史,肝血不足,气血两虚,脑失所养亦为眩晕之因。故治方以陈夏六君和当归芍药散加味,健脾疏肝,养血化痰,利水除湿,升清息风以定眩。随痰化湿除、肝血得滋,清阳上行通畅无阻,脑府得养,眩晕不作且血压随之逐渐正常。

(四)肝肾两虚,髓海不足

张景岳指出"眩晕一证,虚者居其八九",强调"无虚不作眩"。老年人肝肾不足,阴阳两虚又夹痰夹瘀,此型最为常见。

【病案】

田某,女,70岁,2013年10月8日初诊。

患者头晕痛间发3年,曾两次住院治疗,但头晕头痛仍作。CT检查提示:颈椎骨质增生,椎间盘膨出。西医诊断为颈椎病、短暂性脑缺血、椎-基底动脉供血不足等。患者近来眩晕发作次数增多,病发时视物旋转,有头目颈项紧胀感,不敢站立,偶伴眼前黑矇,且眩晕多发生于突然转头时。平素饮食欠佳,睡眠尚可。测血压正常。舌淡红,苔薄白微腻少津,脉弦细滑。中医辨证为肝脾肾亏虚,髓海不足,风痰上扰,脑络受阻,清窍失养。治宜补肝肾、益精髓、健脾化痰息风。方选半夏白术天麻汤合左归饮加味。处方:天麻15g,法半夏12g,白术18g,泽泻20g,陈皮12g,熟地20g,菟丝子18g,白芍20g,山茱萸15g,川芎15g,木瓜15g,制首乌20g,怀牛膝15g,葛根30g,仙鹤草20g,地龙10g。5剂。嘱注意转头不要过快,最好养成转头时身体与头同转的习惯。每日用木梳梳头颈,从上至下梳后颈部100次。

10月22日二诊:药后头晕痛以及头目颈项紧胀感均有减轻。效不更方,处原方5剂续服。

11月3日三诊:二诊服药并遵医嘱后,头晕痛未作,颈项紧胀缓解。舌淡红苔薄白,脉细弦。处杞菊地黄丸方加葛根、白芍、当归、川芎、丹参、木瓜,5剂,巩固疗效。

【体会】

本患者年已古稀,肝肾两虚,髓海不足,风痰上扰,脑络瘀阻,清窍失养,眩晕因作。治用半夏白术健脾燥湿化痰;用天麻白芍柔肝息风;用左归饮去龟鹿胶加制首乌、杜仲补肝肾,益精髓;用葛根地龙解肌通络。全方共达补肝肾、健脾化痰,柔肝息风通络之效,肝脾肾得养、痰瘀得化,脑络得通,清窍得养,头晕痛可止。

三、治"痛"经验

痛,即为疼痛,中医认为疼痛涉及范围较宽,其表现也各有差异,但病机总为"不通则痛",治疗总以"通"为原则而达"通则不痛"之目的。周老师认为疼痛原因主要有以下三点,一是源于六淫外邪的侵袭,被侵袭的部位之营卫气血受阻,不通则痛;二是诸郁所为,郁而气机失畅,气血不通则生疼痛;三是因虚致痛,阴阳气血失和,脏腑功能失调,气血运行不利,滞而生痛。现总结如下。

(一)六淫外邪致痛

六淫所侵袭之部位,营卫气血受阻不畅而产生疼痛。如风寒束表之头痛、一身尽痛,首选川芎茶调散疏散风邪,解表散寒而止痛;风寒夹湿热之头闷痛、周身酸痛,首选九味羌活汤发表祛湿清热以止痛;风热侵袭之头痛、目赤肿痛、咽喉疼痛、四肢酸楚者,首选柴葛解肌汤清热解肌以止痛。

周老师还依据六经辨证选药,如太阳头痛(头枕部)多选葛根、羌活、防风;少阳头痛(头两侧)多选川芎、柴胡、黄芩;阳明头痛(前额)多选白芷、苍耳子;

厥阴头痛(头顶)多选吴萸、藁本；太阴头痛多选苍术、土茯苓；少阴头痛多选细辛等。

风寒湿三气杂至，合而为痹，见四肢、关节疼痛者，周老师方选自拟风湿汤：桂枝、白术、怀牛膝、当归、川芎、白芷、延胡索、木瓜、鸡血藤、威灵仙、透骨草、伸筋草、甘草。若疼痛游走不定，舌苔薄白，脉浮紧，加防风、羌活以散风止痛；若痛有定处，得热痛减，遇寒加剧，舌苔白，脉弦紧，加附子、细辛、干姜以温通；若疼痛沉重或伴肿胀、肌肤麻木，舌苔白腻，脉弦缓，加薏苡仁、苍术以除湿通痹。

【病案】

陈某，女，38岁，2014年10月9日初诊。

患者头痛、周身酸痛2天，伴鼻流清涕，寒热不适，口苦咽痛，困倦乏力，饮食稍差，小便偏黄。舌红苔黄腻少津，脉浮弦。中医辨证为外感风寒湿邪从热化。治以疏风散寒清热，解表祛湿止痛。处方九味羌活汤加味：羌活12g，防风12g，细辛6g，苍术12g，白芷15g，川芎12g，柴胡12，黄芩12g，生地20g，桔梗12g，连翘18g，焦神曲20g，甘草6g。4剂(免煎颗粒)，每剂配5袋，每日3次，每次1袋，开水冲服。

10月15日，二诊，诉药还剩3袋，头身疼痛已愈，其余各症见好，问是否更方。观其舌转淡红，苔薄腻微黄，嘱余药服完即可，无需换药。

【体会】

九味羌活汤出自《此事难知》，为张洁古首创，用于外感风寒湿邪化热导致的头痛以及身困酸痛，古人称之为神方。本案九味羌活汤加味，方中羌活、防风既能祛风散寒，又能除湿止痛；细辛、川芎、白芷解表通络止痛；苍术、焦神曲除湿运中；黄芩、连翘、柴胡清泄表里之热；生地、桔梗养阴凉血利咽并制约方中羌、防、辛、芎、芷等之辛香温燥，以免过燥伤津，甘草调和药性而和中止痛。头身痛止，余症随之而消。

(二)郁而致痛辨治

1. **气郁致痛**　情绪不畅，肝气郁结，脾运不足，胃失和降，可见两胁胀痛、胃脘胀痛、或伴纳少，恶心头痛。妇女或见胸胁乳房胀痛、痛经，脉弦。治宜疏肝理气，或佐以健脾和胃，或佐以调经通络，治方常选逍遥散、四逆散、柴胡疏肝散等。周老师认为：瘀滞不通肯定致痛，治当解郁行滞，行气药多具辛味走窜之性，可散可通，故善治郁之疼痛。周老师临床中常根据疼痛部位选择用药，如用柴胡疏肝气以止胁肋之痛；木香行脾胃肠之气而常用于痢疾里急后重腹痛、脘腹胀痛；乌药行气散寒止痛而常用于寒凝气滞胸腹诸痛。

2. **血郁致痛**　肝藏血,血随气行,肝气郁结气机失畅致血瘀,气虚血运不畅也成瘀。寒凝致瘀,热邪伤阴也成瘀,又有因外伤致瘀等。人身各部均可有瘀血为患,疼痛是瘀血最主要的症状,其特点为刺痛,痛有定处。周老师认为活血化瘀药能消肿散结,畅通血脉,消除血瘀血滞,故可消除瘀血所致疼痛。治方常选桃红四物汤,王清任的多个逐瘀汤、失笑散等,也根据病变部位及病变特点,选用川芎、赤芍、桃仁、红花、苏木、三棱、莪术、姜黄、三七等活血以达止痛的药物。

3. **食郁致痛**　肝胃不和,积滞内停,或饮食积滞,或湿热积滞,或燥屎,或虫积等,均为食郁致痛,症见脘腹胀痛,泻痢腹痛。其特征为腹痛拒按,舌苔腻,脉弦滑等。周老师常选保和丸、枳实导滞丸、朴黄丸等,并辨郁之轻重或化热与否加用相应药物,如山楂、炒鸡内金、槟榔、枳实、厚朴、莪术、连翘等。

4. **湿郁致痛**　周老师根据临床观察认为湿郁导致疼痛多为湿而兼热,如肝胆湿热、胃肠湿热、下焦湿热、膀胱湿热之疼痛,临床可见舌苔黄腻,脉滑数,尿黄等。临床中可选龙胆泻肝汤、香连丸、二妙散、八正散等加减。还可以据湿热轻重及部位选加茵陈,薏苡仁,白豆蔻,赤小豆,黄连,土茯苓,滑石等。

5. **痰郁致痛**　中焦气机失畅,水湿积滞或脾虚湿盛、运化失能,湿邪聚久不化则成痰,以致见痰饮内停之胁痛,痰浊闭阻胸阳之胸痛,痰湿上蒙清窍之头痛、鼻炎头痛等。临床上周老师常选用导痰汤、二陈汤、理中化痰丸等加减消除痰饮湿浊,调畅气机以缓解疼痛。并据痰之寒热属性选加白芥子、白前、炒莱菔子、葶苈子、竹茹等。

6. **热郁致痛**　肝气郁结,脾胃气机升降失调,郁阻不通、郁而化热致疼痛,或湿热稽留,热毒内扰而致肠痈腹痛,周老师常选香连导滞丸,葛根芩连汤、大黄牡丹皮汤等加味以解热郁而止腹痛。还根据热之轻重选加蒲公英、败酱草、连翘、薄荷等。

【病案】

刘某,女,64岁,2014年10月9日初诊。

患者尿路感染反复发作,发作时感尿频尿急、尿时涩痛,腰酸痛。白带略黄量多,曾诊为老年性阴道炎。舌红苔白腻,脉细滑无力。中医辨证为湿热流注下焦、气机阻滞。治以清热利湿、通淋止痛,兼以补气。处方：柴胡12g,黄芩12g,瞿麦18g,萹蓄18g,牡丹皮15g,白芍25g,白芷15g,鱼腥草30g,土茯苓30g,败酱草25g,车前子15g,怀牛膝15g,苏条参30g,白术25g,甘草6g。3

剂,每日1剂,水煎服。忌香燥辛辣,适当多喝水。

10月16日二诊。患者服药后腰痛减轻,小便次数减少,但仍感尿急,尿时涩痛不适。延一诊方加滑石20g,灯心草5g。3剂,煎服法同前。

11月6日三诊。患者服药后病情好转,尿急尿痛消失,偶有带下色黄,脉细滑无力。处补中汤合二妙散,3剂。煎服法同前。

【体会】

患者为湿热流注下焦所致之淋证,其腰痛、尿痛均为虚致湿热流注下焦、膀胱气化失司而致,兼有中气不足。用瞿麦、萹蓄、车前子、鱼腥草、土茯苓、败酱草清热解毒除湿利尿止带;柴胡、黄芩清泄肝胆;牡丹皮、白芷、白芍、甘草清热凉血止带定痛,苏条参、白术补气。全方达清之使通,利之使通,消之使通,补之使通,通则不痛也。

(三)虚而致痛

因虚致痛,周老师认为虚痛多为隐痛,但疼痛缠绵,如肝肾不足致腰膝疼痛、下肢酸软疼痛;也会有肝肾阴虚,虚火上炎致热性头痛、胁痛;阳虚兼寒则胃脘胸腹冷痛;脾胃虚弱,中气不足,清阳失升致头昏头痛等;气血亏虚又可致四肢麻木疼痛及妇人经后疼痛等。治疗可相应选择六味地黄丸、肾气丸、左归丸、右归丸、桂附理中丸、补中益气汤、八珍汤等加减,以补而通之,通则不痛。

【病案】

王某,女,57岁,2016年11月12日初诊。

患者41岁时因子宫肌瘤大出血行子宫切除术。腰及四肢关节疼痛近10年,疼痛经常发作,偶有膝关节肿胀但不红不热,过劳即疼痛加重。查类风湿因子阴性,血沉正常。CT检查提示颈、腰椎退行性改变,腰椎间盘轻度膨出。近几天晨练爬山2次后双膝关节疼痛再发,疼痛颇剧,屈伸不利,查关节肿胀不明显,诉神疲乏力,饮食、二便正常。舌淡滞苔薄白,脉弦细。中医诊断痛痹,证属气血两虚、肝肾不足,风寒湿侵袭,经络失畅。治以益气血养肝肾,祛风除湿、通络止痛。用自拟风湿汤加减:黄芪30g,白术25g,木瓜12g,当归20g,川芎12g,白芍20g,怀牛膝15g,桑寄生25g,淫羊藿30g,透骨草15g,伸筋草15g,桂枝15g,独活10g,细辛6g,没药10g,甘草6g。5剂。每剂服2天,水煎服。忌酸冷、豆类。嘱避免爬山、快速上楼等锻炼形式,以免膝关节受累。

11月23日二诊。患者服药后双膝关节疼痛大减,腰部较平时舒适,精神明显好转,双下肢屈伸自如。效不更方,延一诊方加威灵仙15g,熟地15g,白芷15g。3剂,煎服法同前。

【体会】

方中黄芪、白术、甘草健脾益气；当归、川芎、白芍、木瓜养血柔肝解挛急；桑寄生、怀牛膝、淫羊藿强筋壮骨益肝肾；独活、细辛祛风蠲痹止痛；桂枝、没药温通经脉、活血止痛；全方在补气健脾养血益肝肾之基础上祛风活络蠲痹。因痛从虚起，劳累耗气伤肝肾、经脉失养致痛加重，故治以补虚为主，经脉得养，气畅血活则疼痛得止。

四、治"痒"经验

痒，即为瘙痒，是一种有着搔抓欲望的不愉快的主观感觉，经云："风邪客于肌中则肌虚，真气发散，又被寒搏皮肤，外发腠理，开毫毛，淫气妄行之，则为痒也。"主要表现为自觉发痒，抓搔后可起抓痕、丘疹、血痂、皮肤肥厚以及苔藓样改变，严重影响着患者的生活质量。周老师认为有痒必有风，无风不作痒，风又分为内风外风。并对瘙痒症有独特的理解和辨治经验，现整理总结如下：

（一）对病因病机的认识

1. **有痒必有风** 外风之性轻扬，容易侵袭阳位，人之躯干、体表、头面乃至全身皮肤均可受到侵扰；风性善行数变，风邪发散、向上，患者发病多呈起病急，变化快，病位游移，发无定处，表现形式多样之特点，如急性荨麻疹等。风性主动，风邪致病易于有动，发生瘙痒令人搔抓。风为百病之长，风邪多兼其他诸邪，如风寒、风热、风湿、风燥等，令皮肤瘙痒表现之病变呈现多样化。

内生之风常见于虫淫、阴虚及血虚，其状若虫行皮中，主动为阳，易化火伤阴生风。血虚可生风，阴虚可致风动，血虚阴虚皆可令皮肤失于濡养，生风化燥，皮肤瘙痒因作，如皮肤瘙痒症、慢性湿疹、寻常型银屑病静止期等。

2. **诸痛痒疮皆属于心** 心主神明，心神不宁，情绪不畅也为瘙痒之因，一些瘙痒性皮肤病与人的心理压力，负面情绪，长期的焦虑、紧张，以及突如其来的精神打击，长期的失眠密切相关，如神经性皮炎等。王冰有言："百端之起，皆由心生，诸痛痒疮生于心也。"

3. **痒为痛之渐，痛为痒之极** 痒与痛的区别，在于气血瘀滞的程度不同，轻则为痒，甚则为痛。若外邪侵袭，内邪扰乱，导致卫气郁滞不通，气滞则血行受阻、腠理闭塞，肌肤失养，气血失调，发为瘙痒。若肝失疏泄，气机不畅，肺失宣降，卫气不宣，则加重气滞血瘀，以致瘙痒更甚。

西医学认为，瘙痒和疼痛都是一种保护性措施，疼痛引起屈曲反射，而瘙痒引起搔抓反射，搔抓可以通过低阈值机械刺激性感受器，激活有髓鞘 A 类神经纤维,经突触前或突触后抑制机制抑制脊髓灰质区的神经回路,从而暂时控制瘙痒。瘙痒也可以激活痛觉感受器,增加痛觉,减少痒感,但瘙痒又可以增加炎性介质释放和刺激神经C纤维,从而导致更多的瘙痒和搔抓,这种持续的痒抓循环增加了治疗困难,成功的治疗首先要阻断这种痒抓循环。故在瘙痒的辨证中,应重视痒痛与气血瘀滞的密切关系,尤其是久病顽痒更应由此入手。

（二）辨证施治

1. **风为长**　有痒即有风,祛风止痒应贯穿始终,并辨清寒、热、湿、燥、虫等。风痒表现为走窜无定,遍体作痒,搔抓无度,无渗液。

(1)风寒:皮损色白。遇冷痒甚,得热痒减。舌淡红苔薄白,脉浮紧。治以祛风散寒止痒。中药首选:荆芥、防风、蝉蜕、羌活、白芷、乌梅、刺蒺藜等。

(2)风热:皮损色红。遇热痒甚,起病较急。舌质红苔薄白,脉浮数或弦数。治以祛风清热止痒。中药首选:桑叶、白鲜皮、连翘、黄芩、牡丹皮、地骨皮等。

(3)风湿:皮损糜烂、渗液、水疱等。痒而缠绵,浸淫四窜,流滋淋漓。舌质红苔白腻,脉滑。治以祛风除湿止痒。中药首选:土茯苓、白芷、生薏仁、苦参、黄柏、地肤子、白鲜皮等。

(4)风燥:皮肤干燥、脱屑、肥厚、角化等。干痒,多兼血虚或阴虚。舌质红苔薄少津,脉细数。治以滋阴养血,祛风止痒。中药首选:生地、牡丹皮、当归、首乌、连翘等。

(5)虫痒:皮损浸淫、奇痒,如虫行皮中。舌质红或见剥苔。治以祛风杀虫止痒药:百部、仙鹤草、苦参、花椒等。

(6)止痒外用药:雄黄、硫黄、冰片等。

2. **特殊用药**

(1)以皮治皮:如桑白皮、牡丹皮、地骨皮、白鲜皮等,取其轻能上升,偏于宣散。

(2)部位选药:上半身瘙痒,多选天上飞舞祛风之品,如僵蚕、蝉蜕、蚕沙等;若下半身瘙痒,多选地上爬行搜风之品,如蛇蜕等。

(3)酸甘相用:如白芍、乌梅配甘草酸甘化阴止痒。

(4)清心调肝安神止痒:如黄连、竹叶、连翘、黄芩、夜交藤、合欢皮、白鲜皮等。

(5)补虚止痒:视气血阴阳孰虚而定。或加黄芪、或加白术、或加当归、首乌、或加生地、或加桂枝等。

(6)化瘀止痒：活血化瘀通络既可止痛,亦可止痒,如赤芍、牡丹皮等。

(7)治痒四味组药：刺蒺藜、白鲜皮、地肤子、竹叶。

【病案1】

王某,女,40岁,2014年10月9日初诊。

患者全身皮肤红疹,瘙痒异常2天,初则遇冷痒甚,现觉热时亦痒,搔抓不已。舌质微红,苔薄白,脉浮。西医诊断为急性荨麻疹,中医辨证为血热风燥之瘙痒症,治以疏风清热止痒。处方：荆芥12g,防风12g,白芷15g,桔梗12g,连翘18g,重楼12g,地肤子30g,竹叶12g,白鲜皮15g,刺蒺藜20g,生地25g,牡丹皮15g,黄芩12g,黄连6g,紫草15g,甘草6g。免煎颗粒,4剂(12袋),1袋/次,每日2次。嘱忌鱼虾、酒类及香燥之发物。

10月21日,二诊：患者本次因看妇科而来,诉上次荨麻疹治疗效果好,所开中药还未服完,皮疹已未再起。

【体会】

本方用荆芥、防风、桔梗疏风透表止痒；黄芩、黄连、生地、牡丹皮、紫草、竹叶、刺蒺藜泻火清心凉血止痒；白芷、连翘、重楼解毒消肿止痒；白鲜皮、地肤子达表止痒,甘草调和诸药。全方达疏风清热凉血,清心解毒止痒之功效。

【病案2】

和某,女,49岁,2014年11月13日初诊。

患者患慢性荨麻疹半年余,近日加剧,初则皮肤瘙痒起疹,时隐时发,疹点高出皮上,一经搔抓,则连结成片,由白转红,遍及全身,大腿外侧尤甚。舌质红苔白,脉弦细。中医辨证为气虚血热,复感风寒所致瘙痒症,治以益气清热凉血,祛风疏表止痒。处方：黄芪30g,白术25g,荆芥12g,防风12g,白芷15g,白鲜皮15g,重楼12g,连翘18g,桔梗12g,地肤子30g,刺蒺藜18g,牡丹皮15g,紫草15g,竹叶12g,黄芩12g,僵蚕12g,甘草6g。免煎颗粒4剂(12袋),1袋/次,每日2次,开水冲服。嘱忌鱼虾、酒类及香燥之发物。

11月18日二诊。患者服药后,病情好转,痒已减轻,仅大腿外侧疹点明显,口干渴,大便正常,小便黄。舌脉同前。上方加生地20g,免煎颗粒4剂(12袋),服法同前。

【体会】

方中用生黄芪补气,生用重在走表而外达肌肤,《本草正义》言黄芪"固护卫阳,充实表分,是其专长,所以表虚诸病,最为神剂。"其与白术、防风同用则为卫表之屏障;白芷、白鲜皮、重楼、连翘、牡丹皮、紫草、黄芩清热凉血,消肿解毒;荆芥、地肤子、刺蒺藜、僵蚕疏风止痒;桔梗开宣肺气使诸药达表止痒,竹叶清心经热,从下而出以止痒;甘草调和药性。全方共奏益气清热凉血,疏表祛风止痒之功效。二诊时患者口干渴,小便黄故加生地养阴清热。

【病案3】

周某,男,71岁,2019年3月15日初诊。

患者半年前不明原因开始全身多处瘙痒,以小腿外侧为重,每晚洗脚后瘙痒大作,抓搔致痛或见皮肤渗血痒才得解。诊断老年性皮肤瘙痒症,经中西药物内服外擦,瘙痒无明显缓解来诊。刻诊:双小腿外侧可见线状搔抓痕多条、并可见少许小血痂,皮肤干燥。诉心烦口苦,纳食尚可,大便干,小便黄,舌尖红,苔薄微黄,脉弦细无力。中医辨证为气血亏虚,营卫失和,风邪外扰。治以补益气血,调和营卫,祛风润燥止痒。处方:黄芪30g,荆芥12g,防风15g,生地20g,制何首乌15g,当归20g,牡丹皮15g,白鲜皮15g,地肤子30g,刺蒺藜15g,白芷15g,连翘15g,竹叶12g,栀子12g,甘草6g。7剂,每2日1剂,水煎服。嘱洗脚水温避免过烫并忌用肥皂。少食腥膻香辣。

3月29日二诊:服药两周并遵医嘱,现瘙痒明显减轻,心烦好转,大便正常,舌尖微红,效不更方,延一诊方去栀子,5剂,煎服法同前。

4月12日三诊:瘙痒不作,小腿皮肤润泽光滑,心情愉悦,延二诊方3剂巩固治疗。

【体会】

患者年迈,气血亏虚,营卫失调,气血凝滞,化燥生风,外邪引扰以致皮肤瘙痒异常且皮肤干燥,虚火扰心致心烦等。方中用黄芪、荆芥、防风益气祛风;用生地、当归、制首乌、牡丹皮凉血活血,养血益营润肤;用白鲜皮、地肤子、刺蒺藜祛风止痒;栀子、竹叶清心止痒除烦;甘草调和药性。全方共达益气血调营卫润肤祛风止痒之效果,因其药证合拍,故收效满意。

五、治"肿"经验

肿,即为水肿,《黄帝内经》称之为水,《诸病源候论》始有水肿之称。此为人体体表肿胀,甚者可按之没指。其见于西医多种疾病等。《素问·经脉别论》曰:"饮入于胃,游溢精气,上输于脾。脾气散精,上归于肺,通调水道,下输膀胱。水精四布,五经并行";张景岳说:"凡水肿等证,乃肺脾肾三脏相干之病。"故肺为水之上源,主肃降,通调水道,使水液下输膀胱;脾主升清降浊,使津液输布周身,水湿随二便下行;肾主温化司开阖,既助脾阳运化水湿,又助膀胱气化,使小便通利。三脏之中任何一脏功能失调,均可致水液在体内留滞而成水肿。故水肿成因,以肾为本,肺为标,而脾乃制水之脏,又是导致水肿的关键所在。故周老师认为人体内的水液代谢为肺、脾、肾三脏气化功能所主,但水肿成因还与肝、心有关,因心主血脉,主气血通达周身,肝为血海,又主一身之气机,经络气血通行不畅,血不利则病水。

仲景提出"水气病",分为风水、有皮水、有正水、有石水、黄汗,立后世治水之法。所用防己黄芪汤方、越婢汤方、防己茯苓汤方、五苓散等均为治水名方。周老师认为五脏相关之水肿,心水必兼心悸怔忡,肝水必兼胸胁胀满,脾水必兼脘腹满闷而纳呆,肺水必兼咳逆上气而作喘,肾水必兼腰膝酸软等。临床应根据五脏肿之特点,从虚实寒热、气血阴阳辨治。或发汗或利水,或温阳化湿消肿,或补气活血消肿,或理气活血消肿等。

(一)特发性水肿

特发性水肿即无明显原因的全身或局部水肿。临床中本病妇女多见,其发生与肝脾功能的失调相关。如《医宗正传》云:"夫水肿证,盖因脾土虚,其而肝木太过,故水湿妄行其中。"治疗本病宜疏肝健脾、通利三焦。肝疏则气机顺畅,健脾则运化正常。三焦得以通利,水津得以四布,水肿自可消除。临床上常用胃苓汤加香附、苏叶、青皮、佛手、橘叶等疏肝理气,健脾除湿消肿。此外,当归芍药散、逍遥散亦为治疗本病的常用方剂。

【病案】

吕某,女,48岁,2001年4月6日初诊。

患者面部及下肢浮肿3年余,时轻时重,服氢氯噻嗪浮肿可消。浮肿似与心情或劳累有关。肿时伴胸闷腹胀,腰酸,四肢绷紧,困乏不适,白带清稀量多。现用氢氯噻嗪利尿疗效已不如从前,药后浮肿虽能暂时消退,但其他症状未见减轻,且停药后浮肿依然。查:面部微肿胀,下肢肿甚,按之凹陷。舌淡红,苔薄白,脉滑。血尿常规,肝肾功能,X胸片,血浆蛋白定量,心电图等检查均未见异常。诊断特发性水肿,辨证为肝郁脾虚之浮肿。治宜疏肝健脾,利水除湿消肿。方用胃苓汤加味。处方:香附15g,苏叶10g,青皮12g,黄芪30g,茯苓20g,白术15g,苍术12g,陈皮15g,厚朴15g,泽泻15g,白芷15g,甘草6g。限盐。服药4剂,水肿渐消,继服8剂诸症消失。

【体会】

一般的水肿责之于肺、脾、肾,因肺为水之上源,脾主运化,肾司开阖也。

特发性水肿既无风邪犯肺,肺失通调之机转,又无肾司开阖之功能异常,唯见脾失健运,肝失疏泄致三焦水道不利,水津不能四布,泛滥肌肤,故健脾疏肝通利三焦,或加补气,或兼益血为特发性水肿的主要治则,临床验证疗效较好。患者为肝郁脾虚之浮肿,治用胃苓汤加减,方中以香附、苏叶、青皮、陈皮、厚朴疏肝理气,气行则水行;以黄芪、茯苓、白术,苍术、泽泻、甘草益气健脾,脾健则水利,再加白芷治肿。全方达肝能疏,脾能运,肿得消,不利水而水自行之目的。

(二)慢性心衰水肿

慢性心力衰竭常以双下肢凹陷性水肿为临床表现,其常伴有短气、乏力、心悸、喘促、动则尤甚、或咳吐泡沫痰等。其病机为本虚标实,本虚以心肺气虚或脾肾阳虚为多见,随着病情的发展,也可出现阴阳两虚之候,其标实为水湿痰饮及瘀血,这些病理产物同时又是致病因素。因气血虚弱及痰饮生成起于脾胃功能失调,气滞血瘀又多责之于肝,故临床上在采用补气活血温阳利水为治则,其义已寓于调理肝脾之中。

【病案】

冯某,男,67岁,2012年9月12日初诊。

患者有慢性支气管炎病史10余年,平素咳嗽吐痰已成习惯。感冒时症状加重并有喘促,常至乡卫生院就诊。用过青霉素、头孢、氨茶碱等。症状减轻则不服药。随着年龄增大,感冒渐频繁,精神随之不好,短气、乏力、心悸、咳喘也有加重,心悸时作,双下肢常见浮肿。四天前劳作当风后周身不适,夜间发热,在卫生院打针两天热退但喘促及下肢浮肿加重到我院诊治,呼吸内科诊断肺心病心衰并感染收住院治疗,因患者无住院准备而就诊中医。诊见患者颜面口唇紫绀。诉寒热不适,头痛,口微苦,喘咳咯吐白色浓痰,气短乏力,心慌,纳少,大便难,尿少。双下肢浮肿,按之没指。舌紫黯,苔白厚而干,脉细滑无力。查血常规见淋巴细胞稍增高外余无异常。诊断:肺胀、外感邪入少阳。治则:和解少阳、止咳化痰、平喘利水。处方:苏条参25g,麦冬18g,柴胡12g,黄芩12g,川芎15g,杏仁12g,厚朴18g,法半夏12g,连翘18g,车前子15g,葶苈子15g,槟榔18g,牡丹皮15g,浙贝母15g,鱼腥草30g,白茅根30g。3剂,开水煎,每剂服5次,每天3次。嘱5天后复诊,注意避风寒,进清淡少盐饮食。

9月18日二诊:患者诉服药有效,寒热不作,精神好转,咳喘稍有减轻。查下肢仍肿。舌紫黯、苔白厚,脉细滑。延一诊方减柴胡、黄芩、鱼腥草、白茅根,加白术25g,泽泻15g,茯苓18g,当归15g。5剂,煎服法同前。

9月28日三诊:患者面色好转,诸症皆有减轻,咳喘大减,纳食一般。舌紫黯程度有减,苔白,脉细滑。患者特别提到原来忘说的心烦胸闷也好了。但下肢水肿未完全消退。给陈夏六君汤合苓桂术甘汤加减以补气化痰、温阳利水兼调肝脾。处方:苏条参30g,麦冬18g,白术25g,茯苓20g,泽泻15g,川芎12g,桂枝15g,陈皮12g,法半夏12g,杏仁12g,厚朴18g,连翘18g,车前子15g,鱼腥草30g,甘草6g。5剂,煎服法同前。

一月后因感冒就诊,咳、多痰但未喘。查下肢未见浮肿,处柴荆止咳汤3剂。

【体会】

肺心病引起的慢性心功能不全,虽其病位在心肺,但其病理与肝、脾、肾密切相关:气滞血瘀责之于肝;气虚痰饮责之于脾。肾虚不能纳气则喘;饮失温化水泛为肿;水气凌心则为悸。该患者头痛,口苦,寒热不适为新增外感欲传少阳。喘咳,气短乏力,心慌,双下肢浮肿为肺气阴两虚、水气凌心之征。白色浓痰、纳少、大便难,苔厚白而干,脉细滑无力又为脾虚肺热所致。颜面口唇紫绀、舌紫黯则是肝郁血瘀之象。治宜和解少阳、清肺化痰活血、止咳平喘,利水消肿,标本兼顾。方中柴胡、黄芩和解少阳,苏条参、麦冬益肺之气阴,连翘、鱼腥草、浙贝母、槟榔、法半夏清肺化痰平喘,厚朴、杏仁降气平喘,牡丹皮、川芎行血中气而利于气道通畅,车前子、葶苈子、白茅根利水消肿。全方共奏和解少阳、益气养阴、止咳平喘、利水消肿之功。

二诊时外感已愈,喘咳有减,舌脉提示肺热渐减阴液始复而痰瘀较著,故原方去柴胡、黄芩、鱼腥草、白茅根,加白术、泽泻、茯苓健脾利水、化痰除湿,加当归养血活血调肝。三诊时病情进一步好转,改用陈夏六君合苓桂术甘汤加减以补气益阴,化痰止咳,温化水饮,调理肝脾收功。

(三)肾性水肿

肾性水肿由慢性肾炎、肾病综合征、糖尿病肾病等多种肾脏疾病引起,多属中医水肿、虚劳等范畴。病机一般为肺、脾、肾亏虚,肾主水,肾气虚衰,气化失节,开阖不利,水湿聚于体内而出现水肿,但与肝也关系密切。因肝肾精血互生,肝肾主藏精的疏泄与封藏,又肝主调畅全身气机,肾水赖肝气的推动,气行则水行。若肝郁气滞,一致气机紊乱,津液输布失常,化而为水,泛外为肿。二则气滞则血瘀,瘀血阻络,血行不利,化而为水,即《金匮要略》"血不利则病水"之谓。故周老师认为肾性水肿,其标在肺,其本在肾,其制在脾,其运在肝。脾下制肾水而上培肺金,肝则上助肺之清肃,下制肾之藏泄,中制脾之运化吸收。由此说明肝脾在本病中占重要地位,故治当以调肝健脾益肾为主,兼以行气活血利水,标本兼顾。病起初期和肿在头面须重视表邪,要宣肺开散,即"开鬼门",发汗消肿,给邪出路。

【病案】

夏某,男,52岁,2013年12月15日初诊。

患者于2年前出现颜面及下肢反复水肿,经本院尿常规检查:蛋白(+++),红细胞4~6个/HP,肾功能未见异常。诊断为慢性肾炎,以中西药治疗后症状消失。之后病情时有反复。半月前因家中建房劳累,颜面及下肢又出现轻度浮肿,就诊时诉腰膝酸软乏力,头晕耳鸣失眠,饮食一般,大便干,小便黄。舌质偏红,苔白微腻,脉弦细。查得血压160/95mmHg,尿常规:蛋白(++),红细胞3~4个/HP,肾功能检测正常。中医辨证为肾阴不足,肝旺脾虚。治宜滋补肾阴,平肝健脾。处方:生地20g,怀山药30g,茯苓20g,泽泻15g,山茱萸15g,牡丹皮15g,车前子15g,怀牛膝15g,杜仲15g,白术20g,夏枯草15g,决明子15g,龙骨20g,牡蛎30g,白芍18g,墨旱莲18g,白茅根30g。6剂。每剂煎3次,混合分5次服用,每日3次。嘱避免劳累、限盐、保持心情愉快、预防感冒。

12月30日二诊:患者服药后浮肿消退,头晕耳鸣消失,睡眠好转,腰膝酸软及乏力明显改善。舌淡红苔白,脉细弦。尿常规:蛋白(++),血压140/90mmHg。延一诊方去车前子、墨旱莲、白茅根加益母草15g,菟丝子15g,黄芪40g。6剂,煎服法同前。

2014年1月10日三诊:患者尿常规:蛋白(±)。血压140/85mmHg。临床症状基本消除,精神较佳,延二诊方加减继续服药12剂后尿蛋白转阴,血压正常,经随访,肾炎半年来未见复发。

【体会】

患者颜面及下肢轻度浮肿,此为脾肾气虚,气不化水,水湿停聚。腰膝酸软无力,头晕耳鸣失眠,高血压,大便干,小便黄,舌红,脉弦细均为肾阴不足、阴虚阳亢之象。肾藏精、脾散精。脾肾两虚,气不固精则精微外泄而致蛋白漏下。肝肾同源,水亏则风动,风动则血压升高。方中以济生肾气丸加杜仲滋阴利水、益肾固精,白术健脾,用夏枯草、决明子清肝,龙骨、牡蛎平肝敛肝,白芍、墨旱莲、白茅根柔肝止血。全方共奏滋阴益肾固精,清肝敛肝,健脾止血之功效。二诊尿常规未见红细胞故减墨旱莲、白茅根,加菟丝子、黄芪补气固肾,益母草活血利尿解毒。以后经稍事加减,又服药12剂后血压正常,尿常规转阴。

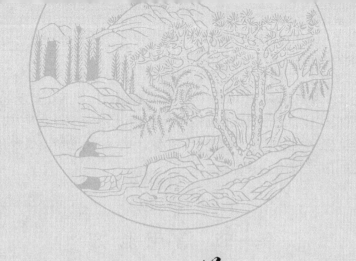

第五章

经验方药选录

周老师认为要当好一个中医医生,必须详识药性,四气五味、升降浮沉必须掌握;君臣佐使的组方原则必须遵守。周老师经常分析经方时方中药物之间的相互关系,并且在临床中善于学习总结、归纳创新,总结出很多有效方剂组合以及常用中药临床应用经验。

第一节　常用验方

一、丹志蒙花汤

组成:牡丹皮、炙远志、密蒙花、柴胡、黄芩、僵蚕、牡蛎、沙参、桔梗、枳壳、甘草。

功效:清肝利咽,化痰止咳。

适应证:阵发性、痉挛性咳嗽。夜间咳甚,呈刺激性干咳或咳声不扬,咽干喉痒,口苦心烦。舌边尖红,苔薄黄,脉弦或弦数。

方解:丹志蒙花汤为祖传验方。方中以牡丹皮、炙远志、密蒙花为主药。其中牡丹皮,味苦性辛微寒,辛能润肝肺之燥,寒能清肝肺之伏火亦能行血息风,《本草纲目》谓之"治血中伏火,除烦热。"用之可使火去风灭,本品归心、肝、肺、肾经,凉血活血,有清肝平肝凉血之用,对痉挛性咳嗽有"治风先治血"之妙,肝火犯肺之咳用之最宜。治咳先治痰,肝火灼肺,肺阴受损,痰胶结难出,炙远志有利窍祛痰,安神之功。密蒙花味甘性微寒。王好古指出其能"入肝经,润肝燥",《本草经疏》有"密蒙花为厥阴肝家正药"的记载。《滇南本草》谓其"尖叶以蜜炒,治肝经咳嗽,久咳用之良"。密蒙花俗名羊耳朵花,甘寒清肝,其花味薄轻扬,然其气香性浮,亦能上达于肺,肝火犯肺咳嗽用之疗效显著。周老师先祖用以止咳,效果胜于尖叶。柴胡、黄芩平肝清肺,沙参、桔梗养阴利咽以益肺,僵蚕、牡蛎镇静解痉搜风化痰以利气道,以上诸药有平肝清肺,促肝肺之运转,复肺气之宣肃,增强主药清肝止咳化痰之力。桔梗、枳壳理气宽胸并调气机之升降,沙参、甘草甘润生津以益肺之气阴,诸药合用,共奏清肝养肺、宣肃肺气而达止咳之效。

【加减】伴喘促者,可加炙麻黄、杏仁、桑白皮;咽痒甚者可加荆芥、蝉蜕;食滞纳呆苔腻者可加槟榔、炒莱菔子;久嗽多痰者可加法半夏、紫菀、款冬花;

久咳难止痰少者可适当选加五味子、乌梅。

此外,周老师还利用此方清肝平肝之意,去沙参、桔梗、枳壳,加赤白芍、夏枯草、钩藤、郁金等,应用于甲亢的治疗。去僵蚕、牡蛎、沙参、桔梗、枳壳,加刺蒺藜、菊花、枸杞子、沙苑子等,应用于双目疲劳干涩诸症。

二、柴荆止咳汤

组成:柴胡、荆芥、黄芩、连翘、桔梗、枳壳、杏仁、川芎、重楼、僵蚕、枇杷叶、甘草。

功效:清肝宣肺,化痰祛风,和胃止咳。

适应证:风邪侵袭,新久咳嗽。

方解:方中柴胡、荆芥、黄芩清肝利咽,疏理少阳枢机为君;桔梗、枳壳、杏仁升降以利肺之宣肃为臣;连翘、重楼、僵蚕化痰散结祛风,川芎活血通络解痉为佐;枇杷叶、甘草和胃止咳为使。全方共奏清肝宣肺、化痰祛风、和胃止咳之效。

加减:清涕多者,加防风、白芷;舌红少津者,加沙参,麦冬;咳嗽痰黄稠者加前胡、浙贝母、鱼腥草;痰清稀者加法半夏、苏子、厚朴、茯苓;咽痒甚者,加蝉蜕、牛蒡子。喘者,去柴胡加麻黄、地龙等。

三、调肝健脾安神汤

组成:当归、白芍、川芎、太子参、白术、柴胡、茯神、炙远志、知母、酸枣仁、合欢皮、炙甘草。

功效:调肝健脾,宁心安神。

适应证:因肝脾失调导致心血不足,血不养心而致心悸失眠;或因肝脾失调而致心神受扰,出现心烦不寐,多梦健忘,神倦乏力诸证。

方解:调肝健脾安神汤由《太平惠民和剂局方》"逍遥丸"合经方"酸枣仁汤"加减化裁而来。方中当归、白芍、川芎养肝血为君;太子参、白术健脾益气为臣;柴胡、知母坚阴柔肝,茯神、酸枣仁、炙远志、合欢皮宁心安神共为佐药;甘草和中为使。全方共奏调肝健脾、宁心安神之效。

加减:痰多苔腻者加法半夏、夏枯草、茯苓;心悸者加代赭石或磁石;汗多者加龙骨、牡蛎、五味子;心烦郁闷难解者加延胡索、栀子、百合;大便干加柏子仁、生地。

四、通络止痛汤

组成：黄芪、白术、当归、川芎、白芍、木瓜、白芷、延胡索、桑寄生、淫羊藿、透骨草、伸筋草、豨莶草、威灵仙、甘草。

功效：调肝健脾，活血化瘀，通络止痛。

适应证：因肝脾失调导致的四肢麻木疼痛等痹证类疾病。

方解：脾主四肢，主肌肉；肝主筋，主运动。肝脾调节着人体气血的运行，主宰着四肢经脉之通利。治风先治血，风寒湿痹阻经脉不通则痛，养血通络通则不痛。方中黄芪、白术、当归、川芎、白芍益气健脾，柔肝养血，通利经脉为君；桑寄生、淫羊藿益肝肾而强筋壮骨为臣；豨莶草、木瓜、延胡索通络解痉止痹痛，白芷、威灵仙、透骨草、伸筋草祛风湿止痛共为佐药；甘草调和诸药为使。全方具健脾调肝益肾，祛风除湿，通络止痛之效。

加减：上肢加羌活、桑枝；下肢加独活、怀牛膝；痛甚加没药、细辛；麻木甚加蜈蚣、桂枝、细辛、白芍易赤芍；颈、腰椎痛加葛根；有热者去淫羊藿，加生地。

五、通经方

组成：太子参、柴胡、当归、川芎、香附、赤芍、延胡索、怀牛膝、怀山药、菟丝子、炒鸡内金、枸杞子、生山楂、益母草、路路通、甘草。

功效：补气血益肝肾，活血通经。

适应证：月经后期，闭经，月经过少。

方解：女子肝为先天，以血为用，气为血帅，冲为血海。月经后期，月经过少，或闭经者，其因总关气血不足，肝郁肾虚，血瘀冲任失调，也有夹痰者。本方以太子参、当归、川芎补气益血；以香附、柴胡、延胡索疏肝理气；以菟丝子、枸杞子、怀牛膝、怀山药补肾精益脾气；以赤芍、生山楂、益母草、炒鸡内金、路路通化瘀通经；甘草调和诸药。全方达补气血益肝肾，活血通经之用。

加减：纳少乏力者加白术、黄芪；肾虚者加仙茅、淫羊藿，兼寒者加肉桂；瘀滞从热化致大便难者加大黄、䗪虫，兼痰者加苍术、法半夏；月经过少者去生山楂、益母草、路路通加熟地、鹿胶或阿胶、红花少量。

六、展颜方

组成：柴胡、当归、川芎、白芍、牡丹皮、苏条参、白术、炒枳壳、醋香附、炒艾叶、延胡索、肉桂、甘草。

功效：疏肝养血，暖经止痛。

适应证：肝郁脾虚兼寒，虚实夹杂之妇女经行腹痛。

方解：气血以通为用，经行腹痛，不通则痛，通则不痛，治疗以通为主，或散寒温通，或理气消滞，或活血祛瘀。病因虽涉及气、血、寒、瘀，实则治法统为调肝理脾、温肾活血。方中柴胡、香附、延胡索疏肝理气止痛；肉桂、炒艾叶温肾散寒止痛；当归、白芍、川芎、牡丹皮柔肝养血，活血祛瘀止痛；苏条参、白术、炒枳壳、甘草益气健脾畅中。诸药合用，肝脾得调，寒邪去，瘀血化，气血通则痛止，娇颜得展，锁眉得舒，故称之为"展颜汤"。

加减：少腹冷痛且胀者加台乌、炒小茴香；寒甚加干姜、吴茱萸；肾虚加菟丝子、淫羊藿；经行泄泻者去牡丹皮加白芷、砂仁；寒瘀交作，经行色黑有块、少腹刺痛者加莪术、没药。

七、抑崩止漏汤

组成：黄芪、太子参、白术、柴胡、白芍、生地、牡丹皮、续断、黄柏、荆芥炭、蒲黄炭、仙鹤草。

功效：补气调肝脾，固冲消瘀，凉血止血。

适应证：月经经量过多、经期延长、功能性子宫出血。

方解：黄芪、太子参补气健脾，固摄止血为君。白术、柴胡、白芍调理肝脾为臣。生地、牡丹皮、黄柏、续断养阴泄火固冲为佐。荆芥炭、蒲黄炭、仙鹤草祛瘀止血为使。本方体现了根据崩漏成因的治疗原则，也体现了澄源、塞流的止血原则。配伍全面，疗效较好。

加减：气虚甚者，常表现短气脉微欲绝，以西洋参易太子参，并加升麻；舌红少苔者加女贞子、墨旱莲；下血色黑有块者，加益母草、生三七粉；下血量多色红者，加黄芩、地榆；大便不实者去生地。

第二节　习用药味

中药是指以中国传统医药理论指导采集、炮制、制剂、说明作用机理、指导临床应用的药物。由于药物中草木类占大多数，所以记载药物的书籍便称为"本草"。由汉到清，本草著作不下百余本，所载药物数以千计，加上中药多配伍应用,各代医家的经验加入,中药药味不同功效的发挥数不胜数。周老师五十余年的临床实践,对单味药、对药、角药以及四味药物的组药应用有许多独到经验,现介绍如下。

一、单味药

单味药是中药方剂组成的基本单元,根据其性味归经主治功效决定其在处方中所处地位。周老师勤于思考,认为中药除四气五味、升降浮沉、归经以及传统药效外,还应该根据其色、形等对中药的特性及功效有所发现,故在临床某些药物的应用中有一定的独到之处。如石韦,为利尿渗湿药,其功能清热利水通淋,用治淋证癃闭等,但周老师认为其归经肺与膀胱,可上清肺热,下利膀胱,且足太阳主一身之表,故本品应具达表散邪之功,又石韦叶上部分长之点斑有似人之皮肤生疣,故应可治隐疹、疣等皮肤病,经临床验证确有疗效,这些经验的获得对我们后学有所启迪,现将周老师常用部分中药整理如下。

(一) 白芷色白入肺,走皮毛治面生褐斑

白芷性味辛温,归肺胃经,有解表止痛,祛风燥湿,消肿排脓之用。此外还有美白祛斑之功效。《灵枢·邪气脏腑病形》曰:"十二经脉,三百六十五络,其血气皆上于面而走空窍……其气之津液皆上熏于面。"面部黄褐斑是脏腑气滞血瘀在面部孙络的表现。在历代医学古籍所记载的美白祛斑方药中,解表药、活血化瘀药使用频次较高。周老师认为白芷辛温,芳香走窜,有较强的开窍、化浊、避秽功能。因其色白入肺,又散胃中湿浊,是足阳明经之主药,也是阳明经之引经药,肺主皮毛,面部黑斑为胃中湿浊随经气上行于面部,阻碍气血运行于面部皮毛孙络而致。故取白芷色白归主皮毛之肺经、取白芷温燥阳明胃中湿,以除面部皮毛湿浊化瘀堵络所致之黑斑,并谓之白芷为治面部黄褐斑靶向药。

(二) 薄荷辛凉,醒脾开胃

薄荷性味辛凉,归肝肺经,具疏散风热,清利头目,利咽透疹之功效。此外还能醒脾开胃。薄荷含薄荷油,芳香清凉,药食两用。周老师认为薄荷辛以发散解表,凉以清热辟秽,辛凉疏肝以醒脾,有"开外达内"之功用。现代研究认为薄荷能激发促进脾胃受纳运化功能,能促进肠蠕动,缓解肠道痉挛,促进水湿代谢,加强肝脾气机斡旋等。薄荷能使补中之剂得凉散之品而气勿壅滞,益气之剂赖清气之药而益培补。周老师还认为薄荷与藿香、佩兰都为芳香醒脾开胃常用药,但藿香清芬微温,善理中州湿浊痰涎;佩兰发表祛湿和中化浊,两

者多用于实证。薄荷辛凉,以辛能化湿,凉可清热,故善治湿困脾胃,也可治湿热阻滞中焦,故脾胃运化障碍者,脾胃虚弱者皆可用薄荷,因其能使运化轻灵故也。

(三) 葛根升举阳气、解肌解痉

葛根性味甘凉,归脾胃经,具发表解肌,升阳透疹,解热生津之功效。现代研究,葛根含黄酮甙,能缓解肌肉痉挛,扩张血管,降低阻力,增加脑血流量及冠状动脉血流量,解肌退热。周老师临床应用:凡感受风邪见一身尽痛者,或见头痛项强,颈部活动受限,甚则痛连肩背者,葛根为首选解肌止痛药。凡见脑血管循环障碍,脑血栓形成见口眼歪斜、舌謇语涩,半身不遂者,用葛根配黄芪、川芎、当归、地龙、桃仁、红花、全蝎、蜈蚣等活血化瘀解痉通络治疗。凡见胃下垂、脱肛、子宫脱出,用补中益气加葛根、桔梗升清止脱。凡见耳聋耳闭者,于补气、清利少阳、补肾方中重用葛根并加菖蒲,以升阳开窍。泻痢不止,用葛根配白芷、桔梗、仙鹤草于辨治方中升阳止泻。凡见烦渴咽干或糖尿病见上述症状者,用葛根配天花粉、玄参、麦冬、知母等养阴生津止渴。又有转筋急痛肢体屈伸不能者,用葛根配白芍木瓜伸筋草解肌止痉。

(四) 柴胡善调肝脾、作用恢宏

柴胡有南北之分,又有竹叶柴胡为云南所习用,称为"滇柴胡"。其味苦性平,归肝胆心包经,善于和解,能使邪气外出,有疏肝解郁,理气和血,祛邪安正,升阳举陷,引药入经之效。现代药理研究认为柴胡有解热、抗炎、镇静、镇痛、利胆、抗肝损伤等作用。

柴胡临床应用极为广泛,周老师临床疾病治疗中善于调理肝脾,用柴胡也是得心应手,她认为:柴胡质轻味薄,可助肝疏泄,脾之升清,故善和调肝脾,肝之条达,脾之运化,皆可赖柴胡疏泄之力。肝气舒畅则抑郁不生,脾运强健而气血充足。女子以肝为先天,肝藏血,临床凡见肝郁血虚之症诸如月经先期、后期、经行量多量少、痛经,带下、崩漏、不孕症、妊娠腹痛、妊娠呕吐、产后恶露不绝、产后郁病、产后缺乳等几乎覆盖所有的妇科疾病及经期感冒等,都可用及柴胡。又柴胡疏肝解郁,理气和血,除挛止痛,去胃肠结气积聚,舒缓胁腹之疼痛,故又常用于消化道疾病诸如反流性食管炎、慢性胃炎、胃、十二指肠球部溃疡、肠激惹综合征、胆囊炎、急慢性肝炎、肝硬化等,还用于胆经所过之处头面五官疾病如眼疾、耳鸣耳聋、咽喉部疾病,甲状腺结节,也用于乳腺小叶增生,子宫肌瘤等,此外,周老师还把柴胡用于肝火犯肺之咳嗽、肝火扰心之不寐,肝气犯胃之呃逆嗳气、肝经湿热下注之外阴瘙痒,以及男性乳房发育症、前列腺肥大,睾丸炎等。周老师认为:柴胡临床最为常用,作用恢宏,只要配伍得当,疗效显而易见。然柴胡助肝气之升发,为防肝气升发太过而耗及肝血,故久用常用柴胡时,除掌握药物剂量之外还要重视肝之体、用的平衡协调,临床处方中可选加白芍、当归、枸杞子、地黄等以养其肝之阴血而防肝用太过。

(五) 栀子清热通治三焦

栀子性寒味苦质轻,归经心肺胃三焦,能升能降,清三焦火,上除心肺之热,中可凉血退黄,下则利湿通淋。此外还有解郁而止疼痛之功能。周老师临证中用之极为广泛,头面疾患如鼻炎、鼻衄、暴发火眼、咽炎喉痹等,胸胁部疾病如心烦失眠、抑郁不快、肝炎、胆囊炎等。下部疾病如月经先期、经行吐、衄,尿路感染、痔疮出血等,常于相应方中配伍应用。此外,周老师还用栀子、琥珀共研细粉水调敷涌泉穴治疗冠心病属心烦气躁烦热阵作,服药不解者。

(六) 连翘善入三焦、通达内外

连翘性味苦微寒,有清热解毒,消肿散结之功效。周老师认为连翘善入三焦,通达内外。治上焦可利咽清肺助其肃降,治中焦可免湿热壅滞,防食积从热化,治下焦可通利水道、利肾止带等。在内可清三焦之热;在外解毒治疮愈疡。故临证时凡见上焦热证诸如咽痛、咳嗽、心烦或颜面五官诸疾如睛赤目痒、耳痛耳痒、鼻塞流涕、口舌破溃以及甲状腺结节、皮肤疮疖诸疾皆可用之;又治中焦食积或从热化,愈胃黏膜糜烂溃疡,又有止吐和胃之功。下焦湿热之尿路感染,急、慢性盆腔炎,宫颈炎,溃疡性结肠炎等,皆可在辨证方药中加入连翘以提高治疗效果。

(七) 金荞麦治肺癌

金荞麦亦叫野荞根、荞麦当归、荞麦三七、金锁银开、铁拳头等,其性味苦凉,归肺脾胃经,具清热解毒,排脓祛瘀,化痰清肺,健脾消食之功用。经现代研究,金荞麦能使嗜中性粒细胞或巨噬细胞吞噬功能增强,对于非特异性炎症呈现抗炎作用,金荞麦还能抑制血小板聚集,改善微循环,这有利于调动机体免疫功能等。金荞麦药酒在民间用于治疗类风湿关节炎效果明显。

昔用于治疗咳痰浓稠而腥臭之肺痈,以及疮疡瘰疬等,现金荞麦已成为新型抗感染中药,治疗呼吸、消化、泌尿生殖等系统炎症性疾病疗效确切,副作用小,服用方便,长期服用亦不产生细菌耐药性,用于唇舌炎、咽喉肿痛、扁桃体炎、乳腺炎、蜂窝织炎等有良效。经临床研究证明对治疗肺癌、乳腺癌等均有疗效。此外,其还能健脾开胃,用茎叶当菜吃能促进脾胃运化,增进食欲。

周老师早年参与医院研制的"威麦宁"胶囊,现已作为抗肿瘤药应用多年,其主要成分就是金荞麦。

(八)蒲公英性凉但久服无碍

蒲公英性寒味甘苦,入肝胃经,有清热解毒,散结消痈,清化湿热,利尿通淋之功,亦有补肾益精,强筋壮骨之用。《本草纲目》言蒲公英"乌须发,壮筋骨",李杲谓"蒲公英苦寒,足少阴肾经君药也"。蒲公英是一味极易得之又有奇功之药。正如《本草新编》谓:"蒲公英至贱而有大功,惜世人不知用之。"周老师认为:蒲公英能清肝胃之火而不伤脾土,有祛邪不伤正,滋养不恋邪的优点,长服久服亦无寒凉之弊。临床多用于热毒蕴积导致的肝胃不和之胃脘痛、胁痛,急性乳腺炎,急慢性肝炎,急性盆腔炎,阴道炎,尿路感染,痤疮等。临床上除内服外,周老师也常用鲜蒲公英与鲜土大黄叶、重楼等捣烂外敷治疗急性乳腺炎、腮腺炎、颈部淋巴结炎等。

(九)重楼消肿解毒用途广

重楼,又称蚤休(七叶一枝花)。性味苦而微寒,有小毒。入心肝经,具有清热解毒,消肿止痛,息风定惊,止咳平喘的作用。民间有"七叶一枝花,无名肿毒一把抓"的谚语,并多用于治疗无名肿毒和毒蛇咬伤、扁桃体炎、咽喉肿痛、乳腺炎、跌打损伤等。现代经多方面的研究,重楼具有抗菌抗病毒抗肿瘤等作用,周老师根据上述研究及《本草求原》中蚤休"益脾汁,升胃之清气,上行于肺,以益血行气壮精益肾,已痨嗽内伤。活血,止血,消肿,解毒。"之记载,临床上常用于肿瘤及各种增生性疾病的治疗,也用于急慢性咳嗽、荨麻疹、肺结核、腮腺炎、胃炎、胃幽门螺杆菌阳性等。

(十)土茯苓搜剔湿热蕴毒又治痛

土茯苓性味甘淡平,入肝胃经,解毒除湿利关节。首见于《滇南本草》:"甘平扶正,淡渗湿毒"。《本草正义》谓土茯苓"利湿去热,能入络,搜剔湿热之蕴毒。"临床常用于湿热邪毒导致的淋浊带下,疮疡肿毒以及湿热痹证等。周老师把土茯苓用于由湿热导致的皮肤病如银屑病、湿疹等。也用于霉菌性、细菌性阴道炎,痛风等。此外,感受湿邪、头痛如裹者,或鼻窦炎患者头闷痛者,周老师又常于川芎茶调散中加土茯苓,效果良好。

(十一)大黄泄下治狂躁、退积热

狂躁型精神分裂症多属阳明火热实证,燥屎内结,需用大剂量生大黄通腑泻火,釜底抽薪,解除内结。曾遇一位45岁男性患者,因离婚导致精神分裂症,来诊时患者表现心情抑郁、诉失眠、烦躁。家人说其有坐卧不宁,时而发怒、吼叫的现象。大便多日未解,观其面垢,舌尖红、舌苔黄厚腻,脉弦滑数。

此系暴怒伤肝,肝火暴张,火盛痰结留滞肠胃,气机逆乱,上扰神明,蒙闭清窍而发狂证。治以疏肝清肝、化痰泄火解郁,丹栀逍遥散合礞石滚痰丸加味,方中重用大黄,以涤荡胃肠、豁痰泻火,连服16剂而安。对于脑血管意外有发热者,只要见便结,周老师必重用大黄,釜底抽薪。此外,有小儿食积不大便高热者,周老师常用单味大黄泡水喂之,便通则热退。

(十二) 木瓜解挛急,以肝为用

木瓜性味酸温,入肝脾经,舒筋活络,和胃除湿,传统用于风湿痹痛,脚气肿痛,筋脉拘挛等。现代药理研究,木瓜有降低转氨酶、减轻肝细胞坏死和促进肝细胞再生的作用。木瓜是小腿转筋首选药。临床中,周老师不仅把木瓜用于风湿骨痛、小腿转筋、肌肉关节疼痛、四肢拘急、屈伸不利、动则痛剧者,如以木瓜配大剂葛根、白芍、伸筋草、威灵仙等组方治疗腓肠肌痉挛,又治颈椎病项强挚痛、难以转侧、或见落枕之症。此外,还取酸驭肝之曲直,用于慢性肝炎,也用于慢性胃炎嘈杂食少之症,另小儿脾弱肝旺食少烦渴者、小儿眨目症、多动症亦惯用之,皆取此意也。

(十三) 豨莶草祛风清热治四肢麻木

豨莶草性味苦寒,入肝肾经,具有祛风通络,清热解毒之用,传统用于四肢麻木,风湿痹痛、疮疡湿疹等。现代药理研究其有扩张血管、降血压之功效。《本草图经》谓:"治肝肾风气,四肢麻木,骨间疼,腰膝无力者。"周老师在临床中,凡见风邪入络,血行不畅,或颈、腰椎骨质增生压迫神经导致四肢麻木,甚或多发性末梢神经炎患者,在辨证治方中必加豨莶草,麻木重者,必配伍延胡索、蜈蚣。因虑其苦寒影响血运,故方中也常加当归、川芎养血活血,加桂枝、细辛温通,也惯加用威灵仙、透骨草、伸筋草变祖传治痹三味成治痹四味,对风湿麻痹颇具效验。

(十四) 苍术补虚明目,可治小儿厌食

苍术甘苦,辛温无毒,归脾胃经,具有燥湿健脾,祛风胜湿之功效。常用于脾为湿困,运化功能低下导致纳少、进食难化、呕吐、腹胀、腹泻等病证。苍术芳香辟秽,统治上中下三焦之湿,升阳解郁,可除食、湿之郁。《圣惠方》一方以制苍术末,用猪肝(或羊肝)劈开,掺药末在内,扎定,入粟煮熟,熏目,临卧、食肝饮汁;二方以苍术配伍木贼草,等分为末,茶酒任下,治目昏涩。李杲谓:"五脏六腑之精气,皆禀于脾,上贯于目。脾者,诸阴之首也;目者,血脉之宗也。……凡医者,不理脾胃,及养血安神,治标不治本,是不明正理也。"

现代研究证明苍术含丰富的维生素 A,能治维生素 A 缺乏所致的夜盲症

和角膜软化症。周老师用苍术、密蒙花、枸杞子煮鸡肝食用治疗眼目昏涩,还用白术、苍术、焦山楂、炒鸡内金碾末分服,治疗小儿厌食症。

(十五) 延胡索镇痛入心以安神

延胡索性味辛苦温,归心、肝、脾经,其理气痛血凝,具活血行气止痛之功效。故善治气滞血瘀导致的各种疼痛,传统用于心腹及四肢关节诸痛。延胡索入心经,心主血,藏神,不寐之因,有由心神不安而致。周老师依据《黄帝内经》病机十九条中有"诸痛痒疮,皆属于心。"之论,成语又有"痛彻心扉"之说,取延胡索镇痛入心以达安定心神之效果。常用延胡索与养血安神之酸枣仁、敛汗宁心之五味子、或配解郁安神之合欢皮为组药用于辨证方中治疗失眠证,收效满意。

(十六) 白茅根止血利尿不伤阴

白茅根性味甘寒,入肺胃膀胱经,具有凉血止血,清热利尿之功效。该药中空有节,清热利水,虽寒而不伤脾胃,止血而不生瘀,其入肺膀胱经,利尿消肿,且不伤阴。常用于急、慢性肾炎,尿路感染,肾病综合征之浮肿、小便不利,血尿等。周老师常用其与玉米须、益母草等组方治疗急、慢性肾炎,肾病综合征之浮肿者;与瞿麦、萹蓄、牡丹皮、连翘等组方治疗尿路感染,均收良好效果。此外还认为此药具凉润之性,与郁金、僵蚕活血化气散结等配伍治疗慢性咽炎,可防伤阴。又小儿鼻衄病因多为鼻黏膜干燥,用白茅根与桑白皮、黄芩、牛蒡子等配伍治鼻衄,凉润止血。

(十七) 滑石利三窍

滑石性味甘寒,归肺膀胱经,清暑热,利尿渗湿。《本草纲目》曰:"滑石利窍,不独小便也。上能利毛腠之窍,下能利精溺之窍。盖甘淡之味,先入于胃,渗走经络,游溢精气,上输于肺,下通膀胱。肺主皮毛,为水之上源,膀胱司津液,气化则能出。故滑石上能发表,下利水道,为荡热燥湿之剂。发表是荡上、中之热;利水道是荡中、下之热,发表是燥上、中之湿;利水道是燥中、下之湿,热散则三焦平而表里和;湿去则阑门通而阴阳利。"周老师认为其对滑石的药理总结最为全面,临床中每每遵循用之。对暑湿外感,或午后发热日久不退伴头身重痛,胸闷不饥者,或小儿发热兼苔腻泛恶者,处方三仁汤加味,其中重用滑石,取滑石荡上、中焦之热而燥上、中焦之湿;若见胃脘痞闷、口渴入水欲吐者,常于胃苓汤加滑石以荡燥其中焦之湿热。尿路感染、或妇女黄带下如注,则用猪苓汤加减,利水清热养阴,取滑石利水道,荡中、下焦之热而燥中、下焦之湿。

(十八) 细辛止咳、宣通止痛

细辛芳香,入十二经,宣通开结气,上通巅顶、耳目、鼻之孔窍,下达百骸、肌肤等特征为其他药物所不能及。《本草正义》谓:"细辛芳香最烈,故善开结气,宣泄郁滞,而能上达巅顶,通利耳目,旁达百骸,无微不至,内之宣络脉而疏百节,外之行孔窍而直透皮肤。"《别录》也言细辛能"温中下气,破痰利水道,开胸中结滞。"周老师认为细辛味辛体润,辛润可通,能发表散寒,通鼻止涕,温肺利气,止咳平喘。临床中凡见胸膈满闷,喘咳气逆,痰饮壅滞者,此饮邪伏肺难化,饮为阴邪,非温难化非通难除,故治饮在辨治方中必取细辛辛温通达之性,使饮邪得化。另外周老师根据细辛流通十二经,祛风除湿,可镇头身关节诸痛,故无论外感内伤之痛,只要有壅滞不通者皆善用之。

(十九) 乌药治三焦,散寒行气止痛

乌药性味辛温,入肺、脾、肾、膀胱经,辛开温散,善于疏通气机,能顺气畅中,散寒止痛。凡上、中、下三焦因气滞兼有寒凝所致之胸胁闷痛、脘腹冷痛,妇人经痛等症均可选用。周老师临床多用乌药配薤白、郁金治胸胁闷痛,此宽胸行气止痛;配香附、枳壳治脘腹胀痛,此疏肝理气止痛;配小茴香、荔枝核治寒疝腹痛,此温阳散结止痛;配肉桂治妇女经行腹痛,此散寒行气止痛。与独活、续断配伍治腰痛,此温经止痛。与益智仁、山药配伍温肾缩尿止遗,治小儿遗尿、老妇肾关不固尿自出等。

(二十) 薤白治心胃疼痛

薤白性味辛苦而温,入肺胃大肠经,具通阳散结,行气导滞之功效。临床多用于胸痹证而治冠心病、心绞痛。然其辛温则散,苦滑能降,能逐寒滞之邪。周老师介绍,名医袁怀珍老师除常规用薤白治冠心病、心绞痛外,还善用于治胃脘痛、肝气郁结而见胸胁疼痛不舒者,其理应以薤白行气导滞的功能有关,经周老师从多年临床实践中体会到,肝胃不和兼寒以致气滞成结者,薤白用之最宜。

(二十一) 麦芽解郁、健脾止汗

麦芽甘平,有消食和中,增强脾胃健运能力,又具回乳之功。《医学衷中参西录》谓麦芽"善舒肝气,盖肝于时为春,于五行为木,原为人身气化之萌芽,麦芽与肝同气相求,故善舒之。"周老师非常认同这一观点,认为脾胃升降之气机不调是脘腹胀满或痛之因,而其气机升降关乎肝脾。麦芽色黄入脾,芽有萌生伸展似肝之性,故麦芽同具疏肝健脾之功。麦芽疏肝健脾力强,在肝胃不和的脘腹疼痛胀满治方中多用,在汗证、郁证、不寐、妇女经断前后诸证等的辨证

方中也极为常用。炒麦芽有行气消食之功,在小儿肝旺脾弱辨治方中惯用炒麦芽。

(二十二) 焦槟榔消痞因治痰

槟榔辛苦而温,辛开苦降,行气导滞,利水杀虫。肝郁气机不利,气结胃脘,中运失常,痰浊渐生,阻碍升降,必生痞满。此证多见舌苔垢腻舌欠红活,大便干结或溏滞不爽之症。《药性论》云槟榔有"宣利五脏六腑壅滞、破坚满气"之功能,周老师在临床中观察过,舌苔垢腻或滑腻伴口气臭秽者,经查一般幽门螺杆菌多为阳性,并有胸脘满闷、大便异常,此湿积痰水积滞中焦,在疏肝理气化痰清热的治方中加入焦槟榔消其食积痰水,随着苔退便调痞满渐消,幽门螺杆菌也可转阴。

(二十三) 鸡内金善化经络之瘀

鸡内金性味甘平,入脾胃小肠膀胱经,临床常用于消食、化石、固精止遗外,也用于消除瘀滞。张锡纯在《医学衷中参西录》中明确指出:"凡治虚劳之证,其经络多瘀滞,加入鸡内金于滋补药中,以化其经络之瘀滞,而病可愈。"其还能"助归芍以通经,又能助健脾胃之药,多进饮食以生气血也。"周老师在临床中善用怀山药配伍鸡内金治疗妇女脾运不足致月经过少、月经后期。又连翘、鸡内金、白芷为周老师家祖传愈疡三味,治口腔溃疡、胃黏膜糜烂、胃、十二指肠溃疡,溃疡性结肠炎等,均取其善化经络之瘀滞、养膜之用。

(二十四) 仙鹤草止血补虚、止眩

仙鹤草,民间称脱力草,又叫黄龙尾。其味苦涩性平,归肺肝脾经。因其可以提升血小板加速凝血故善治各种出血之症。据现代药理研究,本品除止血外,还有升血压、降血糖、强心、抗炎等作用。周老师在临床中除将仙鹤草用于各种出血症外,常取其补虚之力,治气虚头目眩晕,取其涩配乌梅等治疗肠炎久泻不止者。在慢性心衰下肢浮肿的患者治疗中,仙鹤草配益母草也为常用。

(二十五) 川芎行气开郁而止喘咳

川芎辛温香燥,走而不守,既入气分,又入血分,因其性"上可达巅顶,下可入血海,并旁通四络",广泛用治上、下、内、外诸多气滞血瘀证,有"血中气药"之称。朱震亨云:"抚芎总解诸郁,直达三焦,为通阴阳气血之使"。李时珍亦云:"藭,血中气药也。肝苦急,以辛补之,故血虚者宜之。辛以散之,故气郁者宜之。"周老师认为肺为人体水液代谢的重要器官。肺气壅郁,津液不得输布,聚而为痰,痰储肺中,影响肺主气之功能,肺气贯心脉,气行血行,气滞血

凝,肺主气不足,其血必滞,气血阻滞,必然影响其宣降功能,以致咳嗽气逆,经久不愈,或日轻夜重,入夜咳甚难寐,甚至端坐喘咳,或痰出咳方得止,此为病入血分,乃瘀血与痰浊胶结滞涩于肺,肺气不得宣肃之故。依据唐容川"须知痰水之壅,由瘀血使然,但去瘀血,则痰水自消"之意,在止咳化痰方中加入川芎一味活血行气,使痰化瘀消,气血和顺,肺气宣肃正常,即达不止咳而咳自止的临床效果。

(二十六) 郁金解郁散瘀结、疏肝利胆

郁金性味辛苦而寒,入心、肝、胆经,活血止痛,行气解郁,凉血清心,利胆退黄。《本草汇言》谓:"郁金清气化痰,散瘀血之药,其性清扬,能散郁滞,顺逆气,上达高巅,善行下焦。"郁金能疏肝行气以解郁,活血化瘀以止痛,常用于胸腹胁肋胀痛;郁金凉血清心,行气开郁,常用于湿温病浊邪蒙蔽清窍,胸脘痞闷,神识不敏,或痰气壅阻、闷塞心窍所导致的癫痫或癫狂等病证。临床上,周老师还根据郁金活血散瘀之用配丹参、薤白用于治冠心病心绞痛,以疏肝利胆之用配栀子、茵陈治肝炎黄疸,配乌梅治疗胆囊炎,配菖蒲化痰开窍治疗郁证,配泽泻、荷叶等治脂肪肝、高脂血症,以其善行下焦而多与金钱草、鸡内金、枳壳等组合,用于胆囊结石、尿路结石等。

(二十七) 石菖蒲化痰开窍

石菖蒲性味辛温,归心胃经,具开窍宁神化湿益胃之功效。《本草从新》谓其"辛苦而温,芳香而散,开心孔,利九窍,明耳目,发声音,祛湿除风,逐痰消积"。《重庆堂随笔》也谓"石菖蒲舒心气,畅心神,怡心情,益心志,妙药也"。周老师认为石菖蒲入心、肝、脾经,有祛风化湿,豁痰开窍,理气活血之功用。其多用于湿阻中焦,或湿热阻遏膜原等症。其机理为化湿行气以助其健运而去其湿滞。临床中用其化湿升清开窍之用以改善头昏目蒙,或用其化湿除痰清心开窍之用配健脾补肾活血以治阿尔茨海默病。本品常用于治疗耳鸣耳聋,对于痰蒙清窍之惊悸、失眠、健忘、或神昏谵语、癫痫等病证,一般辨证方中作靶向药用之,又与补肾药相伍用于妇科排卵功能障碍。

(二十八) 黄芪补气,功盖内外

《本草求真》谓:"黄芪,入肺补气,入表实卫,为补气诸药之最,是以有'耆'之称,与人参比较,则参气味甘平,阳兼有阴,芪则秉性纯阳,而阴气绝少。盖宜于中虚,而泄泻、痞满、倦怠可除;一更宜于表虚,而自汗亡阳,溃疡不起可治。且一宜于水亏,而气不得宣发;一宜更于火衰,而气不得上达为异耳。"

周老师在内妇儿外各科杂病临床治疗中惯用黄芪,如取其补中举陷而治脾虚气陷,内脏下垂、痔疮出血诸证;取其益气荣筋骨之功,治疗中风后遗症而半身不遂者;取其实卫敛汗,治疗表阳虚而腠理不密之自汗证;又取其有济津以助汗之力,治疗津亏而伤寒者用发表之药而邪汗不出之证;取其益气生肌治疗痈疡之脓血内溃、久不愈者;取其托里透脓治疗疮疡因气血不足溃破久不收口者等。此外,慢性鼻炎、感冒迁延难愈、经期感冒者,或肿瘤患者术后或放化疗中见乏力倦怠、白细胞减少者,常在相应治方中加用黄芪,扶正祛邪,效果良好。

(二十九) 菟丝子悦颜色,黑须发

菟丝子,入肝肾经,性味甘平,补阳益阴,固精缩尿,明目延寿,滋肾安胎。其温而不燥,补而不峻。周老师常以菟丝子伍桑寄生治肾虚腰痛并以安胎。月经过少,月经后期,脱发等也为习用。另外,周老师根据《本经》谓菟丝子"主续绝伤,补不足,益气力,肥健,汁去面䵟。"《食鉴本草》谓其能"悦颜色,黑须发"。于面部黯斑的辨治方中,常加菟丝子、白芷、益母草等。在头发早白、脱发或见毛发枯焦不润者,又常于相应处方中加菟丝子、黄精、墨旱莲等。

(三十) 当归治咳逆上气

虽《神农本草经》中载有当归"主咳逆上气",但临床中用当归治咳较少。周老师认为当归"主咳逆上气"是因为心主血,内寄君火,肝藏血,内寄相火,肺为娇脏,性喜清润,最怕火刑。若心肝血充则君火不亢,相火不旺;若心肝血虚则可致心肝君相之火妄动犯及肺金,以致肺失濡润,清肃之令难行,肺气失于清肃,郁而上逆,即为咳逆上气。在相应的治方中加入补血之当归,使心血足则君火可下降,肝血足则相火可潜伏,火气伏降则金清,肺气自不上逆为咳。此外在经期外感中,周老师也在辨证方中加当归一味,意在养肝血平肝火治咳防咳。

(三十一) 白芍柔肝敛阴,止痛治盗汗

白芍性味苦酸微寒,入肝脾经,其味酸能敛,味苦能泄,入肝则柔肝疏肝,入脾则缓脾和脾,有补血敛阴,柔肝止痛,平抑肝阳之用。白芍在四物汤中补阴血,在桂枝汤中调和营卫,在芍药甘草汤中缓急止痛,在逍遥散中疏肝健脾,在痛泻要方中抑肝扶脾等。周老师在临床中还利用其酸收之性,常与浮小麦、五味子、山茱萸、玉竹、龙骨、牡蛎等配伍治疗盗汗或体虚多汗,常收佳效。此外利用其解痉之效,配木瓜、葛根、白芷治疗坐骨神经痛、颈椎病颈痛项强。配萹蓄、瞿麦、滑石治疗急性膀胱炎之尿急尿痛。配木瓜、全蝎治血管神经性头

痛等。

(三十二)乌梅敛汗抗过敏

乌梅,五月立夏前后采收,低温焙至果肉皱皮呈黄褐色,再闷至黑色即成。性味酸平,入肝脾肺大肠经,具敛肺涩肠,生津安蛔,炒炭止血等功效。主要用于肺虚久嗽痰少,气虚脾弱之久痢、滑泄、便血、崩漏,烦热口渴多饮,以及蛔虫所致的呕吐、腹痛诸证。除此之外,周老师还常用乌梅酸敛之性治疗自汗盗汗。治疗变态反应性疾病中也常用乌梅,如用乌梅与荆芥、白芷等治疗皮肤过敏、过敏性鼻炎、荨麻疹等,乌梅加入痛泻要方中治过敏性肠炎等均收到良好效果。

(三十三)牡蛎软坚化痰治咳嗽

《名医别录》谓牡蛎"疗咳嗽",《本草备要》说牡蛎能"软坚化痰"。周老师临证用牡蛎治咳嗽,认为牡蛎味虽涩,但无敛邪之弊,可取其软坚散结之用,化胶结之顽痰,临证中用之与金荞麦、炙远志、桔梗、浙贝母、僵蚕、连翘等药配伍加强化痰之力,使胶结之痰利于排出或从内化。牡蛎常用于感染后咳嗽迁延或久咳难愈之症。此治咳先治痰,达痰化咳止之目的。

二、对药

中医临证处方中相对固定、两两相对搭配的药物即为"对药"。对药作为中药和方剂的桥梁,对于临床遣方用药具有十分重要的意义。《施今墨对药临床经验集》最为代表,书为施氏临床用药配伍心得,共收对药二百二十七对,按功能主治分为二十四类,堪为后世对药开山之作。周老师临证亦常常使用对药,借其相互依赖、相互制约之性以增强临床疗效。

(一)柴胡、黄芩

柴胡性味苦寒,疏肝解郁,轻清升散,透达少阳半表之邪;黄芩性味苦寒,清利肝胆,泻火解毒,善清少阳半里之热。两药相伍,清升浊降,疏透清泄,相辅相成,和调少阳枢机。周老师认为,此药对为外感邪入少阳寒热不适首选,此外口苦咽干喉痛,肝、胆、胰腺疾病,更年期综合征,外感内伤发热等都可运用。

(二)桔梗、枳壳

桔梗性味苦辛平,入肺胃经,其性上行,宣通肺气,枳壳性味苦而微寒,其性主降,利膈下气。二药配伍,一升一降,调整肝肺气机,可达从上宣通肺气,从下利膈通气之作用,周老师临床中常用于肺气郁滞,胸中满闷,也用于肺宣肃不利而致咳声难扬。若为干咳,无论新久,此药对必为首选。此外,常有妇人肝气不舒,以觉胸中似有气塞、憋闷不快者,此肝升肺降不能,疏肝活血方中加此二味,效果显著。

(三) 白芷、桔梗

白芷辛温燥散,芳香走窜,其性上达,归肺胃经,解表散寒,排脓消肿,祛风止痛。能宣通鼻窍,是阳明经之头痛、牙痛的必选药,桔梗苦辛平,归肺经,开宣肺气,祛痰排脓,引药上行达外,与白芷同用,可增强白芷祛痰排脓,消肿止痛功能。周老师常用桔梗助白芷治阳明经头痛、牙痛、鼻渊头痛等;助白芷祛风除湿止痒而治皮肤风湿瘙痒;助白芷燥湿止带而治泄泻带下之症;助白芷祛痰排脓消肿而治疗痈疽疮毒,乳痈肿痛等。在各种炎症性疼痛辨治方中老师也多加白芷、桔梗以提高疗效。

(四) 苍术、茯苓

苍术味辛苦性温,入脾胃经,燥湿健脾,祛风胜湿。《别录》谓:"苍术暖胃消谷嗜食"。茯苓味甘淡性平,入脾胃肺肾经。健脾补中,利水渗湿。《医学衷中参西录》谓:"盖其性能化胃中痰饮为水液,引之输于脾而达于肺,复下循三焦水道以归膀胱,为渗湿利痰之主药。然其性纯良,泻中有补,虽为渗利之品,实能培土生金,有益于脾胃及肺。"周老师认为:苍术茯苓为伍,健脾和胃、升清降浊之力更著。其能增强中土运化,以利气血生化,五脏六腑皆得以养。周老师常将此药对用于湿滞中焦见舌苔滑腻,泛吐清水之症,也用于泄泻带下方中,以燥湿行水、止泻止带。还用于湿气阻遏,清阳不升之头昏头闷。又临床常见纳少痰多清稀如唾如涕之老慢支患者,此燥土胃经为饮所困,痰饮直逼肺经,非燥利同进痰饮水湿无以化解,又遵"病痰饮者当以温药和之"之训,加桂枝甘草,取苓桂术甘之意,收效良好。此外对湿痹之关节肿痛,此药对也为周老师临床所常用。

(五) 苍术、香附

苍术辛苦而温,入脾胃经,气味辛烈,有健脾燥湿、开胃助运之力,可除中焦食湿之郁滞;香附理气,为血中气药,归肝、三焦经,其理肝胃之气,即理血气。周老师认为:中焦食湿之郁滞,可致气机受阻又可致血气不和,常见妇人经行便溏纳少且经行不畅等。二药相伍,升降相因,可散其郁而和其中,使气血冲和,故凡气、痰、湿郁滞中焦,以致升降失常,肝胃失和,传化受阻等,二药相伍治疗最为合适。

(六) 黄芪、荆芥

黄芪性味甘温,入脾肺经,具补气以扶正,为玄府御风之关键,无汗能发,有汗能止；荆芥性味辛微温，入肺肝经，祛风解表止血，其性平和，气质轻扬，风寒风热均可发散。周老师认为：两药组合，入经肝、脾、肺，有益脾气理肝血护外之用。其一为扶正祛邪，黄芪得荆芥，则固表而不留邪，荆芥得黄芪，则祛邪而不伤正，散中寓补，具有实卫以解表，散风以固表之功效。二则为益气理血散风，故周老师常将此药对用于反复外感、感冒日久不愈、经期外感等证，以及用于过敏性鼻炎、荨麻疹、湿疹等过敏性疾病及瘙痒症、银屑病等以疗表虚风邪难散。此外，荆芥炭对妇人月经过多、经期延长、功能性子宫出血、痔疮出血、肠风下血等常用，此也取其益脾气理肝血之用。

（七）干姜、黄连

干姜性味辛热，入脾胃心肺经，守而不走，具温中回阳，温肺化饮之功效。黄连性味苦寒，入心、肝、胃大肠经，具泻火燥湿之功用。二药相伍，寒热并施，辛开苦降，通利气机，宽胸除满，开心下痞塞。此用法为医圣张仲景始创，《伤寒论》三泻心汤中用之。周老师认为，当人体素有湿气，或感受湿邪入里化热、湿热蕴中，临床表现为脘腹满闷而胀，此为痞，虚满也。或有纳少，或见泄泻不爽等，此证非为食积化热，而是无形之湿热积滞中焦脾胃为患，故见舌苔黄腻、或黄厚，脉细滑或滑数无力之象。对于此种湿热滞中之证，此药对最宜选用。因热为阳邪，非寒无以治，湿为阴邪，非燥热无以化，脾阳为运化水湿之动力，黄连可泻火燥湿，但又恐其寒性伤阳，故同用干姜辛开温脾阳以化湿，辛温开、苦寒降，中焦脾胃不为湿热所困，痞则可消也。

（八）太子参、金荞麦

太子参甘微苦平，归脾肺经，补气生津。金荞麦亦名野荞根、其性味苦凉，归肺脾胃经，具清热解毒，排脓祛瘀，化痰清肺，健脾消食之功。两者同用，取太子参补益脾肺之气以养其正，金荞麦健脾清肺，消食化痰而除邪。周老师常将此药对用于肺系疾病痰热蕴肺兼有气阴两虚见症如短气口干、舌红少苔或舌黯红少津者，是肺癌及肺癌术后常选之药对，也常用于感染后咳嗽有痰日久不愈。此外治疗霉菌性阴道炎反复不愈者，常于相应处方中运用。

（九）白术、石斛

白术苦甘温，补气健脾，燥湿利水，止汗安胎；石斛甘而微寒，养胃生津，滋阴除热。周老师认为白术健脾燥湿，石斛养胃生津，正符合脾胃之生理特点。燥湿同病，燥与湿是对立的，二者虽不能合邪，但常可以同病，如胃燥脾湿在临床上常见，上见口干咽干的胃燥证，同时又下见大便溏泄的脾湿证。润胃应防滑肠，燥湿应避劫阴，白术、石斛同用，可达白术健脾而不劫阴，石斛润胃而不滑肠,或再加薄荷、荷叶助脾之升清,济胃之润燥。药证合拍可收佳效。

三、角药

"角药"是以中医理论为指导,以辨证论治为前提,以药物的性味归经、性能为配伍原则,用3味药物联合,通过系统配伍达到减毒增效作用的药组。"角药"不是简单的三味药物拼凑,而是三者有序、合理的组合。周常昆教授是第五批全国老中医药专家学术经验继承工作指导老师,临床带教中常把角药用于相应的辨治方中。

(一)柴胡、白术、枳壳

脾胃为仓廪之官。胃主受纳,脾主运化,脾升胃降,则脾胃纳化功能正常。若胃虚失于和降,受纳不能,胃气上逆则见嗳气呕恶、泛酸吐苦;脾虚运化失常升清不能则见饮食不消、脘腹痞胀、大便溏薄、神倦乏力、头昏健忘等。周老师认为:脾胃升降功能协调需以肝之斡旋气机功能为前提,所以在脾胃病的治疗中,周老师既重视脾胃的纳化升清降浊之生理特性,又特别强调肝之气机的输转,故常选柴胡疏肝,选白术健脾以升清,选枳壳和胃以降浊,三药合用于辨证方中,适用于消化系统各种疾病的治疗。

(二)柴胡、枳实、槟榔

柴胡、枳实、槟榔消痞满。痞满是指心下痞塞,胸膈满闷,触之无形无痛的证候。此为脾胃功能失调、以致湿邪难化生痰作浊引起。临床中常见于慢性胃炎,胃肠神经官能症,功能性消化不良等。

脾胃升降互为因果,胃不降浊则脾不升清,脾不升清则胃不降浊。脾胃功能失调导致的升降无序、往往由肝主疏泄的功能失调引起,临床上表现为脘腹胀满,甚或攻撑两胁,嗳气纳少,心烦,治疗上单纯行气消胀疗效不佳,需兼调和肝脾,标本同治。先祖陈洛书先生以柴胡疏肝和胃,枳实破积导滞,槟榔消食积痰水,三药联用,疏肝理气,升降并调,痰浊得消,消在其中。为周老师临床所常用。

(三)麻黄、荆芥、桔梗

麻黄辛温表散,最善开宣肺气。荆芥味辛微温,祛风解表,《本草纲目》谓其"散风热,清头目,利咽喉消疮肿,治项强……"。桔梗苦辛平,功能宣肺化痰利咽,三药皆入肺经。麻黄宣肺力强,用于外感风寒、肺气郁闭;荆芥性平,散风利咽,可助麻黄宣肺解表,二药与专入肺经之桔梗配伍,则开宣肺气之力更著。麻黄、荆芥性温辛散,散寒宣肺,又佐桔梗上浮保肺,使郁闭肺之寒邪从表而解。此药组周老师临床用于风寒闭肺较重者,临床表现为感寒后咳嗽声嘶,咳嗽费力,咳声难扬,咽痒胸闷。周老师认为临床所见肺气郁闭由风寒束肺而致,故散寒宣肺开闭为主要治则,三药同用以加强宣散寒邪、开提肺气之力。

(四) 荆芥、防风、紫苏

荆芥、防风皆辛微温不燥,药性缓和,同属发汗解表之品。防风祛风力强,如《药类法象》所说:"治风通用。泻肺实,散头目中滞气,除上焦风邪。"荆芥药性平和,寒热均可用之。两者作用相近,配伍相需为用,其祛风散寒而不伤津液。紫苏辛温入肺脾经,芳香气烈,《本草汇言》指出:"紫苏,散寒气,清肺气,宽中气,安胎气,下结气,化痰气,乃治气之神药也。"周老师认为紫苏散寒力强,偏入气分,又能理气宽中健胃,对风寒导致的脘闷腹胀具有很好的疏理气机之效。三药合用,疏风散寒,解表宣肺之作用加强且有健胃宽中之力,为临床外感风寒证常用之角药。

(五) 荆芥、白芷、乌梅

荆芥、白芷、乌梅治过敏。荆芥辛温解表,白芷祛风胜湿,配乌梅平肝下气敛肺生津,三药相伍,有散收相济之妙,先祖有用其加味治疗"鼻鼽脑漏"的验案,究其病理,当为肺开窍于鼻又为水之上源,肺之宣肃不能,津不化气,水湿从鼻窍而出,故鼻流清涕延延难止;又肺主皮毛,风寒湿邪伏表闭肺,毛窍闭塞,肝旺营卫不和而致双目鼻窍发痒而时又鼻塞。周老师认为:荆芥白芷散风止痒,乌梅白芷收敛止涕,因散则肺窍通利,敛则清涕可止,并屡经临床验证,将荆芥、白芷、乌梅加味用于治疗过敏性疾病效果良好,如皮肤过敏、荨麻疹、过敏性鼻炎等。

(六) 白芷、连翘、炒鸡内金

本组药为祖传愈疡之剂,主治疡疾,可用于口腔溃疡、化脓性扁桃体炎、胃黏膜糜烂、胃十二指肠溃疡等治方中。周老师认为,以上诸病病机多为饮食不节,或劳倦过度,伤及脾胃,以致脾胃运化无力而成食滞湿停,食湿之郁积久则化热,湿热上扰于口则见口腔黏膜化脓作腐成疡;上扰于乳蛾则见化脓性扁桃体炎;湿热滞于胃则致胃黏膜糜烂,甚或溃疡;流于下焦则见溃疡性结肠炎等。三药中白芷入肺胃经,有疗疮疡之用。连翘凉散,通行十二经,为疮家圣药。鸡内金为鸡之角质内壁,有化积健脾养膜之功。三药合之共达清热化湿,消积愈疡之目的,故于上述各种疾病的辨病辨证方中均可加入。

(七) 桔梗、白芍、鸡内金

桔梗、白芍、鸡内金三味治遗尿,为周老师家祖传经验。遗尿儿童多见,也有年长妇人尿不能自控者,其病机总为膀胱失约所致。周老师推崇清代林佩琴的观点:"小便不禁,虽膀胱见证,实肝与督脉三焦病也"。因肝气不调,疏泄失司,督脉虚衰失于固摄。或上焦心气虚,心肾不交,肺虚治节无权,不能约束下焦;中焦脾气不足,中气下陷,水液无制;下焦肾虚开阖失常,均可导致膀胱不约而致遗尿。周老师认为桔梗可开提肺气,以振水之上源;鸡内金健脾缩尿;白芍平肝解痉而助肾益膀胱。据现代药理研究,其作用可能与缓解膀胱紧张度及中枢神经镇静有关。周老师曾用祖传验方四子金芍汤(桔梗、白芍、鸡内金、韭菜子、菟丝子、覆盆子、补骨脂)治疗遗尿 26 例,痊愈 23 例,遗尿次数减少 2 例,无效 1 例。此外,用治老年女性咳嗽即小便出,于益气宣肺方中加此三味。也有不咳但走快或稍劳小便即自行流出之症,又于补气升提佐以补肾方中加此三味。临床效果堪称满意。

(八) 黄芩、连翘、南沙参

黄芩苦寒,泄火解毒,善清三焦之热。李杲论其"味苦而薄,故能泄肺火而解肌热"。连翘味苦性平,入心肺两经,既能清肺散风,又能清心解热,金唯畏火,心肺同处上焦,清肺热必利于清心火。南沙参具有养阴清热、润肺生津之功效,兼能化痰。与黄芩、连翘合用,可制二药苦燥,其又具凉润之性,可防治燥热伤阴。周老师认为无论是热邪伤津化燥,还是风燥水寒的云南地域特点导致燥邪犯肺化热,燥和热相混之病机,在咳嗽辨治中都极为常见。三药合用,对于燥热伤阴见津亏痰少,咳声清亮,舌红少津者尤为适用。

(九) 金荞麦、桔梗、浙贝母

金荞麦又名野荞根,味苦性凉,归肺、胃经。有清热解毒,化痰清肺,排脓祛瘀之用。其清上之功效显著,为治疗咽喉诸症之要药。《本草纲目拾遗》有金荞麦"治喉闭,喉风喉毒"之记载。桔梗性味苦辛平,专入肺经,具宣肺利咽,祛痰排脓。两药同用,相须而行,增强了清肺泄火、祛痰消肿排脓之功效。又与浙贝母合用,清热解毒,化痰祛瘀,消肿散结,善治一切肿块结节。周老师临床常配伍于治肺脓疡、肺炎,急性支气管炎、扁桃体炎等急性热病的处方中,也用于慢性肺心病合并感染者,感染性咳嗽痰多色黄者。此外,在湿热导致的皮肤病如痤疮、湿疹等,也常在相应的处方中配伍应用。

(十) 桑白皮、木香、炒莱菔子

桑白皮、木香、炒莱菔子通大便为周老师家传治便秘验。便秘之症临床较常见,用攻下法虽一时见效但易伤正气,过后便秘更重。周老师认为大便的排泄不仅与大肠的传导功能有关,而且与脾的运化,肝的调达,肺气的肃降均有密切关系。若情志不畅,肝脾失调,气机郁滞,或肺为痰火所壅,肺气不利,均可致大肠失于肝气之疏,脾气之运,肺气之降而传导失司,糟粕停积不去则成便秘。临床中取桑白皮甘寒入肺经,泻肺火,降肺气;木香入肝、肺、脾胃、大肠经,擅于调达气机;炒莱菔子归脾、肺经,消食化痰,顺气通便。三药合用于不同证型的便秘处方中,有利于便秘渐行缓解。

(十一) 浙贝母、重楼、僵蚕

浙贝母味苦性寒,归肺心经,长于清热化痰,开郁散结,《纲目拾遗》指出其"解毒利痰,开宣肺气,凡肺家风火有痰者宜此。"对肺经燥痰郁结最为适用。重楼又名蚤休,性微寒味苦,归肝经,对于咽喉痰结肿痛,清热解毒散结功效显著。僵蚕咸辛平,归肺胃肝经,其功擅化痰散结,祛风止痉。《本草纲目》:"散风痰结核……一切金疮,疔肿风痔",周老师指出:气滞每致郁火,气结多夹风痰,故凡以风火郁痰致病者,皆可用之。如慢性咽喉炎、扁桃体炎。《本草纲目》谓:"化痰软坚,清热除湿……消疝瘕积块,瘰疬结核。"如加牡蛎,可治肺部结节、瘰疬痰核以及乳腺小叶增生、声带小结等。

(十二) 僵蚕、蝉蜕、川芎

风为百病之长。周老师认为痉咳之病机当属外风袭肺及肝旺生风犯肺,故治宜疏散外风,平息肝风。僵蚕、蝉蜕二药同入肝肺两经,用之内风外风同治,肝肺两脏同调,再加用川芎通活气血以助僵蚕蝉蜕搜风止痉,故僵蚕、蝉蜕、川芎三药同用共奏搜风止痉咳之效。临证时如痉咳而兼恶风寒者,当选加荆芥、防风、苏叶等疏散外风;痉咳伴邪入少阳往来寒热者加柴胡、黄芩以和解少阳;痉咳见血虚舌淡脉细者,选加当归、白芍以养血祛风;痉咳日轻夜重舌红者选加牡丹皮、牡蛎等凉血清肝息风;若痉咳兼喘者加炙麻黄、地龙;痉咳兼脘腹闷胀纳少者,加枳壳、厚朴;若痉咳兼大便干结者加牛蒡子、槟榔、炒莱菔子等。

(十三) 紫菀、百部、杏仁

紫菀性味苦甘微温,止咳化痰,温肺下气;百部性味甘苦而平,润肺止咳;杏仁止咳,又具降气之能。周老师认为:三药同入肺经,相须为用,紫菀温而不燥、百部润而不腻、加之杏仁降气以助肺之肃降,三药合用,可增强利肺化痰,顺气止咳之功用。此药组可用于新久各期咳嗽,可用于寒咳、亦可用于热咳,故临床治咳方中最为常用。一般咳因寒者于主方中加麻黄、荆芥或加姜、细、味等,偏热者于主方中加连翘、鱼腥草、黄芩等,夹风咽痒者于主方中选加僵蚕、蝉蜕、荆芥等,偏伤阴者,于主方中选加沙参、麦冬等。

(十四) 黄芪、苏条参、麦冬

黄芪甘温,归肺脾经,益气固表,补益脾肺。张山雷言其"补益中土,温养脾胃,凡中气不振,脾土虚弱,清气下陷者最宜。"苏条参养阴清肺,益胃生津。

滇中风燥,云南吴佩衡、戴丽三等名医均以苏条参补脾益肺。麦冬润肺止咳、养阴生津。周老师认为宗气聚于胸中,肺为气主又为娇脏,喜润恶燥,在慢性上呼吸道疾病中,顺应肺之生理特性尤为重要,只有肺之气阴不受损,其宣降之力才得以发挥,故常使用本组药平补肺脾之气阴,取其大补肺气又无伤阴之弊。故用于治老年慢性支气管炎痰喘咳嗽,慢性阻塞性肺气肿,肺心病或慢性肺心功能不全等以及肺癌及肺癌术后或放化疗中。也用于劳累后外感日久不愈其表现为短气汗出、口干舌燥、咳声低微、脉弱等症。周老师在以上辨治方中多加此药组补肺益脾,气阴两补,扶正以助祛邪。

(十五) 苍术、白芍、枳实

苍术、白芍、枳实治嗳气。嗳气一证,多由胃气上逆所导致,旋覆代赭汤主之。张景岳谓嗳气"实脾胃之气滞,起于中焦而出于上焦"。经临床观察,脾胃之纳化失常、气机升降逆乱者多见。纳化失常与饮食相关,升降逆乱则与肝之疏泄相因,曾祖有"苍术白芍枳实嗳气之用",实以苍术燥湿醒脾,白芍柔肝益阴,枳实降肝胃之气逆而消导脾胃之积滞也。临床中用治嗳气不止,见食积者加木香、槟榔、炒麦芽、焦神曲,见痰湿甚者加陈皮、法半夏、旋覆花,若肝郁者,轻则加香附、苏叶,重则加郁金、代赭石等,收效良好。

(十六) 炙远志、法半夏、焦神曲

炙远志苦辛微温,归心肾经,功擅安神益智,又有化痰止咳之用。《医学衷中参西录》:"远志,其酸也能翕,其辛也能辟,故其性善理肺,能使肺叶之翕辟纯任自然,而肺中之呼吸于以调,痰涎于以化,即咳嗽于以止矣。若以甘草辅之,诚为养肺要药。"周老师认为炙远志苦温燥湿,祛痰利窍,有稀释痰涎的作用。法半夏辛温燥散,消痰止呕,去胸中痰满,专治湿痰为患。焦神曲功擅消食,又有解表化痰、健脾消积之用。三药同用,可从不同角度化解痰湿邪气,对痰湿积聚为患者,临床见食少脘腹胀满、痰多色白黏稠黏腻难咯者,用之最宜。

(十七) 酸枣仁、合欢皮、延胡索

酸枣仁为养心安神之佳品,合欢皮乃解郁安神之良药,延胡索归心、肝、脾经,有调和气血,止痛镇静之用,其可协合欢皮解忧郁,又可助酸枣仁安心神,三药相伍以达宁心解郁安神而助眠,用其治疗失眠、郁证有良好疗效。临证中周老师治疗失眠常以疏肝养血、补脾宁心或解郁化痰、养血宁神为治,治方中常加此三味以提高疗效,若多汗心悸郁少者,又习以五味子易合欢皮。

(十八) 薏苡仁、车前子、益母草

周老师认为脾虚失运,生湿生痰,痰湿阻滞,血行不利则致水液代谢失常,

水湿邪气留于肌肤之中即成水肿。水肿之病机关乎肺脾肾,但心主血、肝藏血、脾统血,经脉气血不畅,血不利则病水也是水肿病机之一。组药中薏苡仁甘淡微寒,入肺、脾、肾经,淡渗利湿;车前子甘寒,入肺、肝、肾经,利水通淋;益母草辛而微苦微寒,入心、肝经,活血祛瘀,利水消肿。三药组合,五脏同调,利血行水,水肿可消。临床中,肾炎水肿常与黄芪、玉米须、白茅根等配伍;慢性心衰水肿常与葶苈子、桂枝、茯苓等配伍;功能性水肿则常与当归、川芎、白术等配伍。在五皮饮、五苓散、真武汤等利水消肿方剂的运用中,也常加薏苡仁、车前子、益母草三药以增强利水消肿效果。

(十九) 石韦、连翘、乌梅

鼻为肺窍。《灵枢·脉度》曰:"肺气通于鼻,肺和则鼻能知香臭矣。"肺虚易招外邪,邪气壅积于鼻,清道壅塞,开合失司则鼻塞流涕。周老师认为,石韦味苦性寒,入肺膀胱经,上清肺热,下利膀胱,足太阳膀胱经,其主一身之表,故本品应具散邪之功。又《名医别录》记载其有"补五劳""益精气"之效,故其又可益肺气以利鼻道;连翘苦辛微寒,畅气血而通十二经脉,其性升浮,长于清热解毒,又善治头目之疾;乌梅味酸涩性温,归肝脾肺大肠经,具有敛肺之功能,清涕久不止者,肺失收敛之力也。三药合用,共达散邪热益肺敛肺止涕之用。周老师治疗过敏性鼻炎,常于补肺益气发表祛风方中加此三味。也用于外感后鼻流涕不止者。此外还用于扁平疣等一些皮肤病的治方中。

(二十) 蒲黄炭、荆芥炭、仙鹤草

蒲黄炭性味甘平,归肝与心包经,化瘀止血;荆芥性味辛温,归肺肝经,炒炭止血;仙鹤草性味辛温,归肺、肝、脾经,收敛止血。三药合用,止血而不留瘀。周老师在妇科血证如崩漏、月经过多以及痔疮出血等疾病的治疗中惯用此三味。值得一提的是,周老师在血证的辨治中重视出血之因,强调审因论治,如邪热壅滞,木郁化火常于主方中加黄芩、栀子等以清热泄火。若阴虚阳亢,迫血妄行者,常于主方中加生地、牡丹皮之类以清热滋阴。若阴虚血弱者,又常加女贞子、墨旱莲养血益阴。由于气虚失于固摄者,重点又在补肺健脾,重用参芪之类。总之,血证的治疗目的就是使离经之血行于常道。

(二十一) 三棱、莪术、益母草

三棱、莪术、益母草为周老师祖传经验组方下瘀三味,治疗产后恶露不绝。周老师多用于流产后宫腔内组织残留影响子宫复旧不良或见产后恶露不绝者。此下瘀三味常于养血活血疏肝方中应用。三棱、莪术活血化瘀,消除癥瘕积聚,益母草祛瘀生新,增强子宫收缩,促进宫腔内残留组织排出,修复子宫内

膜,三药合用,达祛瘀化滞,促使子宫收缩而达宫缩血止之目的。临床组方中见寒者加炮姜炭,热者加黄芩,气虚者加参术益气。

四、四味组药

所谓方剂,即是在辨证审因,确定治法的基础上,按照君、臣、佐、使的组方原则,选择恰当的药物合理配伍,酌定合适的剂量、剂型、用法的药物组合。我们临床上还见周老师习用的四味药物组合,功效相近相补,临床应用频次高但一般不作单独使用。周老师将其称为"四味组药",常在临床配合辨证使用,效果独特。

(一) 助孕四味(菟丝子、枸杞子、淫羊藿、石菖蒲)

肾主生殖,不孕症原因虽有多种,但在辨治中肾虚是其关键。周老师根据临床经验,认为现在随着检查的普及及完善,在不孕症的辨治中,多囊卵巢综合征发病率高治疗也相对困难。其中病变主要是卵泡发育障碍并不能按期排出,此类患者在中医临床辨治中常见肾虚为主又兼痰湿肝郁血瘀之象,患者治方中常加用入肝肾经之菟丝子、淫羊藿补肾益精,现代药理研究证明菟丝子有雌激素样的活性,可促进排卵,维持黄体功能;淫羊藿能调节内分泌,不仅能补益肝肾,还能调摄冲任;枸杞子滋补肝肾,协调阴阳;以上三药培补肾之精气阴阳,又以石菖蒲避秽化浊、化痰解痉、通阳利窍相佐,其能扫清痰湿瘀浊等有碍精气循行通畅的病理产物。四药组合以补先天之精利卵泡发育并能按期排出,此为多囊卵巢综合征患者月经净后治方中之必用组药。不孕症中用之以达补肾助孕之效果。

李可老中医传世之"肾四味",为菟丝子、枸杞子、淫羊藿和补骨脂,与周老师"助孕四味"就一味药不同,有异曲同工之妙。然李老四味补肾功宏,一切肾虚均可用之。而周老师助孕四味则用石菖蒲,是借其通阳利窍之性,扫清痰湿瘀浊等有碍精气循行通畅之道,卵泡发育并能按期排出,专用于不孕之证。

(二) 妇科四味(山药、麦冬、当归、白芍)

妇人肝为先天,以阴血为本。周老师认为山药甘平,归脾肺肾经,功能补脾气之虚,又养肾之阴精;麦冬甘苦微寒,归肺心胃经,养阴生津,养肺阴补心阴;当归甘辛温,归肝心脾经,功能补血和营;白芍苦酸微寒,归脾肝经,功能和血养阴。临床常用于气阴两虚、阴亏血少之月经过少,也用于肝肾不足、口干目涩等症。此四药相伍,补阴养血,和血敛阴,临床中或加补气或加疏肝或加益肾或加化瘀或加利湿,妇科经带诸症皆可治之。也用于妇人皮肤干燥、面白失润者。此外还可用于入夜干咳痰少、心悸失眠汗出等内科杂症。

（三）痹痛四味（威灵仙、透骨草、伸筋草、豨莶草）

威灵仙、透骨草、伸筋草合用善治痹痛，这是周老师外祖父所传。痹证多由风寒湿邪袭于经络，留于筋骨，气血凝滞，症见肢体疼痛，威灵仙性温辛散，祛风除湿，通利经络，为治疗痹证疼痛常用之品。透骨草味辛性温，《滇南本草》谓之"其根、梗，洗风寒湿痹，筋骨疼痛，暖筋透骨，熬水洗之"。又谓伸筋草"治筋骨疼痛，其性走而不守"，三药相伍，内服外洗，相得益彰，既能疏风除湿，又能温经通络，暖筋透骨，使痹痛自愈。周老师在临床中常加入豨莶草，取其既补肝肾，又性味偏于苦寒，能少许制约威灵仙、透骨草、伸筋草三药温燥之性。现代药理研究其有扩张血管、降血压之功效。《本草图经》谓："治肝肾风气，四肢麻木，骨间疼，腰膝无力者。"四药合用临床治痹更具优势。周老师在临床中，凡见风、寒邪入络，血行不畅致痹者，或颈、腰椎骨质增生压迫神经导致四肢麻木，甚或多发性末梢神经炎患者，每每用之，麻木重者，配伍延胡索、蜈蚣。方中也常加当归、川芎养血活血，加桂枝、细辛温通，糖尿病周围神经病变，也可用痹痛四味辨证加入黄芪桂枝五物汤或肾气丸中治疗。

（四）不寐四味（茯神、半夏、夏枯草、夜交藤）

失眠之证临床中极为常见。张锡纯云："人能入寐，是由于阳气之潜藏，其不能寐者，即由于阳气之浮越，究其所以浮越者，实因脏腑之气化有升无降也"。周老师外祖父陈洛书先生习用之茯苓、半夏、夏枯草三味治疗失眠，周老师用茯神易茯苓，加强安神之功效，同时加夜交藤形成四味组药治疗失眠。究其机理，夏枯草清肝火，可平心气之浮越；半夏化痰和胃宁神；茯神健脾宁心安神；夜交藤能交通阴阳之气而养心神。四药合用，协调阴阳，使阳气潜藏，化动为静而入眠。故临床可用于肝火偏亢扰及心经、心气浮越致心神失宁之不寐，或脾气不足，痰湿内生，痰火扰心，心动不宁之失眠之辨治方中。据周老师观察，此类患者多为入睡困难，且见舌红苔滑腻或见苔白稍腻者。

（五）治痒四味（刺蒺藜、白鲜皮、地肤子、竹叶）

刺蒺藜辛苦温，入肝肺经，具平肝散风、泻肺散湿，以解郁止痒为长；白鲜皮苦寒入脾胃膀胱小肠经，有清热解毒、祛风化湿之用。周老师认为：两者色白入肺表皮毛，一温一寒，共具散风化湿解毒之用。地肤子苦寒，入膀胱经，功善清热利湿，用于湿热下注，小便淋涩不利或湿热身痒并见等，其可从下助肺利其表湿；竹叶辛淡甘寒，入心胃经，有清热除烦之用，又可清心经热从下而出。"诸痛痒疮皆属于心"，故清心凉散必有制痒之用。四药合用以达清热化湿，散风止痒之功效。

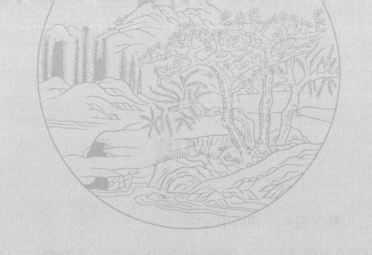

第六章

医学讲稿论文选录

第一节　讲 稿 选 录

一、庆龄医缘——我的中医路

我出生在昆明,5岁不到,父母就到保山教书去了,我和姐姐就一直留在外祖母家,和我姨家的3个孩子一起长大。我的外祖父陈洛书先生,自幼从师福林堂,识药制药样样精通,医理重视调理肝脾。家庭的中医氛围让我从小对中医就有兴趣,当时虽然庆龄医馆已经没有开了,但我仍记得外祖母供佛敬香的佛桌上的右侧,有一只趴着的小石狮子,外祖母说那是神农的坐骑,旁边是座牌位,上边有3行金字,其中有长沙、岐伯天师、孙真人字样,当然,这些对于幼时的我并不知其所以然。记得清楚的是家中的窗台上,有吃藕留下的藕节,有吃香椿留下的椿蒂,有吃橘子留下的橘子皮……有一年春节,那天,弟弟流鼻血,外祖父马上拿点草纸烧成黑灰,用棉花包了塞入鼻中,并拿了几个藕节,刷了一把花瓶中的柏枝叶,火上煮后取汤让弟弟喝下,鼻血止了,好深的印象! 以后我治鼻衄的处方中,藕节和鲜侧柏叶就是必不可少之药。又有一次,买来的包子稍油,我贪吃了,结果拉稀,吃不下饭,外祖母拿了一个鸡肫,夯碎和一撮米放锅中炒至焦黄,起锅后放在小铜钵中加点红糖一齐捣细,那药可是又香又甜。第二天,我没拉稀,吃饭也香了……那时我们小孩的病好像特别容易治,很多次,我咳了,外祖父叫我去药店买点炙麻黄、化红,煮点水加点冰糖,喝了就好;弟弟流清涕,外祖父又叫我去药店买点苏叶薄荷神曲来煮水喝,喝了就好……

小学二年级,外祖父去世了。3年后,我上小学5年级,姐姐上中学已去住校。外祖母病了,很重。我是家里大的,请医生的事只有我去。吕重安老先生是省中医院当时很有名气的大夫。先生戴着眼镜,二话没说,从医院出来,叫了辆三轮车,和我一齐来到家中,诊脉以后处方,此方为附子、干姜、葱白、砂仁。外祖母好了,我也掌握了附子的煨服法。等到后来进了中医学院,我才知道那张救命的方子名叫白通汤加砂仁。初二时,外祖母再次生病,吕老已不出诊,红会医院离家很近,中医科李主任也是早已知名,又是我去请他。下班时间已到,李老脱去工作服和我一齐来到家中,处方我去药店抓来。记得李主任连挂号费都没收。医者先辈的医术德行在我幼小的心灵中烙下了极深的印象。我不禁想起了外祖母说的那些关于外祖父救人如救火的职业操守及给那些穷苦人们送医送药的故事。

1965年高考，姐姐建议报考中医学院，说是接外祖父的班。此正合我意。于是以优异的成绩考上了我的第一志愿云南中医学院。开学后的一天下午，在学校操场边，我遇到了吴佩衡老院长，我敬礼打招呼。院长问："哪里人？"我说"昆明的"。老院长接着说："学中医要背，先背三字经、药性赋……"我说，好，院长，我记下了。没想到老院长边走边背起了药性赋：犀角，解乎心热、羚羊，清乎肺肝……看着老院长的背影，我暗下决心：背！以后的整个从医生涯中，我都以此受益，因为基础的药性记熟了，临床中处方的加减才能得心应手。一年级，我们开课3门，期末考我的《诊断学》98分，《中药学》96分，就连比较难考的《黄帝内经》也得了93分。"文化大革命"开始，我是学院广播员，成天跟着宣传车在外大喊大叫，直到毛主席复课闹革命的指示到来，才听了老师们的一些零星的课程，却没有再考过试，也没有毕业实习。但自小我从外祖父那里就知道"人命关天"，自己既然选择了学医，可就不是闹着玩的。所以我一直没放弃过我的专业学习，除了背方剂，还背《伤寒论》……我请教过李筱圃老师，知道了阳虚水泛用真武汤的道理，我请教过许子健老师，记住了眩晕症的用药，还请教过诸葛连祥老师，明白了癫狂痫的治之不易……以后到丽江从事血防工作的过程中认识了丁螺，学会了显微镜下蛔虫卵与血吸虫卵的鉴别。在峨山抗震救灾医疗队中跟着吕光荣老师及当地赤脚医生认识了很多草药并自采自挖为灾民们治病四月余。

1971年，工作分配到曲靖市第一人民医院中医科，当时教科书上方剂背得比较熟，我自以为可以应付临床了。第一天看门诊，当遇到一个中风的老者由几个儿子扶来看病时，我窘迫无助，感觉处方无从下手，从此才明白了古人的"读方三年便谓天下无病可治，及治病三年方知天下无方可用"的道理。咋办？学、问！学古人的，书本上来，学现代的，杂志上来。需要马上解决的，除及时请教科上的老医生外，给中医学院的老师写信请教也是我学习的好途径，老师们不仅给了我回信，而且在信中耐心地分析病情、立法处方，这真的让我感激不尽。我当时觉得，不学好中医，实在是对不住这些帮助指教过我的老师、长辈！1972年，我与一起分到医院工作的同学老钱结了婚，他后来一直任中医科主任。从此，我们这个小家庭的主线就是中医了，以致儿子后来以优异的成绩考入北京中医药大学，现已是主任医师，硕士研究生导师，省优秀青年中医,入选第五批全国中医临床优秀人才研修项目培养对象。

20世纪80年代,根据国家安排,中医学院招我们这批"文化大革命"中毕业的学生回校学习了半年,称之"回炉"。学习结束时我的考核成绩优秀。以后在漫长的医疗实践中,边临床边实践,边看书边实践。我从小酷爱看小说,但从工作的第一天起直到现在,我早与小说绝缘,一本也未再看。因为要应付繁忙的中医临床,需要学习的东西太多了,我们学记经典,又定了许多杂志,更重要的是时时重温外祖父那些用药经验、临床案例,日复一日,我对先祖的调理肝脾体会越来越深,并用以指导临床。我想,把祖辈的经验用好,是我做孙辈中医的责任,其实,这就是现在说的"传承"。以后,我治病质量也有提高,月门诊量最大的达到1680多人次。1982年中医科成立了病房,为了中医科整体医疗质量的提高,在科主任及全科医护人员的支持下,我参考了大量书籍,主编了《综合医院中医科临床实用手册》,此在云南中医界属首次成书,受到了省卫生厅的肯定并获得了曲靖市科技进步奖二等奖,此书对于本科及基层中医及西学中人员医疗质量的提高起到了较好的作用。随着科外会诊的增多,感觉自己的业务范围逐渐扩大,忘不了那个外科手术后高热不退的40余岁汉子病床上的双手合十;忘不了拿到尿蛋白(+++)转(-)化验单那个肾炎小女孩妈妈欣喜的眼神;也忘不那个被遗尿折磨了20余年准新娘幸福的笑容……以后,我书写的多篇论文在省内外杂志发表并且多次外出参加学术交流,1998年晋升为主任医师。这些成绩的取得,除了自己的不懈努力外,还应归功于在市一院工作过程中,我有幸跟过名老中医袁怀珍老师抄方学习,袁老师开朗豁达,用药奇特,给我留下了极深的印象。又在我院内科跟曹胜利副主任医师进修3月余,曹老师认真地传帮带,让我对西医西药有了一定的认识。后又在昆明铁路中心医院师从名中医詹文涛主任医师半年,詹老师的学而不厌、诲人不倦的品德又让我深为折服。80年代,改革开放到来,当时我们在曲靖已小有名气。不少人都劝我们外出开诊所,以获得更高的收入,但我们坚定地认为:我们是党和人民一手培养起来的大学生,我们的知识是党和人民给的,应该在国家单位为广大人民服务。90年代,我们老院长吴友仁拟定了"威麦宁治疗肺癌"的科研项目,我在其中任材料组组长,工作很辛苦。时任院长杨中对我说:"等威麦宁成功了,一定给你一个大奖。"以后我又负责书写了上报卫生部的总结材料。威麦宁成功了,成为了国家中药二类新药,我没得大奖,甚至没有因科研拿到一分钱,其他几个和我一起工作的同事也一样。但我庆幸参加了这么大的科研项目,学到了不少关于科研方面的知识,这是千金难买的,更为难得的是,在做威麦宁的科研中,我结识了现早已经是国医大师的张震老师,张老师胸襟开阔、学识渊博,让我领略了大家学者的风范。退休后,我被返聘了继续工作,挂号费可以浮动,当时领导也再三动员,但我没有同意再升挂号费,几年下来,我自然少收入了很多钱,但我心有慰藉,因为这是为曲靖人民做的好事。我还有一个习惯,吃饭总是一粒不剩,倒不是像有人认为的是因为小时家中穷苦吃不饱饭而形成的习惯,而是良好的家庭教育,从小对我灌输的理念是"谁知盘中餐,粒粒皆辛苦"。对于钱,不该属于自己的我不会要,这也源于我的长辈的功劳,小时有一次到饭店吃饭,弟弟发现对面的桌子底下有红红的一张,那可是一元钱啊,在当时春节得到的压岁钱,也就是一角两角的,我们可都从来没用过一元钱啊,弟弟一下窜到那里,拿起钱,高兴得小脸都红彤彤的。"把钱放回原处!"带我们吃饭去的叔叔一脸严肃,吓得弟弟立马把钱放了回去。紧接着叔叔告诉我们,别人的东西任何时候都不能拿。叔叔讲了很多,我们似懂非懂,但总的一点我们都记住了,那就是:"不是自己的东西绝不能要"。这就是我们家的传统,也就是我从来不拿药品回扣的原因。由于各方面做得比较好,我几乎每年都被评为医院先进工作者和优秀共产党员,也曾被评为医院十佳医师、评为云南省中医药先进工作者、评为曲靖市三八红旗手、评为曲靖优秀共产党员。分别受到市一院、曲靖市妇联、中共曲靖市委、云南省人民政府的表彰奖励。这些奖励,也激励着我更好地工作。

2012年我通过省里面遴选,成为第五批全国老中医药专家学术经验继承工作指导老师。现在国家中医药管理局的名医工作室也批复下来了,我们编写的《调理肝脾的理论基础及临床实践》已正式出版。这一直是我们要把自己的点滴心得留给从事中医后来者的愿望,也是我们继续努力的动力。

感恩我生命中遇到的我的外祖父!感恩我的各位老师!是你们无私的付出,一路陪伴着我的中医之路,感恩源远流长中华民族的优秀传统文化,让"大医精诚"的教诲成为我们每个中医人的必修课。

让我们一起努力,努力提高临床疗效,保持良好的职业道德,这是我们中医人毕生的追求和最重要的责任。与我的同道共勉!

(《名医工作室第1次会议讲稿》2019年6月)

二、从临床组方看理法方药的一致性

很高兴受邀在云南省中西医结合医院,和大家一起谈谈中医。

前些年,我主编过一个手册叫《综合医院中医科临床实用手册》。为什么要编这本手册呢? 因为当时我们医院发展特别快,进了很多新设备,检查项目也增加了很多,为了提高中医科整体的诊疗水平,使中医科的整体业务素质能跟上医院的发展速度,让大家在临床中检查治疗上有个范本,决定编这本手册。在这本手册的前言中我说:"临床疗效是中医赖以生存和参以竞争的关键"。这是我在综合医院中医科工作了一辈子的切身体会。因为在综合医院,我觉得,中医必须靠疗效说话,而不断提高临床疗效是我们每个中医追求的目标。

如何才能提高临床疗效呢? 我认为,一要加强基本理论的学习,第二当然是反复的临床实践了。熟悉中医理论,既是理论指导实践,又可以用实践证明理论,也就是我们强调的理法方药的一致性。第三还有个异法方宜的问题,什么是异法方宜呢?《黄帝内经素问》第十二篇就叫《异法方宜论》,黄帝问曰:"医之治病也,一病而治各不同,兼愈何也? "岐伯对曰:"地势使然也。"黄帝问道: 医生治疗疾病时相同的病而采取各种不同的治疗方法,结果是都能痊愈,这是什么道理呢? 岐伯回答说: 这是因为地理形势的不同而治法各有所宜的缘故。这里虽然讲的是"地势",但其根本讲的是治疗方法,所谓"三因治宜",就是要根据不同病因找出根本病机,据此病机遣方用药。我们掌握了中医理论,也在临床中接触各种各样的患者,理论与实际如何统一,这就需要异法方宜,就是针对不同的病机,根据中医理论,选择不同的治疗方法来遣方用药。《医宗金鉴》说:"盖以人之形有厚薄,气有盛衰,脏有寒热,所受之邪每从其人之脏器而化,故生病各异也。"一个高明的中医医生,是能够将许多治病方法综合起来,根据具体情况,在灵活运用中保持理法方药的一致性,使患者得到适宜治疗。所以治法方药尽管各有不同,其因理拟法,因法组方,因方遣药,结果是疾病都能痊愈。这就是由于医生能够了解病情,并掌握中医治疗的基本原则的缘故。《素问·至真要大论》中说:"必伏其所主,而先其所因。"《素问·阴阳应象大论》也说:"治病必求于本。"张仲景说:"观其脉证,知犯何逆,随证治之。"这些已成为指导临床的千古不变之定律。因疾病的产生,必有其根本原因,病机的变化必有其关键所在,这是矛盾的主要方面,所以治病者,务必求其根本,这就是理。就是根据病因进行理论分析,找出病机。

《伤寒论》中仲景就是辨证论治的宗师,每每求其病机之关键所在,如太阳经证:"脉浮,头项强痛而恶寒"。此为太阳病提纲,也是太阳病经证辨证的主要症状,仲景提示我们: 临床上如果出现"脉浮,头项强痛而恶寒"的症状,要考虑这是风寒外邪侵犯肌表,这是太阳病的病机,但是不是所有的太阳病表现都一样？答案不是。因为伤寒论太阳病接下来是："发热汗出,恶风,脉缓者,名为中风"。"已发热,未发热,必恶寒,体痛呕逆,脉阴阳俱紧者,名为伤寒"。而后进一步分析:卫强营弱,营卫不和属太阳表虚证,治疗只需调和营卫,汗出病解。其辨证要点是自汗、脉浮缓,可用桂枝汤。腠理致密不得汗出是太阳表实证,非开表发汗不足以驱邪外出,其辨证要点是无汗、脉浮紧,可用麻黄汤。又如治少阴寒化证之阴盛格阳证用白通汤、白通加猪胆汁汤,这两个汤方的创制是针对其病机本质为寒,其下利脉微是其辨证要点,此都为阳气微。病机是阴寒内盛,阳气式微,白通加猪胆汁汤则为阳为阴拒,阳无所附,表现出干呕心烦等表热之象,所以以此订立治则就是:温阳散寒,引阳入阴,用大剂干姜附子温里散寒,又用猪胆汁、人尿苦寒反佐姜附,引阳入阴。这些都是治病求本、理法方药一致的典范,对我们的临床有很大的指导意义。

所谓理就是中医理论,法就是治疗法则,方是方剂组成,药是药物应用。理中有法,法中有理,理法的本身就是应用方药治疗疾病之临床实践的反映,但它又指导着方药的实践。现在我通过两个临床病证,谈谈在临床中治病求本的原则以及立法处方用药的体会,也就是中医临床中如何达到理法方药的一致性,即以法统方,以方遣药。因为在临床组方中,有相应的理论为指导,遣方用药就有的放矢,而临床疗效也就会达到相对较好的水平。

一是崩漏。崩漏是妇科的常见病,也是妇科的一个疑难重症,其证为月经非时不止或淋漓不尽,前者谓之崩,后者谓之漏,虽然出血情况不同,但二者常交替出现,其病因病机基本一致。崩漏的主症既为出血,我们就先从血的生理病理复习一下。

生理:

中焦受气取汁,变化而赤是为血。说明血是由水谷精微通过脾心肺的作用化生而成。

气为血帅,血为气母。说明了气血的相互依存关系。

心主血,肝藏血,脾统血,说明了血与脏腑功能的关系。

病理:

崩漏的病理情况属于血不归经,哪些因素会引起血不归经呢?

气虚:血随气行,气不摄血,血不归经则出血不止。

脾虚:脾虚统摄无权,血不归经则出血不止。

肝疏太过:肝封藏不固,藏血功能受损则血妄行。

血热:迫血妄行。血属阴,本静,因诸经火逼,遂不安其位而妄行(《医方

147

集解》)。

阴虚阳搏谓之崩：肾阴阳失衡，冲任受损导致血不归经。

瘀血留滞：离经之血，必然生瘀，瘀血不除，出血难止。

综上所述，我们可以看出：崩漏的病理与气虚、脾虚、肝旺、血热、肾之阴阳失衡、瘀血等均有关系。以此可以确立治法：即补气固摄，调理肝脾，养阴清热，调冲祛瘀。当然，崩漏既为出血，止血当然为第一要务。整个处方应以血止为目的。

据此自拟抑崩止漏方：黄芪、太子参、白术、柴胡、白芍、生地、牡丹皮、黄柏、续断、蒲黄炭、荆芥炭、仙鹤草。

处方组成：

黄芪、太子参、白术：补气固摄以止血。

柴胡、白芍、白术：调理肝脾、升清止血。

生地、牡丹皮：养阴清热、消瘀凉血止血。

黄柏、续断：养阴泄火，固冲止血。

蒲黄炭、荆芥炭、仙鹤草：祛瘀固摄止血。

方义：方中黄芪、太子参、白术补气固摄为君；柴胡、白芍、白术调肝理脾为臣；生地、牡丹皮、黄柏、续断养阴泄火固冲为佐；蒲黄炭、荆芥炭、仙鹤草祛瘀止血为使。本方既体现了根据崩漏成因的治疗原则。也体现了澄源、塞流的止血原则，配伍全面，经过临床实践，疗效良好。

加减：气虚甚者，常表现短气脉微欲绝，以西洋参易太子参，并加升麻，加强补气并佐以升提；舌红少苔者，加女贞子、墨旱莲，以补肝肾之阴佐以止血；下血色黑有块者，加益母草、生三七粉或血余炭以祛瘀止血；下血量多色红者，加黄芩、地榆加强清热以止血；大便不实者，去生地。

本方适应证：月经量过多，月经经期过长，功能性子宫出血。

病案举例：杨某，女，41岁。今年2月份无明显原因经期延长，未予注意，次月月经提前而至，历时十余天未尽，就诊于曲靖市妇幼医院，在该院行刮宫术，术后血止。血止后不到十天复又出血，遂到贵阳、昆明等地医院就诊，再次作刮宫术，两周后仍又出血，因惧怕清宫在当地及曲靖寻中医治疗，效果欠佳。现已出血两月余，经他人介绍来诊，诊见患者面白无血色，纳少心烦，腰酸便难，出血时多时少，有时带紫黑血块。舌淡滞，苔薄少津，脉细弦无力。

中医辨证：气虚冲任不固，肝脾不调，血热妄行。

治则：补气调肝脾，固冲消瘀，凉血止血。

处方：自拟抑崩止漏汤加益母草、血余炭。黄芪30g，太子参30g，白术25g，白芍18g，柴胡12g，生地25g，牡丹皮15g，黄柏12g，续断12g，荆芥炭12g，蒲黄炭15g，仙鹤草20g，血余炭6g，益母草15g，3剂。并嘱不可过劳，忌辛辣热性之品。六天后复诊，血止经尽，心情愉快，微感乏力腰酸，给补中汤加熟地、白芍复旧善后。

体会：崩漏一病，病机复杂，《素问·阴阳别论》："阴虚阳搏谓之崩。"《诸病源候论》："崩中之状是伤损冲任之脉，冲任之脉皆起于胞内，为经络之海，劳伤过度，冲任气虚，不能制约经血。"《医学入门》：论崩漏之热，病在胞中血海处。关于治法，历代医家有不同看法，如《兰室秘藏》治法重温补，《丹溪心法》提出"补阴泻阳"，《薛氏医案选》从肝论治，《景岳全书·妇人规》云："但使脾胃气强，则阳生阴长，血自归经矣。"本人认为崩漏一病，为虚实夹杂，将历代医家对本病病理治法综合用之则较为全面，气虚、肝旺、脾弱、肾之阴阳失调，以及血热、血瘀等均为本病之因，临床病例中少有单一病机致病者。自拟抑崩止漏汤方中，黄芪补肺固上，人参、白术健脾和中，柴胡疏肝兼升少阳清气，白芍敛肝和营，生地、牡丹皮凉血行瘀兼清肝火，黄柏补水治相火偏亢，续断调冲任使肾之水火相济，又加蒲黄炭、荆芥炭祛瘀止血，大家都知道，仙鹤草又名脱力草，有补虚止血作用，可以用于各种出血。因其方药配伍由辨证治法而来，故体现了理法方药的一致性，也在临床实践中取得较好疗效。

第二个谈肺癌。肺癌是起源于支气管黏膜和腺体的常见恶性肿瘤，由于环境的污染等因素，本病发病率呈逐渐上升的趋势，患者早期可无症状，多为体检中发现病灶。临床最常见的症状是咳嗽，还有胸痛、咳痰，气急喘促，咯血，消瘦乏力等一系列症状，本病以胸部X线片、CT可以确诊。

本病病变在肺，我们先从肺的生理病理来复习一下：

生理：肺为华盖，与大肠相表里，主治节，宣发和肃降，通调水道，主皮毛，主气，主声。

病理：

悲伤肺：悲则气下，气不足，津液不布而从痰化。

肺为娇脏，不耐寒热：热邪伤津，寒邪伤气，气津失布。化为痰瘀。且寒热之邪，直伤肺之气阴。

温邪上受，首先犯肺：外来邪毒或从口鼻而入，或从肌表而致。温邪伤气阴，又会炼液成痰。痰阻肺络，又可生瘀。

诸气膹郁，皆属于肺：气机不舒，化火伤肺，痰火相搏，积而难消。成为老痰、顽痰。

肺气虚损：制节失常，也导致津液不布，化为痰浊。

从以上可以看出，在肺之气阴受损的基础上，各种病邪所致的痰瘀贮于肺部，成为积而难消的癥积。所以肺癌的基本病机是正虚邪实。根据病机我们先考虑扶正为主。

人体是一个有机的整体，人体各脏器之功能密切相关，在正常情况下五脏功能相生相克，维持着一个动态平衡关系。任何一个脏器有病，都必然涉及其他脏器，其病理生理皆可以相互转化。

我们这里先复习一下五行生克、制化。其中有我生、我克的动态生理病理关系。整体的五脏生克乘侮我们就不用讲了。因为我们讨论的是肺，就以肺为中心说一下：从肺开始：肺金生肾水，肾水生肝木，肝木生心火，心火生脾土，脾土生肺金。从相克来看，火克金，生火之源责于肝木。

由于肺金受损，肺金本脏气阴不足，在肺金本脏气阴不足的情况下，如何才能保持五脏功能的动态平衡呢？那就必须调其四脏功能以扶肺金之气阴。如何调整？

正常的五脏生克是金生水，现肺气阴受损，金生水不力——补肾水免耗金气。同样，肝木偏亢，肝木化火克金——清肝泄火免克金。脾土气不足，土生金不力——健脾培土以生金。

以上可以看出，要在肺脏受损的病理情况下维持五脏六腑的阴平阳秘。我们可以得出治法：即首先要顾护正气，即要补肺之气阴。此为肿瘤治疗中最重要的方面，正如张景岳说过："未有正气复而邪不退者，亦未有正气竭而命不倾者"。其次要培补中土，平心肝之火，滋补肾水，以使在肺脏金气受损的情况下，维持五脏六腑功能的动态平衡，也就是要维持基本的脏腑功能的整体运作。以上两点都为治本。第三要泄热解毒，化痰消瘀散结。此为治标，通过以上方法标本同治。

从以上分析，我们可以得出治则；补肺肾之气阴，调理肝脾，清热解毒，化瘀散结。

以治法拟定基本处方：

黄芪、苏条参、白术、怀山药、女贞子、天冬、黄芩、白芍、佛手、陈皮、重楼、白花蛇舌草、茜草、威麦宁。

方解：

黄芪、苏条参、白术：培土生金，补脾肺而实金气。

怀山药、女贞子、天冬：补脾肺滋肾水免耗金气。

黄芩、白芍、佛手：泻心肝之火以扶金气。

陈皮：固护胃气（有胃气则生）其与参芪术相伍可理气和胃、畅达中土。

重楼、白花蛇舌草、茜草、威麦宁化瘀散结，清热解毒抗癌。

因为肺癌患者有时临床症状比较多，所以在应用过程中，可随患者临床症状加用治标药物，如胸痛加瓜蒌壳、延胡索等。咳血加白茅根、白及、藕节等，发热加柴胡、石膏等。

病案举例：樊某，男，62 岁。患者青年时开始吸烟，有慢性咳嗽史近 5 年，一年前因老伴车祸过世，惊吓悲伤过度，曾病失眠 2 个月余，经治疗后症状稍有减轻，但感冒频作，感冒则咳嗽加重。3 个月前因背痛在当地对症治疗效果不好行胸片检查，发现右肺下叶不规则块影，按医嘱先行抗感染治疗，输液一周后自觉症状无明显改善且咳嗽加重，咯吐脓痰。到我院行 CT 检查提示肺癌，收住院治疗。因受家庭经济限制选择中医治疗。患者来诊时，面色青白，诉背痛，咳吐黄色脓痰，气短纳少，寒热不适，偶有头痛。舌黯红苔稍厚少津，脉弦滑无力。中医辨证，肺气阴两虚，肝脾失调，痰热瘀阻之肺积。

治则：补肺之气阴，调肝健脾，化痰清热散结。

处方：自拟益肺散结汤加味。

黄芪 30g，白术 25g，太子参 25g，天冬 18g，怀山药 30g，女贞子 18g，柴胡 12g，黄芩 12g，延胡索 15g，赤芍 18g，浙贝母 15g，重楼 12g，连翘 18g，薏苡仁 30g，白花蛇舌草 30g，茜草 15g。

威麦宁胶囊 5 粒，随汤药内服。7 剂。

忌酸冷、辛燥、茶。

这里需要说明的是方子中的后 2 味药：一是茜草的用药根据，前几年，我看过一个报道，说是日本东京药科大学生药系教授系川秀治从茜草根里提取了几种化学成分 RA1~RA7，其中 RA7 抗癌效果最好，适用于治疗肺癌、大肠癌等。其抗癌作用与西药化疗药物长春新碱、阿霉素等相同，而且没有这些化疗药物的副作用。所以我将茜草用到治疗肺癌的方药中。第二谈谈威麦宁，威麦宁是我们医院生产的一个中草药制剂，威是宣威的威，麦就是金荞麦的麦，金荞麦又名野荞根，味甘微苦性平，功用为化痰消食，消肿解毒，收敛疮疡。大家知道，宣威是我省肺癌发病最高的地区，当年我们院长带医疗队到宣威进行肺癌普查时，发现当地老百姓有用金荞麦治疗咳嗽咳痰等肺病的经验，于是酝酿了用宣威金荞麦提取有效成分用于治疗肺癌的科研。此项科研历时了好几年,全国近20家医院对该药进行了二期临床观察,总有效率为82.72%,药品名称定名威麦宁,由卫生部批准为国家2类新药。威麦宁是我们医院的1个重大科研成果,我参加了这项科研,从中认识到要搞好一项科研还真不容易。这是题外话。威麦宁虽然有抗癌作用,但我觉得还不足以应对肿瘤的临床,所以我习惯将其和中药处方同用,在辨证的中药处方中发挥它的抗癌作用。

两周后患者之子来诉,患者服药后自觉精神好转,背痛稍减,请求给原方回当地服用。半年后患者再次来诊诉已服药三四十付,背痛消失,仍时咳,有痰黄白相间,寒热不作。观其面色好转,纳可,且未发现有胸痛咯血等症,延一诊方去延胡索、柴胡,加冬瓜仁30g、桃仁10g。以后未见患者来诊。一年后其子再次来取药,诉其父一切尚可,能从事一般家务活,但多汗,偶咳,仍有痰。延二诊方加麦芽30g。新近其子带孩子来诊,诉其父近一年仅间断持方服用,今年过年时死于高热、头痛、呕吐不进食。在家未进医院而终。从发现肺癌开始,中药间断治疗能存活近三年,这是中药的作用,它延长了患者的生命,而且在一定程度上提高了患者的生存质量。

体会:本方集补气阴、健脾化痰、疏肝散结、除湿热解毒为一炉。方中黄芪、太子参、白术健脾益气,怀山药、女贞子补脾肺滋肾水,薏苡仁、浙贝母、白花蛇舌草、黄芩、茜草、重楼、连翘以及威麦宁胶囊清热化痰散结,柴胡、赤白芍、延胡索疏肝。此为谨守病机,根据见症,以法立方遣药。

肿瘤是整体疾病的局部表现。其发生发展与脏腑功能有密切关系,其由瘀血、积滞、痰湿、热毒在一定的条件下,相互聚结而成。而五行之中,肺属金,主一身之气,肺主气功能与各脏腑气化升降失常有关,肺之宣降功能失常,则脾失健运,肝失疏泄,水谷精微不能正常运化,痰浊必从内生,相反,脾运不足,肝之疏泄失常,也影响肺之宣降,所以我认为在肺癌的治疗中,要把顾护正气放在治疗的首位。力求维持脏腑功能阴平阳秘之动态平衡。人体的正气充足,才可能抗邪祛病。要调整人体的内环境,在解毒清热,消痰散结等局部治疗的同时,更要发挥整体对局部的调控作用,这就是扶正,而扶正的内容,不仅包括健脾益气养阴益肾等,而且包括平肝疏肝,《丹溪心法》有云"忧怒郁闷,昕夕积累,脾气亦阻,肝气横逆,遂成隐核",所以清除致病因素,亦为扶正。西医学动物实验证明,癌症的发生发展和转移与社会心理因素密切相关,情绪忧郁、压抑,心理失衡与癌症的发生发展呈正相关,长期不良的精神刺激可以耗散人体正气,导致人体脏腑功能失调,由此又导致气滞、痰凝、湿浊、瘀血、热毒,邪积日久,经络阻滞,势必成癌。在临床中,我观察过,很多肺癌患者发病前都有过这样那样的、或长或短的精神创伤。

在扶正中,补气阴益脾肾与调肝健脾同等重要,这些方法,也应该是治未病的主要方法。总之,在癌症的临床治疗中,一定要谨守病机,以患者的具体见证为依据,依证立法,依法组方选药。力求人体的正气能与邪气抗争,达到延长生命,提高生存质量之目的。本病种病例尚少,还有待于继续总结,仅给大家提供一个临证思路。以上两个例子,只说明一个问题,就是在临证中,立法必须符合辨证,方药必须紧扣立法。治病必求于本,这是中医临床最基本的治疗法则,只有遵守这个法则,才能达到提高临床疗效的目的。理法方药的一致性,也正是由此而来。谢谢大家!

(《国家第五批老中医药专家学术经验专题讲座讲稿》2014 年 7 月 30 日)

三、谈谈调理肝脾与新型冠状病毒肺炎防治

新型冠状病毒肺炎(简称新冠肺炎)现已在全世界蔓延,国内每日有输入病例,同时不断有本土病例的发生,故对新型冠状病毒的防治已转为常态。中医在抗击新冠肺炎中,对该病轻中型有良好的治疗效果已被公认。在新形势下,进一步对新冠肺炎中医的发病机理、预防及治疗方法进行探讨很有必要。本文从调理肝脾学术观点出发,对新型冠状病毒肺炎预防及中医早中期治疗作一阐述。

新冠肺炎是一种极具传染性的呼吸道疾病,以发热、咳嗽、喘促为主要临床表现,又常见呕吐腹泻等消化道症状。属中医疫疬、瘟疫等范畴。本次疫疬潜伏期长,此与湿疫毒邪重着黏腻的特性有关。湿疫侵入人体,或从热化,或与体内寒气相合,变生发热泄泻等症。"温邪上受,首先犯肺,逆传心包",疫疬之毒邪或经口鼻而入,或经皮毛而致,直接犯肺。故其病位在肺。

新冠肺炎是一种新发生的具有普遍易感特性的传染病,但显而易见,在同一环境中,老年人,有基础疾病者,小孩为重点易感人群。在相同的治疗条件下,有的患者可由重转轻以至痊愈,有的患者则会由轻转重甚或不治。究其根本,应归结于《素问·刺法论》"正气内存,邪不可干""邪之所凑,其气必虚""留得一分阳气,始有一分生机"之定论。老年人,阳气已虚。有基础病者,阴阳失调。小孩子,则阳气未充是也。病者由重转轻至痊愈,此阳气渐起、邪毒消退;由轻转重或不治者,此正气渐亏、正不胜邪而已。

肺在人体为五脏六腑之华盖,主皮毛、主一身之气,又为水之上源,在气主降,在性属金,金为土生,又克肝木,肝木克脾土,又可生火刑金,故在新冠肺炎

病毒犯及肺金,首先以其有关联的脏腑就是肝脾。在日常生活中,人要养生长命,要防病于未然,必须注意肝脾的调养,张景岳说:"四季脾旺不受邪","脾胃为气血生化之源"。脾旺则后天供养充沛,正气旺盛,抗病力强,脾气旺则"正气内存,邪不可干"。若脾气虚弱,正气不足则抗病能力低下,即"邪之所凑,其气必虚"。故要治未病即预防疾病一定要顺应四时寒暑之变,又要顾护脾胃之需。过劳、过食、过思、过郁均应避免。这在新冠肺炎的预防及治疗中同样具有重要意义。《灵枢·师传》云:"肝者,有助卫固表之用",肝气调达,升发一身之气机,其疏泄少阳之气,使之达外以输布肌表而充卫气,卫气充实,腠理固密,外邪自不可干,故肝有抵外邪的作用。肝强则抗病力强。又肝藏有形之血,疏泄无形之气,所藏之血经其疏泄作用而调节布散周身,人体四肢百骸诸窍得其所养。又肝为将军之官,主谋虑,故肝不仅能调节人的身体功能,还能调整人的心理功能,情绪稳定,开朗乐观是治未病即预防疾病的关键,同样也是新冠肺炎预防治疗的关键。从本次新冠肺炎的临床中可以见到,心态积极向上,开朗乐观性格的人能吃能睡,病情恢复较理想。而心情紧张,悲观失望寝食难安者则病难向愈。

　　人体脏腑功能在正常的情况下,升降有序,肺主降,肝主升,脾胃中土,为气机升降之枢纽。脾运正常,水谷精微化生的气血津液则可以疏布周身,以维持各脏腑的功能活动,而脾运正常,要赖以肝之疏泄,若肝气郁滞,一可化火刑金,二可横逆犯脾,木不疏土,土运不及,则津液化为痰湿,泛于经络,即脾为生痰之源是也。又肺为储痰之器,新冠肺炎相关之湿疫病毒侵犯肺金,肺经气机受阻,水之上源水不化气,津气疏布周身无能,泛为痰浊,加之脾运失常之内生之痰湿注入肺金,大量痰浊阻于肺络,肺之经气宣肃无能则咳则喘且痰不得出,痰浊郁滞,又加肝郁化火灼肺,痰热成瘀,痰瘀积聚,肺络闭阻,肺之气阴受损,肺热叶焦,功能丧失,以致呼吸不能。因其病因涉及痰浊及气,与肝脾相关,故在新冠肺炎的辨治中,调理肝脾应为重要而直接的手段。通过宣肺化痰、疏调气机、健脾开胃、培土生金等,使脏腑功能各司其职,使已入之湿邪疫沴无法转为痰火,肆虐少阴。其可以阻断温疫之邪逆传心包伤及少阴病入五脏。这是中、轻型新冠肺炎中医治疗有效的原因之一。

　　在当今社会中,由于饮食结构的改变,竞争激烈,人们五味杂陈,生活起居规律失常,往往导致肝脾受损的潜在病机,在中医门诊中,脾湿不运、肝郁气滞导致的失眠多梦、虚胖无力、心烦意乱、月经失调等亚健康人群最为多见。调理肝脾,培土生金,可以加强肺抵御外邪的功能,又可以改善肺作为储痰之器的内环境,脾胃纳化功能正常,气血津精布散五脏六腑,五脏强健,不仅内生痰浊之邪无从而起,外来湿疫之邪亦不能化为痰浊,肺不为痰浊所困,其宣肃正常,咳嗽喘促之症就不会发生。作为新冠肺炎预防和病情初中期的干预,中医的调理肝脾应有较高的实用价值。新冠肺炎集中治疗的方舱医院中的大量轻中型患者,中医不仅药物治疗,而且指导患者作力所能及的运动诸如打太极拳等以助脾运、让患者听唱愉悦心身的歌曲以助肝疏,这些身体心理上的外部调节,也促进患者的肝疏脾运,使患者身体逐渐进入阴平阳秘的最佳状态即痊愈。这是新冠肺炎中医治疗的特点,也是中医自古以来所倡导的辅助治疗要素。

综上所述,从预防的角度来看,中医对新冠肺炎的预防与普通疾病的防治机理相同,在重大的不可预知的疾病来临时,人体自身的阴平阳秘是抗击疾病的根本,而适量的运功,合理的饮食,愉悦的身心,有助于肝脾肺功能的协调畅达,肝脾肺各司其职,则是人体阴平阳秘的重要条件。这是中医治未病的方法与目的,也是预防新冠肺炎的最根本的措施。在人体足够强大的正气面前,病毒的侵犯能力必然会降低,加上戴口罩、勤通风、勤洗手,良好的卫生习惯就可使新型冠状病毒之湿疫毒邪无法从人体口鼻肌表而入。

新冠肺炎轻中型患者占发病人员中的绝大多数,天人合一之理论的中医学参与是中国抗击新冠肺炎的一大优势。临床中其治疗原则充分考虑到肺与肝脾之间相生相克、相乘相侮的生理病理,从其升降,重在改善杜绝痰浊生成的内在环境,重在肝脾肺气机的调理,在新冠肺炎的早中期进行干预,可以阻断其湿疫毒邪"逆传心包",让湿疫毒邪尽可能不犯及心肾少阴、以致转为五脏俱焚之危重症。实践证明,这是中医在治疗新冠肺炎中应该也可以起到的积极作用。

(《名医工作室第 5 次会议讲稿》2020 年 6 月)

四、经方临证应用体会

各位同仁,下午好！今天我通过几个经治病例,谈谈我在临床中对经方的选择及应用体会。

例 1：发热不退案。

干部病房会诊病例,刘某,男,47 岁,地财政局干部。因发热咳嗽 3 天在院外治疗无效入住干部病房,检查除白细胞偏高,双肺纹理稍粗外未发现异常,经抗生素静滴及对症治疗后咳有减轻,但体温一直反复,输液持续,大便不行,给果导片,大便即偏稀。刻下症:偶咳有痰,大便偏稀,有时每日 2~3 次,纳少。近来时有呕恶,食少且食后腹胀,有时体温达 39℃,肌注氨基比林后大汗出,体温下降,但旋即觉背部发紧,双手发木、拘急不适。发热以午后为重。诊得脉细弦滑,舌尖边红,苔薄滑。辨证为外感邪入少阳脾运失常,拟方柴平汤加粉葛、焦神曲、桂枝。自觉对证:因为一般外感夹湿,表解湿化热必退。两剂后复诊,患者除食后胃胀稍有减轻外,病情基本同前,发热依然。重审其证:①主症发热,发热虽于午后加重,但并非寒热往来见症,且患者发热已 20 余天,已非外感邪入少阳之时。故小柴胡汤的选用可能不完全对证。②大便稀,提示体内湿气过重,此为脾运失常,但脾运失常的原因又是什么呢?为何健脾运湿的平胃散用之无效?细思病机,想到此因水湿过重已超过平胃散运湿之能力,大量水湿从哪里来?天天连续输液,输液是人为地将大量水湿带入人体,大量水湿积滞已超过脾运之所能,也绝非平胃散所能化散。水湿弥漫三焦,三焦气化失司,水湿蕴久必从热化,以致发热不退,此热从水湿积滞而起,虽热又具湿性黏滞之特性,所以发热迁延。水湿弥漫三焦,在上影响肺气肃降通调水道之力,故时咳有痰;积滞中焦则致脾运无能、胃失和降,故有时作呕及不思饮食;水湿弥漫下焦则大便偏稀且次数偏多。《温病条辨》中有三仁汤条下云:"午后身热,状若阴虚,汗之则痉,下之则洞泄,润之则病深不解,三仁汤主之。"细思患者病变全过程,肌注"氨基比林"汗出热退,但见其背部发紧,双手麻木,此可谓汗之则痉,大便不下用果导又致大便溏泻,此可谓下之则洞泄,输液持续,水湿加重,比润之更胜一筹,故病深不解、发热不退。此时豁然开朗,建议主管医生停静脉滴注。处方三仁汤加味:杏仁 12g,白蔻仁 10g,炒苡仁 30g,法半夏 12g,厚朴 18g,木通 6g,滑石 20g,柴胡 12g,赤芍 15g,黄芩 12g,竹叶 12g,葛根 30g,白芷 15g,桂枝 15g。3 剂。开水煎,每剂煎 3 次,混合分 5 次服用,每日 3 次。第三天下午患者爱人到中医病房来告,药后一天热度开始下降,今天一整天体温都正常。次日出院,患者到中医门诊开出院带药。看患者精神面貌较前好很多。诉乏力、纳少,大便偏稀。脉细滑无力,舌淡红苔薄稍腻。辨证肺脾两虚,脾运不足。处香砂六君子汤加黄芪、厚朴、焦神曲、炮姜。3 剂,以补脾运中益肺。

中医处方分析:处方 1 为柴平汤加减,虽此发热不似柴胡证,但柴胡黄芩据现代药理研究有退热作用,所以用之不错,且时有呕恶也是小柴胡汤适应证。平胃散主治大家知道,祛湿运中最为首选,所以以上处方的选择应该是基本对症的,但因为病重药轻,方药基本对症但没有效果。处方 2 为三仁汤加味,三仁汤首理三焦,杏仁降肺气通调水道,白蔻仁、薏苡仁、法半夏、厚朴性燥理中焦之痰湿,滑石木通从下通达气机,水湿下有出路,竹叶清心解热,诸药合用,湿热从三焦而解,加柴胡赤芍黄芩,合上原方中已有的竹叶,此取祖传小儿退热方中退热药组之用,葛根、白芷解肌退热且能止泻。最后我们谈一下桂枝,桂枝辛甘,有化气助阳之功,"病痰饮者,当以温药和之",水湿痰饮同为阴邪,非温不化,非通不能散,桂枝有温通经脉、化气助阳之力,故用之极为合适,其针对的是阴寒水湿本身非温不化的性质。由于病机认识到位,经方选择合理,加用药物有的放矢。故取得极好的临床疗效。

例2:肺性脑病案。

内二科会诊病例,女性,68岁,黄家庄农民。因肺心病并心衰入院,经西医强心利尿抗感染治疗后,患者下肢浮肿已减,紫绀稍有减轻,近两日睡眠增多,醒时感头痛,前日下午午睡至4点多,醒后诉头晕头痛,神识微有异常,至晚出现头与上身频频前倾不能自持,经神经内科会诊为肺性脑病,给予相应治疗,但症状无明显改善,于今日请中医会诊。刻下症:颜面口唇色黯,头不时向前倾,头动时连肩背向前下方仆,不能自制,其女儿随时以手扶患者肩,以防跌仆。双下肢轻度浮肿,纳食稍差,大便微溏。脉六部皆沉,舌黯苔微腻。肺心病并心衰,中医辨证为水气凌心。有纳减大便微溏,此脾虚脾运不足,患者头向前倾连背不能自持,此为动,动者风也,推断为脾虚生风,以陈夏六君汤合苓桂术甘汤治加息风药牡蛎、代赭石。2剂,嘱每剂吃一天。药后又诊,其女诉药后第二天进食稍有增加,其他症状无改变。故脾虚生风并不成立。怎么办?当时处方还真无从下手。头晕身动、头晕身动……突然,《伤寒论》仲景真武汤条下有云:"心动悸,头眩身瞤动,阵阵欲擗地,真武汤主之"出现在我的心中,感谢医圣救了我!此患者的病状就是真武汤适应证。真武汤治水气凌心、也就是治心力衰竭的主方,这是我在中医学院专门请教过李筱圃老师的,李老师说过:西医说的心衰,在中医应辨为阳虚水泛,肾阳虚衰,不能蒸腾化气,而成水气凌心重证。此时就要用真武汤。记得当时李老师还用柴火烧水作比喻,说只有柴多火大,吊在火上面的大锅中的水才会开,水开了才会变成水蒸气……水湿积滞,流于下则下肢浮肿,犯上则喘,留滞中焦则化痰饮,李老师是这样解释肺心病心衰的各种症状的。但本例患者心衰经西医治疗已经基本纠正,患者下肢肿虽未全消,但其女说较前已好很多,喘也不明显了,肺性脑病,怎么与真武汤挂得上钩呢?但这真的是根救命稻草,因为它解决了我开不出方子的困窘。有了伤寒条文垫底,我胆子大了很多,于是处方,真武汤原方加菖蒲、牡蛎、代赭石、泽泻、天麻。2剂,其中黑附片30g,每日一剂。此病证非同小可,处方虽开出,但我心中无底,所以倍感忐忑。由于急于观察疗效,第三天门诊才上班,我叫来诊的几个患者稍等一下,急匆匆地跑到内二科病房,迎头就见到科主任老仇,他笑着说,"慢点慢点,好点了",他指的当然就是这个患者,我心里一块石头落了地。以后老仇居然就把我叫作周附片,估计是他也领略了我们吴佩衡老院长称之为中药十大主帅第一名附子的威力。患者几天后出院了,临走时又开了几剂补气阴健脾温阳利水的中药。

真武汤治疗肺性脑病的中医病理分析:本病因肺心病心衰在治,心衰基本纠正,因长时间肺通气功能减弱,脑供氧不足,经住院有所好转时误听他人说起吸氧很贵,夜间自行关闭氧气导致脑缺氧加重引发肺性脑病,主症以意识不甚清醒,且头身老往前仆为特点,其伴随症状为原肺心病症状紫绀、短气乏力、纳少、下肢微肿。脉细滑无力,舌偏紫滞。动为风相,先辨证脾虚生风,以健脾息风治,用六君汤补脾益肺,加平肝息风药。用苓桂术甘汤温阳利水继续纠正心衰。药后无效。后用真武汤有效,这是为什么呢?我们知道:成病之因,便是病本,此为找到了病本。脾肾先后天的关系。按脾虚生风治为何不效,是在原来的辨证中,没有考虑到在肺心病心衰病变中,脾虚之根源在肾阳,阳虚水泛,阳虚水才泛,土运不及是因为肾阳虚。肾阳不足则脾运失常,土壅木郁,木郁化风,风邪上干,扰及元神,应是本病病理,要助脾运,疏土泄木,必须加大火力,从肾阳入手。分析真武汤组方:附子——大辛大热、入心脾肾经,功效回阳救逆、温中散寒;白术——甘温,入脾胃经,功能健脾利水、燥湿止泻;白芍——酸苦微寒,入肝经,功能柔肝止痛、养血敛阴;茯苓——甘淡平,入心肺脾胃肾经,功效利水渗湿、健脾补中;生姜辛温,入肺脾胃经,功效解表散寒,温中止呕。全方药物归经于五脏——心、肝、脾、肺、肾。以火补土,以土泄木应是本方症的主要方义。肾为五脏之根,治病先治根,附子为主药,以火补土,白术中土之药,在肾阳的温煦下脾土得以健运而无壅滞,脾运无滞,木气自得舒展,肝木疏泄自如则无化风之弊。方中附子为君,白术、白芍二味为臣药,三味即是真武汤的最主要组成部分,加上茯苓健脾利水走心肾经,生姜去水气健脾走肺脾经,五脏各司其职,全方共达温阳利水,平肝息风之效,再加息风之牡蛎、代赭石、天麻以助白芍平肝解痉,加泽泻逐饮助白术健脾利湿,加菖蒲化痰利肺并开心窍,全方共达温阳利水、平肝息风、化痰开窍之功。由于病机认识到位,选方用药对症,理法方药一致,所以取得很好的临床疗效。

例3:不孕案。

患者高某某，女，26岁，本院职工之女。因结婚2年多尚无子遂来诊。经检查发现右侧输卵管积水，左侧输卵管通而不畅。就诊时诉，痛经10余年，平素月经常后推，少则五六天，多则近半月，本月月经又过期一周多未至。近几月带下增多，色淡黄有腥味，近来吃饭睡眠都不好，精神差，也高兴不起来。其母说：都说要怀孕、先调经，所以带女儿来调调月经。脉细弦无力，舌淡滞苔薄滑。辨证肝脾失调，气机不利，血运失常。至于检查中提示的输卵管问题，此应是血不利则病水，水运不力，必然作瘀，此水瘀互结，阳气受阻，生机自然不利。中医辨证，肝郁脾虚，血运失常，水瘀合病，经输不利。处方逍遥散、桂枝茯苓丸、当归芍药散加减：黄芪30g、白术25g、柴胡12g、当归20g、川芎12g、赤芍18g、香附18g、怀牛膝15g、延胡索15g、肉桂9g、牡丹皮15g、茯苓20g、木通6g、车前子15g、甘草6g。4剂，每剂煎三次，药液混合后分5次服用，每日三次，忌酸冷。两周后患者复诊，诉药后第三天月经来潮，经行腹痛有减。现来治带下，诉外阴微有瘙痒，观其面白无华，诉纳少神疲，脉细舌淡，给香砂六君汤加苍术、白芷、萹蓄、车前子、土茯苓、芡实。患者是医院职工子女，父母也认为中药应久服，自觉服药有效，所以没复诊，自录处方，断续服药2月余，包括调经及治带下。以后偶见患者，说月经治疗后已行第三次，本次月经只后推了三天，疼痛轻微，带下也好多了。数日后，其母来问，女儿近几个月月经正常，精神状态也好，但一直未见怀孕，问是否要换处方。我认为中医辨证准确，所用方药对症，方药对症，月经也基本正常，子息当至。不明白为何疗效不佳。回家复习《金匮要略》中当归芍药散，原治因肝郁脾虚之妊娠腹痛，也治由此导致的小便不利等症，本方调气机为主，气行则水行。桂枝茯苓丸治素有癥积之妇人早孕胎漏者，原方针对瘀血不去，血不得止之病机，提示了妇科瘀血证的治疗原则。其实两方合用于水瘀互结之输管积水堵塞最为恰当，加之患者来诊时肝脾失调明显，用以上两方合方加调理肝脾主方逍遥散，完全符合本病病机，可为什么没达到预期的治疗效果呢？发现犯了两个错误，最关键的是我随便更改了经方中的药味，其次药随症变没掌握好，患者反应治疗效果好，我也认为效不更方就可以了，其实错。在肝已疏脾也运的情况下，再用逍遥散就不仅显得多余，而且会因其舒缓之效而影响以上两方活血利水之功能。所以单取仲景桂枝茯苓丸合当归芍药散合方，主以通阳散瘀、健脾利水为治：方如下：桂枝15g，茯苓20g，牡丹皮15g，桃仁12g，赤芍15g，当归12g，白术15g，川芎15g，泽泻20g，剂量也基本遵原方，10剂，每日1剂。水煎分3次服用。月经来潮前4天再诊，诊时处前方加黄芪30g，延胡索12g，香附15g，三剂。又复诊时月经已过,嘱原处方连服两周。月经再次过后行输卵管造影,检查结果提示左侧输卵管基本通畅、右侧积水减少。处原方加黄芪 30g,薏苡仁 30g,细辛 6g。10 剂。三月后,其母登门来告,月经过期未来,查小便已示妊娠。

体会:本例患者结婚 2 年不孕,心情郁闷,肝不疏脾不运,出现水谷精微化生不能,血虚气弱,月经迟至,纳少忧郁等症,此为肝脾失调,肝疏脾运失常必致血行不利,血不利则病水,水湿不循常道,水瘀阻于胞脉,以致出现输卵管失畅及积水。水为阴邪非温难化,水瘀堵络,活血才能利水,选方逍遥散、桂枝茯苓丸、当归芍药散疏肝健脾,活血温阳利水通脉最为合适。临床中我们一直强调理法方药一致是取得临床疗效的有力保证。为什么病机对、治法对、方药对,已符合理法方药一致性,但为何就没有达到预期的效果呢? 细审处方:原方中桂枝被我改为肉桂,肉桂辛甘大热,有祛寒壮阳之功,二者虽同为辛甘,但肉桂无桂枝温通经脉、化气助阳之力,化水为气可是桂枝才有的功用,此一错。为调后延之月经,取赤芍易白芍破血通经,用量已为肉桂 2 倍,虽赤芍对过期的月经确有通经作用,但却未考到其性味苦寒,有伤阳助水邪之弊,此二错。车前子易泽泻,车前子虽有利水治带之用但少了泽泻逐饮之力,此三错。加上前面说的疏肝解郁逍遥散当用(开始调经时)有效,不当用时(逍遥散证已经消失),其疏缓作用反而影响血瘀水患之消散。逍遥散、当归芍药散功用同为疏肝健脾,但柴胡一味过久运用可能损及肝用反而影响其疏肝的功能。所以认识到并不是选方有误,实为处方在病程中的动态更替没到位,也就是说方随证变做得不好。更主要的是没有深究经方配伍之妙,药味随意改之代之,方药已变,事实上已经改变了仲景治方的原意,因此不能达经方之效。由于认识到位,处方桂枝茯苓丸及当归芍药散,原方用药不变,治疗真的有了效果,而且效果之快也真的出乎我的预料。

结语:四大经典——《黄帝内经》《伤寒论》《金匮要略》《温病条辨》,是中医的古典医籍,是传统中医治疗疾病的经典范本,其中《黄帝内经》在五运六气、衡动变化着的整体观基础上阐述了天、地、人相关,人的生、长、壮、老、已,生理、病理的相互关联,是中医理论中基础的基础。而《伤寒论》以六经辨证、外感为主;《金匮要略》以脏腑经络辨证、杂病为主;《温病条辨》以卫、气、营、血辨证,温热疫疬为主。四大经典构成了中医较为完整的医疗格局。在经典中描述的这些病理基础上形成了治未病、急则治标、缓则治本、标本同治等各种治则。可以看到,《金匮要略》《伤寒论》中有一方治多病、多病用一方的特点,也常用一条条文解释多种疾病,或者用多条条文解释一种疾病,正如陈修园所说:"全篇以此病例彼病,为启悟之捷法。"因此,对于四大经典,我们在临床中要不断地学习领会,此真的需要天天上临床,天天学经典。对此我深有体会,我虽从医几十年了,但对于四大经典的学习和领会其实相当粗浅,掌握的也仅仅是皮毛。但我认为,要学好中医,搞好临床,必须认真学习四大经典,只有真正领会其精神实质,恰如其分地运用于指导临床,才能成为有品位的中医,也才能在千变万化的临床中随机应变,并取得相应的疗效。

谢谢大家!

(《名老中医学术思想传承研讨继教班讲稿》2021 年 11 月)

五、咳嗽从肝肺论治

《万病回春》中说:"自古咳嗽十八般,只因邪气入于肝",《素问·咳论》云:"肝咳之状,咳则两胁下痛,甚则不可以转,转则两胁下满"肝肺相关气逆咳嗽有三种情况,一种是肝肺直接相关,因肝气升发太过,形成肝阳上亢,导致肺失肃降,出现咳嗽,或因肝旺肺虚而成"木火刑金",肺失清肃出现咳嗽。另一种是间接相关,因肝气横逆犯胃,胃气上逆累及肺气不降的咳嗽。或肝气横逆克犯脾土,脾失健运,痰湿内生贮肺妨碍肺之宣肃而生咳嗽。第三种是风邪引扰,肺为华盖,为"娇脏",最易受到外邪干扰。久居风地,内外相感,出现咽痒干咳等"风象",此并非风邪直接侵袭,亦非肝火上扰,实则风邪引扰及肝肺也。

现代许多医家重视从肝论治咳嗽,收效甚验。调肝理肺,疏畅气机,通利气血,祛邪扶正,助肺气宣肃可达不止咳而咳自止之目的。现结合临床与大家交流讨论一下。

(一) 肝肺生理病理密切相关

肝肺气血互资互利,肝藏血,主疏泄,调节全身之血,肺主气,司治节,调节全身之气。血养气,气生血,肝血与肺气相互资生,相互为用。"肝足厥阴之脉……其支者,复从肝别贯膈,上注于肺。"肝肺经脉相通,肝经火邪亢盛,可通过经脉传之于肺而成"木火刑金"。肝肺金木相克乘侮,五行生克中,肺金克肝木,正常情况下肝气升发,肺气润降,肝肺之气机循环自如。但若金气太过,克木过用则木气不荣,升发无能;又若金不能制木,则又木旺火亢,反侮肺金,也成"木火刑金"。又肝肺气机升降相须,肝应春令,木气升发,肝在膈下,属阴中之阳,其性喜升发;肺应秋令,金气肃降,肺在膈上,属阳中之阴,其性喜肃降。故《素问·刺禁论》说"肝生于左","肺藏于右",指的是肝的升发与肺的肃降之性。叶天士说:"肝从左而升,肺从右而降,升降得宜,则气机舒展。"说明肝肺气机升降相宜,气机和畅,是保证人体气机升降的关键。

(二)肝肺咳嗽病机

"肺为空窍,只受得脏腑中固有之气,受不得一分邪气耳"。肝脏主动而少静,易犯他脏。由于肝肺两脏经络相通,共同协调气机升降,共主气血调畅,同时肝肺二脏又均与风邪、气滞、痰瘀等病邪相关,病理方面会相互影响,所以咳嗽之病机多责之于肝肺。故有"自古咳嗽十八般,只因邪气入于肝"之说,可见由邪气入肝影响于肺而导致咳嗽最为多见。如肝气久郁,或暴怒伤肝,肝气偏旺,侮及肺金,升多降少,气逆而致咳嗽。肝气郁久化火,或肝经湿热,火热循经上逆犯肺,肺失宣肃亦致咳嗽。火热迫血妄行则致咳血。肝生郁痰,肝郁气结失疏,三焦气机壅塞,津液失布凝聚为痰;或肝郁化火灼津,炼液为痰;或肝气郁滞,横克脾土,脾失健运而痰浊内生。痰浊贮于肺,壅阻肺气,肺气不得宣降,必致咳嗽。又肝气郁滞,横克胃土,胃气上逆累及肺气不降也致咳嗽。肝阴虚,或肝肾阴虚,虚火内生,上炎灼肺,或水不涵木,肝阳上亢,风阳内动,冲逆犯肺也致咳嗽。外邪侵袭,首先犯肺,且多夹寒热暑湿,致肺宣肃无能自病必致咳嗽。若肝之阴血不足,血燥生风,阴虚风动,内风上扰于肺也致咳嗽。之所以我们今天主以肝肺致咳为题授课,目的是要提示大家临床治咳的重点可以放在肝肺致咳的病机上。

(三)肝肺咳嗽治法

1. 疏风理肺止咳

症见:咽痒呛咳少痰,夜间尤甚,胸胁胀满,多为外风侵袭或外风引动肝火而发。舌尖边红苔薄白,脉弦。治宜疏风泻肺止咳,用经验方柴荆止咳汤(柴胡、荆芥、黄芩、连翘、桔梗、枳壳、杏仁、川芎、重楼、僵蚕、枇杷叶、甘草)加减。

2. 凉肝泻肺止咳

症见:呛咳阵作,或干咳少痰,甚则痰带血丝,咽干喉痒,口苦心烦。舌红,苔薄黄,脉弦或弦数。治宜凉肝泻肺以止咳,用祖传验方丹志蒙花汤(牡丹皮、炙远志、密蒙花、柴胡、黄芩、僵蚕、牡蛎、沙参、桔梗、枳壳、甘草)加减。

3. 柔肝润肺止咳

症见:咳嗽阵作,咳嗽时发时止,干咳为主,胁肋隐痛不适,气短咽干。舌嫩红苔薄少津,脉弦细。治宜柔肝润肺以止咳,方用佛手散(当归,川芎)加沙参、麦冬、桔梗、枳壳、黄芩、白芍、牡丹皮、百部、僵蚕、密蒙花、炙甘草。

4. 疏肝化痰止咳

症见:咳嗽有痰,口苦,脘闷胁胀,嗳气频作,舌淡滞苔白腻,脉弦滑。治宜疏肝化痰,用柴胡枳桔汤加减。若大便秘,痰黄稠,舌红苔黄腻,脉弦数。治宜疏肝清热化痰,用桑杏汤加减。

5. 调肝滋肾肃肺止咳

症见:咳嗽迁延,日久不愈,咽干心烦,腰膝酸软,手足心热,痰少黏稠。舌红苔薄,脉细弦稍数。治宜调肝滋肾肃肺以止咳喘,可选用薛氏滋水清肝饮加味。

结语:咳嗽是我们临床中每天都会碰到的症状,虽然最常见也不是很容易治好,所以才有"泥水匠怕补漏,医生怕治咳嗽"的民谚。毕竟导致咳嗽的原因太多了,这点大家在临床中都有体会。今天的分析只是一个提示,而且只是局限于肝肺致咳的简要病机及方剂。实际咳嗽的病机还很多,其他治法也不少,希望大家也要注意总结,我们以后再交流。谢谢大家。

(《名医工作室小组学习讲稿》2019 年 12 月)

第二节　论文选录

一、试论张仲景保津存阴法则及其临床意义

医圣张仲景以证治方,以方明证,既重视顾护阳气,更重视保存阴津,在《伤寒论》及《金匮要略》中阐述的保津存阴法则及治方,见于诸多的条文中,对临床指导意义极大,现结合临床资料,论述其法则意义。

(一) 预防伤阴

阴阳为人身之本,临证治病,应时时预防伤阴伤阳,处处促使阴阳自和。汗、吐、下太过,均能伤津耗液,最终导致亡阴亡阳。仲景告诫我们:"汗家""淋家""疮家""衄家""亡血"等不可发汗;"咽喉干燥者"也"不可发汗";"太阳病,尺中脉微"或荣气不足血少而"尺脉迟者"皆"不可发汗";"少阴病脉微"或"脉沉细数"更"不可发汗";厥阴病之热厥不可发汗,若发汗,则津液更伤,热邪上攻,出现"口伤烂赤之变"。由此可见,阴虚而津液不足者或非在表之邪是绝不可使用汗法的。既是表病需要发汗时,仲景也采用麻黄汤、桂麻各半汤、桂枝二麻黄一汤、桂枝汤等合理发汗,同时还提示临证者,"若一服汗出病瘥,止后服,不必尽剂",说明仲景在使用汗法时,均以保津存阴法则

为前提,以达到汗出邪去而正不受损的临床效果。

不当攻下,也会伤津耗液,仲景强调"阳明病,自汗出,若发汗,小便自利者,此为津液内竭,虽鞕不可攻之",阳明中风兼有太少之邪,不可攻之,若下之必引邪内陷而亡津液,"则腹满,小便难也"。少阴病"阳已虚,尺脉弱涩者"和厥阴病阴血亏虚而"脉虚复厥者"虽有燥屎仍然不可攻下。仲景根据证情需要制定了三承气汤,并指出:实热燥结肠胃而腹满者是攻下的适应证,若虽有发热,但无腹满便秘,或因津液损伤而致的腹满便秘,均非承气汤证,对三承气汤的服法还指出:"分温再服,得下,余勿服","若一服利,则止后服"。提醒临证者注意,下法用之不当或太过,均会使津液下夺而伤正。关于利小便,津液已亏的小便不利或高热、口渴、小便不利等情况,不宜再行利尿,如"阳明病,汗出多而渴者,不可与猪苓汤"。猪苓汤虽兼滋阴,但终归是利水之剂。汗多而口渴,本已伤阴,如再利尿,则阴液更伤,仲景提出的阴伤之证忌渗利,是临证必须遵守的法则之一。

另外,津液不足而阴虚的人,仲景还提示我们不可妄用"温针""灸法"和火熏,免致津液更伤。

病案 1:伤寒过汗案

戴某,女,40 岁,1982 年 5 月 2 日初诊。主诉发热无汗,头身痛,微咳。诊得脉浮,舌淡红、苔薄白,当时辨证为风寒束表,给麻黄汤 1 剂加羌活白芷。次日患者又诊,观其面色欠佳,语言断续,冷汗黏手。急问病情,诉服药后大汗出,尔后心悸似心不在胸中,行走不稳,手足不温。切脉见细弱。自悟用药不当,已出现大汗亡阴亡阳之变,急开参麦饮加附片 1 剂煎服,嘱 2 小时后又服 1次,药后见脉已平缓,汗出停止,心悸不作。细问病情,知患者治病心急,4 小时连进药汤 2 大碗,并又自注复方氨基匹林 1 支,汗上加汗,大汗亡阳,实属仲景所诫之过汗过剂,其教训实为深刻。在指责患者随便自行用药的同时,深感医者责任之大,生死攸关。本证实以麻黄桂枝各半汤较为合理,以此教训,更得仲景制方之妙。临证实需丝丝入扣,才不致发生谬误。

(二)祛邪保阴

在临证中,火热之邪最能伤津耗液,又可迫血妄行,如不及时清除热邪,则阴液必难以保存而致阴阳离决,故仲景制急则治标,祛邪保阴之方,如辛凉重剂白虎汤,治疗大热,汗大出,口大渴之邪盛阴伤之阳明经证,若伤及津液,白虎加人参生津止渴。若热邪迫血妄行,发生吐血衄血等证,仲景制三黄泻心汤苦寒之剂,直折火势,降火止血,保津存阴。仲景又阐述了热迫肠胃,津液消耗,甚至热邪伏之灼伤津液,真阴将竭之时当急下存阴的病机,如阳明病、少阳病的三急下。即为釜底抽薪、保津存阴的重要步骤。

在热病后期,津液已伤,余热未尽,仲景制竹叶石膏汤养阴清热。制百合知母汤治疗百合病误治导致的肺阴虚有热,制滑石代赭石汤润肺养阴、清热利尿,制酸枣仁汤治疗肝阴不足之虚烦不眠。制猪苓汤治水热内蓄,渴欲饮水,小便不利之证。制猪肤汤治疗少阴不利阴虚内热之咽痛、胸满、心烦之证。制麻仁丸治疗脾不代胃行其津液之肠燥便秘之证。以上诸方,皆明示了仲景在治疗疾病中的保津存阴法则。

病案 2:清热止血保津案

王某,女,18 岁,农民,1989 年 2 月 19 日初诊。患者自幼常患感冒、咳嗽。过春节时过多食花生、葵花等香燥之物,年初三晚上又喝葡萄酒 1 杯约150ml,当夜咳嗽微烦,天明时即咯血 20ml 左右,色鲜红,经当地医生肌注安络血 1 支,血未止,后又咯血两次,约 25ml 左右,其父带至请诊。当时急查血常规及血小板计数,摄胸片。血常规除淋巴偏高外未见异常,但胸片报告支气管扩张。诊得患者舌红苔薄黄,脉弦大。问之大便 3 日未行,小便深黄,用仲景三黄泻心汤直折火势,再加凉血止血之生地、赤芍、桑白皮、焦栀子、儿茶、藕节等,嘱 2 小时服 1 次,次日再复诊。第二天其父来告,服药后大便已行,痰中仍带血,余无特殊,续原方 2 剂,以后痰中仅有血丝,给百合固金汤调理善后。

(三) 滋养脏腑之阴

仲景从以下五个方面,提出了滋养脏腑之阴的法则。

1. **滋养肺胃**　胃为水谷之海,主津液,肺为娇脏,赖脾胃以滋养,胃阴不足,滋养失常,虚火上炎,以致咽喉干燥不利,咳逆上气等症。用麦门冬汤滋养肺胃。

2. **交通心肾**　肾水不足,神明受扰,症见心烦不得卧,用黄连阿胶鸡子黄汤泻火坚阴,滋水济火。

3. **滋益心肺**　过汗失血久病皆可致血虚津亏,心阴不足,肺阴受损,百脉失养,心中烦杂,用百合地黄汤滋益心肺。

4. **补益肝胃**　胃津不足则肌肉筋脉失于濡养,肝血不足则养筋无能,用芍药甘草汤酸甘化阴,益血养筋。

5. **滋阴通阳**　心血不足,心阳不振,则"心动悸,脉结代",用炙甘草汤滋阴补血,益气通阳复脉。

病案3：滋益心肺案

张某，女，32岁，农民，1989年11月25日初诊。患者因病多次治疗不效就诊。症见纳少、心烦、乏力、时而自语、眠差，自述心中苦不堪言，观其原用处方，不外健脾或清热安神之类。诊得舌淡少津尖微红少苔，脉细弦微数。想到仲景百合地黄调和百脉，消除杂繁之证，于是处方百合地黄汤加柴胡、当归、麦冬、麦芽、甘草，2剂。复诊症状大减，纳食稍香，面见悦色，原方续进2剂，诸症悉平。

【结语】

通过上述分析与临床观察，仲景之保津存阴法则，其方法多样，其内涵丰富，在辨证的前提下，多种方法并用，防治结合，在大量的论述与治方中，攻邪不忘保津，养阴不忘祛邪。

不难看出，仲景研究并揭示了疾病的发生与发展、转归和预后的客观规律，所以经得起实践的反复检验。许多医者重视温病治疗中的顾护津液，其实仲景在《伤寒杂病论》中，早已强调了顾护阴液的重要性，且从多方面论证了这一观点，在整个医疗体系中，显得尤为全面，尤为系统，是理论指导实践的典范。

参考文献（略）

（摘自《第一届世界传统医学大会会议论文》1994年11月）

二、"加减甘露消毒丹"治疗化脓性扁桃体炎

《温热经纬》之甘露消毒丹，原为治疗湿温初起，邪在气分，身热酸楚，胸闷腹胀，无汗而烦及暑湿吐泻，黄疸，咽痛等症而设。笔者在此方基础上加减，用于治疗湿热型化脓性扁桃体炎，取得较好疗效，现报道如下。

方药组成：藿香、茵陈、黄芩、草豆蔻、连翘、重楼、白芷、桔梗、薄荷、竹叶（原方去滑石、菖蒲、木通、贝母、射干，加重楼、白芷、桔梗、竹叶、豆蔻易为草豆蔻）。

加减：高热加柴胡，呕恶重者，加厚朴，竹叶易为竹茹。

病例一赵某某，男，9岁。1984年6月24日初诊。

患儿以呕吐伴发热就诊，其母代诉：患儿平素肠胃不好，稍有外感及饮食不慎则呕吐，本次因受凉又呕吐，且伴发热不食．曾肌注庆大霉素效果不好，而改请中医治疗。症见呕恶频作，发热，体温38.3℃，咽部充血，扁桃体Ⅰ°肿大，表面可见黄白色脓点三个，脉滑数，舌尖红、苔黄滑。诊为湿热阻滞中焦，气机

不利之证,处方以加减甘露消毒丹加厚朴,竹叶易竹茹。6月28日复诊,服药后热退,呕恶止,纳食好转,现感乏力,口干。查:体温36.8℃,咽(-),扁桃体未见肿大,舌尖红,苔薄少津,脉细微数,此湿去而热未尽,处以竹叶石膏汤加减以清余热而愈。

病例二徐某某,男17岁,1985年5月29日初诊。

患者两年来常患感冒,每次感冒均发热、咽痛、时伴呕吐,开始时肌注青霉素有效,以后则效差。本次外感二天,症见发热,头痛,身困,咽痛,呕恶腹胀,纳差便溏,查:体温39℃,咽部充血,扁桃体I°肿大,并可见黄白色脓点5个,大小如绿豆,舌红苔黄腻,脉滑数。此为湿热蕴于肺胃,循经上越以至乳蛾肿大,化脓作腐之症,处以加减甘露消毒丹治疗,处方:柴胡12g,黄芩12g,藿香12g,草豆蔻12g,厚朴18g,白芷15g,连翘18g,桔梗12g,薄荷10g,重楼12g,茵陈15g,6月17日因感冒就诊,述上次服药二剂后,退热,咽痛渐减,吐泻止,纳食好转。本次感冒未见发热咽痛,查:体温正常,咽充血(+),扁桃体未见肿大,舌淡红,苔薄白,脉浮,处以一般感冒剂。

体会:化脓性扁桃体炎中医属乳蛾、喉痹范畴。一般常从外因风热,内由阴虚,或气滞血瘀,虚火上炎等论治,但临床上湿温咽痛也属多见。盖手太阴肺、足阳明胃两经均循咽喉,湿热壅滞肺胃,循经上行,滞于乳蛾而致乳蛾肿大且化脓作腐,湿热阻滞,气机不利而见呕恶等症。加减甘露消毒丹以藿香、茵陈、草豆蔻、厚朴等芳香化湿,开泄气机;黄芩、连翘清热,竹叶、茵陈利湿;桔梗、重楼化痰散结;白芷、薄荷消肿排脓,全方共奏清肺胃两经湿热,消肿排脓之功,对于有湿热阻滞肺胃见症之扁桃体化脓者,有明显解热、消肿止痛之效。对于一般肠胃型感冒有湿热见症者,亦有较好疗效。

(摘自《云南中医学院学报》杂志1986年1期)

三、四子金芍汤治疗遗尿症

四子金芍汤是庆龄医药的祖传验方,由韭菜子、菟丝子、覆盆子、补骨脂、桔梗、白芍、鸡内金组成。方中韭菜子、菟丝子、补骨脂助阳补肾,加强膀胱气化;覆盆子固涩缩尿;鸡内金健脾缩尿;桔梗开提肺气,以振水之上源;白芍平肝解痉而助肾益膀胱。

病案举例:张某,男,6岁。1995年6月11日初诊。患者半年前玩耍中不慎落水,救起次日即出现夜间遗尿,开始每夜1次,近2月每夜遗尿2次以上,屡服中药未见效果,查尿常规无异常。诊见:面黄肌瘦,精神不佳,食欲不振,时见腹泻,常有外感等症,舌淡红,脉细沉,此因落水惊恐,伤及肾元,水湿寒邪入里伤及脾阳,日久肺、脾、肾三脏俱虚,以致出现一系列临床症状。方用四子金芍汤加味。处方:韭菜子、菟丝子、覆盆子、补骨脂、桔梗、白芍、鸡内金、乌药、桑螵蛸各10g,人参5g,5剂。药后面色转佳,精神见好,泄泻已止,纳食稍增,原方又进3剂,半年遗尿告之痊愈,给补中益气丸巩固疗效。

处方加减:夜尿频多,手足不温者加桑螵蛸、乌药、人参;面黄食少者加黄芪、白术、山药;多梦睡眠不实者加炙远志、龟板、太子参。

用法用量:剂量视患者年龄而定,每味药用6~15g,每天1剂。冷水浸泡20分钟煎3次后混合药液,分3次早午晚饭前服,5天为一疗程。

注意事项:晚餐进食可稍咸,饭后控制饮水量,睡前排空小便。对年龄稍大及病程长者则给予宽慰,使之消除悲观情绪,树立战胜疾病的信心。

(摘自《新中医》杂志2001年1期)

四、小儿退热方

外祖父陈洛书先生,有丰富的临床经验,笔者本着继承学习的精神,对一些家传秘方作了临床观察,现介绍一则小儿退热方予同道。小儿为稚阴稚阳之体,不耐寒热,肺叶娇嫩,易感外邪,且肝易旺而脾多弱,故外感可致发热,伤食或受惊恐等因素也可致发热。外祖父常用泻肝火清肺热以透表,佐以消食化滞之小儿退热方,疗效显著。

药物:柴胡、黄芩、桔梗、连翘、赤芍、薄荷、枳壳、竹叶、僵蚕、甘草。咽部红肿疼痛加重楼、板蓝根;咳加桑叶、杏仁;舌苔垢腻加厚朴、槟榔;舌红口干者加沙参;大便不通者加大黄。

方中柴胡、赤芍、薄荷疏肝清热和连翘、桔梗、黄芩清肺透表为主,佐以清心解热之竹叶,消食化滞之枳壳,甘草调和药性,用僵蚕者,盖其能助肺气而保清化生水之源,以防热极动风。经临床观察45例,服一剂热退者20例,二剂热退者17例,更换他药者8例,总有效率为82.2%。

病例:赵某,男,1岁半,1982年6月21日初诊。发热一周,时热时凉,热时周身如火炎,体温39℃,曾用青、链、红霉素,效不佳,近日又增呕恶不食,其母焦虑异常,遂请诊。症见小儿面红身热,鼻根部微见青色,指纹青紫,舌尖红、苔垢腻。本方加减:柴胡、黄芩、桔梗、槟榔、枳壳、竹叶、僵蚕各6g,连翘、赤芍、厚朴各9g,薄荷、甘草各2g。一剂后体温降至37℃~38℃之间,舌尖微红、苔薄腻,以柴芍六君汤加黄芩二剂,三诊热已退尽,异功散加柴胡一剂调理善后。

（摘自《新中医》杂志 1990 年 7 期）

五、威麦宁治疗肺癌 191 例中医辨证分型疗效观察

由云南省曲靖市（原曲靖地区）第一人民医院吴友仁主任医师发现，并经曲靖市（原曲靖地区）第一人民医院研制的抗癌新药《威麦宁》，通过有关单位的协作，自卫生部批准〔批文号(89)ZL—031〕以来，由曲靖市第一人民医院提供威麦宁，供中国中医研究院广安门医院、北京中医院、辽宁省肿瘤医院及天津市第二中心医院等单位单独应用于临床治疗肺癌 191 例，取得较好疗效，现将中医辨证分型疗效观察结果报告如下：

1. **一般资料**　191 例肺癌患者中，男性 138 例，女性 53 例，年龄最大者94 岁，最小 32 岁其中 30~35 岁月 9 例，50~60 岁 58 例，60~70 岁 81 例，70 岁以上 33 例，说明肺癌发病率以 50~70 岁男性最高。

以卫生部药政局颁发的新药（中药）治疗原发性支气管肺癌临床研究指导原则附件 V 所述原发性肺癌中医辨证分型为划分依据，则 191 例患者中，计有：脾虚痰湿型 60 例，气阴两虚型 54 例，阴虚内热型 32 例，气滞血瘀型 42 例，热毒炽盛型 3 例。

2. **给药方法**　威麦宁胶囊 0.2g/ 粒，5~7 粒 / 次，3 次 / 日，饭后服，连服2~3 月。

3. **治疗结果**　根据临床用药单位观察表项目所列，对比给药前后舌质、舌苔、脉象及气短、乏力、发热、肺系症、脾胃症等症状的变化及体重、食量的增减，患者整体情况均有不同程度的好转。

治疗后舌质呈现淡红者 86 例，占患者总数的 45%，舌苔薄白者 113 例，占患者总数的 59.2%。以中医药高等院校教材 1984 年《诊断学》正常舌象简称淡红舌，薄白苔为依据，提示给药前后正气有不同程度的恢复，病邪渐退，机体内阴阳趋于平衡。（治疗前后舌脉变化表、症状变化表略）

治疗后临床症状均有不同程度好转及消失，其中咳嗽缓解率为 52%，咳血缓解率 71%，气短缓解率为 60%，发热缓解率为 79%。

肺癌是一种特殊疑难病种，国内中医证型疗效标准尚未完全统一，本资料以各临床观察医院根据卫生部新药审批办法 II 期临床试验疗效判断的规定，将肺癌的近期疗效标准判定分为四类：①痊愈（完全缓解 C.R）；②显效（部分缓解 P.R）；③有效（稳定 S）；④无效（进展 P）；并按文件中"特殊病种或疑难病

症,可统计观察有效以上结果",故本资料各证型疗效均统计有效(稳定 S)。以上表示,在肺癌临床治疗中,除热毒炽盛型外,脾虚痰湿型、气阴两虚型、阴虚内热型、气滞血瘀型单用威麦宁治疗,疗效均显著(有效 78.6%~87%),经统计学处理 $\chi^2 = 110.92,P<0.01$。(疗效统计表略)

4. 体会　肺癌为西医病名,临床表现为咳嗽、咳痰、胸痛、消瘦、短气乏力、食欲不振、咯血、发热等多种症状,本文以单药威麦宁治疗为主按中医临床辨证分为 5 型,在 191 例肺癌中,脾虚痰湿型 60 例,治疗有效率 85%;气阴两虚型 54 例,治疗有效率 87%;阴虚内热型 32 例,治疗有效率 81.3%;气滞血瘀型 42 例,治疗有效率 78.6%;热毒炽盛型 3 例,有效 1 例,治疗有效率 33%。

祖国医学认为,邪之所凑,其气必虚,邪毒袭肺,肺失肃降郁滞不宣,毒瘀互结,形成癌肿,又因脾气虚弱,失于健运,水谷精微不能生化输布,从而聚湿生痰,痰凝气滞,气血瘀阻,痰热互结,而成肺积,由此可见,肺癌是因虚而致病,虚为病之本,邪为病之标,因虚可招邪,邪实可致虚,血瘀、痰凝、热毒是肺癌之标,而肺气虚、肺阴虚、脾气不足又是肺癌之本。通过总结,威麦宁的作用是抗癌,是祛瘀、除湿、解毒、清热。中医认为,利湿可以除痰,除痰可以健脾,清热可以护阴,护阴可以益肺,说明本品对肺癌有一定的疗效,既可祛邪,又可扶正。符合中国药典对原生金荞麦的主治与功能,也符合近代对金荞麦的药效学研究。

5. 结论　通过威麦宁对 191 例肺癌的分型疗效观察结果:显效 12.04%,有效 70.68%,总有率为 82.72%,经统计学处理,$\chi^2=110.92,P<0.01$。

可以认为:本品保持了原生药金荞麦的功用,即清热解毒,祛风化湿,活血消肿,托毒排脓,行气止痛。根据临床 X 线片及各项生化检查指标等,表明了威麦宁主要作用在于抗癌,在抗癌的基础上,提高了患者的生存质量,缓解了各种临床症状,本品既能祛邪,又能扶正。在祛邪的基础上,提高了机体免疫功能,是本研究对金荞麦传统记载的补充。

根据以上研究结果,威麦宁在肺癌临床各型的治疗均可运用,且可作为放、化疗的协同用药,以减轻放、化疗对人体的毒副反应。具有临床推广价值。

(摘自《中华医学临床研究》中华人民共和国专利局.专利文献出版社.1997 年 6 月)

参考文献

［1］王冰. 黄帝内经素问 [M]. 北京: 人民卫生出版社, 1979.

［2］陈言. 三因极一病证方论 [M]. 北京: 中国中医药出版社, 2018.

［3］张仲景. 金匮要略 [M]. 北京: 中国医药科技出版社, 2018.

［4］唐宗海. 血证论 [M]. 北京: 人民卫生出版社, 2005.

［5］丹波元坚. 杂病广要 [M]. 北京: 学苑出版社, 2009.

［6］徐大椿. 神农本草经百种录 [M]. 北京: 人民卫生出版社, 1956.

［7］程国彭. 医学心悟 [M]. 北京: 人民卫生出版社, 2006.

［8］兰茂. 滇南本草 [M]. 昆明: 云南人民出版社, 1959.

［9］周学海. 读书随笔 [M]. 北京: 人民军医出版社, 2010.

［10］黄元御. 四圣心源 [M]. 北京: 中国医药科技出版社, 2020.

［11］马莳. 黄帝内经灵枢 [M]. 北京: 学苑出版社, 2011.

［12］何梦瑶. 医碥 [M]. 北京: 中国中医药出版社, 2009.

［13］李东垣. 脾胃论 [M]. 北京: 人民卫生出版社, 2005.

［14］扁鹊. 难经 [M]. 北京: 中国医药科技出版社, 2018.

［15］龚廷贤. 寿世保元[M]. 北京: 人民卫生出版社, 2014.

［16］李中梓. 医宗必读 [M]. 天津: 天津科学技术出版社, 1999.

［17］程杏轩, 程文囿, 沈庆法. 程杏轩医案辑录 [M]. 北京: 中国中医药出版社, 2018.

［18］赵献可. 医贯 [M]. 北京: 中国中医药出版社, 2009.

［19］董宿. 奇效良方 [M]. 呼和浩特: 内蒙古人民出版社, 2006.

［20］叶桂. 本草再新 [M]. 北京: 中国社会科学出版社, 2022.

［21］严用和. 济生方 [M]. 北京: 人民卫生出版社, 1956.

［22］巢元方. 诸病源候论 [M]. 北京: 人民军医出版社, 2006.

［23］陈实功. 外科正宗 [M]. 北京: 人民卫生出版社, 2007.

［24］沈金鳌. 杂病源流犀烛 [M]. 北京: 人民卫生出版社, 2006.

［25］尤在泾. 医学读书记 [M]. 北京: 人民卫生出版社, 1991.

［26］张介宾. 景岳全书 [M]. 北京: 人民卫生出版社, 2007.

［27］张锡纯. 医学衷中参西录 [M]. 北京: 中医古籍出版社, 2016.

［28］沈金鳌. 沈氏尊生书 [M]. 北京: 中国医药科技出版社, 2011.

［29］李时珍. 本草纲目 [M]. 北京: 人民卫生出版社, 2005.

［30］徐大椿. 徐大椿医书全集 [M]. 北京: 人民卫生出版社, 1988.

［31］薛己. 药性本草 [M]. 西安: 陕西科学技术出版社, 2007.

［32］陈士铎. 本草新编 [M]. 北京: 中国中医药出版社, 1996.

［33］刘完素. 素问玄机原病式 [M]. 北京: 人民卫生出版社, 2005.

［34］傅山. 傅青主女科 [M]. 北京: 人民卫生出版社, 2006.

［35］陈自明. 妇人大全良方 [M]. 北京: 人民卫生出版社, 2006.

［36］张山雷. 本草正义 [M]. 北京: 中国中医药出版社, 2015.

［37］黄宫绣. 本草求真 [M]. 北京: 中国中医药出版社, 1997.

［38］万全. 幼科发挥 [M]. 北京: 中国中医药出版社, 1957.

［39］李梴. 医学入门 [M]. 南昌: 江西科学技术出版社, 1988.

［40］高秉钧. 疡科心得集 [M]. 北京: 中国中医药出版社, 2000.

［41］林佩秦. 类证治裁 [M]. 北京: 中国医药科技出版社, 2011.

［42］吴谦. 医宗金鉴 [M]. 北京: 人民卫生出版社, 2006.

［43］喻嘉言. 医门法律 [M]. 北京: 中国医药科技出版社, 2011.

［44］朱震亨. 丹溪心法 [M]. 北京: 中国中医药出版社, 2008.

［45］钱锐, 李建萍. 庆龄馆医粹 [M]. 北京: 人民军医出版社, 2008.

［46］王好古. 此事难知 [M]. 北京: 中国中医药出版社, 2008.

［47］虞抟. 医学正传 [M]. 北京: 中国医药科技出版社, 2021.

［48］缪希雍. 本草经疏 [M]. 北京: 中国医药科技出版社, 2011.

［49］陈师文等. 太平惠民和剂局方 [M]. 北京: 人民卫生出版社, 2007.

［50］赵其广. 本草求原 [M]. 广州: 广东科技出版社, 2008.

［51］苏颂. 本草图经 [M]. 北京: 人民卫生出版社, 2011.

［52］王怀隐. 太平圣惠方 [M]. 郑州: 河南科技出版社, 2015.

［53］刘向. 别录 [M]. 长春: 吉林大学古籍研究所, 2009.

［54］甄权. 药性论 [M]. 合肥: 安徽科学技术出版社, 2006.

［55］倪朱谟. 本草汇言 [M]. 上海: 上海科学技术出版社, 2005.

［56］吴仪洛. 本草从新 [M]. 北京: 中医古籍出版社, 2001.

［57］王学权. 重庆堂随笔 [M]. 北京: 人民军医出版社, 2012.

［58］柴裔. 食鉴本草 [M]. 北京: 中国中医药出版社, 2016.

［59］陶弘景. 名医别录 [M]. 北京: 中国中医药出版社, 2013.

［60］汪昂. 本草备要 [M]. 北京: 人民卫生出版社, 2005.

［61］吕景山. 施今墨对药临床经验集 [M]. 太原: 山西科学技术出版社, 2019.

［62］李东垣. 药类法象 [M]. 北京: 学苑出版社, 2009.

［63］赵学敏. 本草纲目拾遗 [M]. 北京: 人民卫生出版社, 1957.

［64］周常昆, 钱崇发. 调理肝脾的理论基础及临床实践 [M]. 昆明: 云南科技出版社, 2019.

［65］钱锐, 钱冬梅, 王清, 杨丽萍. 周常昆主任医师调治脾胃思路介绍 [J]. 云南中医学院学

报, 2014, 37(3): 78-79, 82.

[66] 钱锐, 王清, 李建萍, 杨丽萍. 周常昆主任医师运用丹志蒙花汤治咳验案举隅 [J]. 环球中医药, 2015, 8(9): 1110-1111.

[67] 钱锐, 王清, 杨文荣. 周常昆主任医师辨声治咳经验 [J]. 中医药信息, 2013, 30(6): 88-90.

[68] 钱锐. 周嫦昆辨治遗尿经验 [J]. 光明中医, 2005, 20(3): 37-38.

[69] 钱锐, 王清, 钱冬梅, 杨丽萍, 周常昆. 周常昆主任医师治肝调经验案举隅 [J]. 云南中医中药杂志, 2015, 36(6): 7-9.

[70] 钱锐, 李建萍. 周嫦昆老师调理肝脾的经验 [J]. 云南中医学院学报, 2000, 23(3): 30-31.

[71] 王清, 钱锐, 杨丽萍. 周常昆主任治疗小儿久咳六法 [J]. 新中医, 2014, 46(11): 44-47.

[72] 钱锐, 李建萍. 周嫦昆老师用药经验介绍 [J]. 新中医, 2003, 35(5): 11-12.

[73] 钱锐, 杨丽萍, 王清, 周常昆. 周常昆老师治疗崩漏经验 [J]. 云南中医中药杂志, 2013, 34(12): 14-15.

[74] 钱锐. 周嫦昆主任医师调肝治痛验案 5 则 [J]. 新中医, 2012, 44(7): 224-225.

[75] 李建萍, 钱锐. 周嫦昆老师运用活血化痰法治疗疑难病经验 [J]. 内蒙古中医药, 2002, 22(2): 18-19.

[76] 李建萍. 周嫦昆老师治疗肺心病经验 [J]. 云南中医学院学报, 1999, 22(2): 43-44.

[77] 周嫦昆. 子宫肌瘤的临床治疗体会 [C]. 第八届全国中西医结合肿瘤学术会议论文集. 中国中西医结合学会: 2000: 119-120.

[78] 周嫦昆. 小儿退热方 [J]. 新中医, 1990, 22(7): 18.

[79] 周嫦昆. "加减甘露消毒丹" 治疗化脓性扁桃体炎 [J]. 云南中医学院学报, 1986, 9(1): 32.

[80] 袁建平, 李玲瑞, 杜瑶, 赵永岗, 周常昆, 吕艳. 防治新冠肺炎医疗机构制剂金香清瘟合剂的质量标准研究 [J]. 云南中医中药杂志, 2020, 41(7): 7-11.

[81] 钱锐. 周常昆教授学术思想和临床经验总结及从肝论治感染后咳嗽的临床研究 [D]. 昆明: 云南中医学院, 2015.

[82] 王清. 周常昆教授学术思想、临床经验总结及治疗咳嗽变异性哮喘的组方用药规律研究 [D]. 成都: 成都中医药大学, 2016.

[83] 吴友仁, 周嫦昆, 孙华. 威麦宁治疗肺癌 191 例中医辨证分型疗效观察总结报告 [M]// 徐永建, 刘力争, 董之功, 等. 中华医学临床研究 (第四辑), 北京: 专利文献出版社, 1997: 86-87.

附录 周常昆主任医师医学年表

1945 年 出生于云南省昆明市。

1965 年 为实现继承外祖父的中医事业梦想,为不负全家人的期盼,以优异的
成绩考入了云南中医学院(现云南中医药大学)中医系。

1969 年 参加云南省血防医疗队,赴丽江从事防治血吸虫病工作。同年大学
毕业。其中 1970 年 1 月至 3 月参加丽江抗震救灾医疗队赴玉溪峨
山抗震救灾工作。

1972 年 血防工作结束后,调入曲靖地区人民医院(现曲靖市第一人民医院)
从事中医临床工作,同时跟随名老中医袁怀珍老师学习。

1982 年 在云南中医学院(现云南中医药大学)中医内科进修班学习。重点
以理论提高为主。学习结束后转昆明铁路医院(现云南第三人民医
院)临床进修,主跟詹文涛主任医师学习。重点以提高临床诊疗水
平为主。

1985 年 针压耳穴治疗胆石症项目荣获云南省曲靖地区行政公署颁发的科技
进步奖四等奖。

1991 年 在其影响下独子钱锐以优异成绩考取北京中医学院。

1993 年 《试论张仲景保津存阴法则及其临床意义》经中国中医药学会专家
组评审通过,在首届亚洲仲景学说学术会议上进行大会学术交流。
《调理肝脾法在妇科的临床应用》经专家评审,被滇桂黔三省区五地
州中医学术研讨会选作会议交流,并选编入论文集。

1994 年 参与医院重大科研项目"威麦宁治疗肺癌"的研究,主要负责收集
整理威麦宁中药药理知识资料、收集包括中国中医研究院广安门医

院,北京中医院,辽宁省肿瘤医院及天津第二中心医院等多家单位临床实验数据,中医分型治疗效果分析等,共治疗了 191 例肺癌患者。撰写了上报卫生部的"威麦宁治肺癌中医辨证分型疗效观察总结报告"。此项目 1996 年 3 月已通过国家级鉴定。后"威麦宁"获得国家 2 类新药批件。

1995 年 在曲靖市一院 94 年度开展评选"三个十佳"活动中,工作成绩显著,被评为"十佳医师",获"白求恩杯"。

主编《综合医院中医科临床实用手册》(16 万字),本书对提高我区各级中医及中西医结合临床疗效取到了积极作用。

1996 年 《特色疗法的临床运用举隅》一文入选在国家科委批准召开的"首届国际港台中医文化学术会议暨国际佛教医药学术研讨会"大会宣读并交流。《活血化痰临证治验举隅》被桂滇黔三省区五地州第三届中医学术研讨会选作大会宣读,并选编入论文集。

中共曲靖地区委员会授予优秀共产党员称号。

在工作中被云南省人民政府评为全省中医药工作先进个人。

1997 年 《自拟"肺心汤"治疗肺心病体会》在首届全国中医辨病论治学术研讨会上交流,并荣获优秀论文奖。

"《综合医院中医科临床实用手册》编写与应用研究"项目荣获曲靖市人民政府颁发的科技进步奖二等奖。

曲靖市第一人民医院聘任为门诊部主任,并担任门急诊党支部书记。

1998 年 《从四大名方看中医肝病的治疗特色》在滇桂黔三省四地州第四届中医学术研讨会上宣读,并编入论文集。

1999 年 年度中层干部考评中,被医院评为优秀管理干部。

2000 年 《从木香槟榔丸运用看张子和临证特点》经专家评定为优秀论文,在全国张子和学术研讨会上宣读交流。后发表于《中医研究》杂志。

2001 年 曲靖市妇女联合会授予"三八"红旗手荣誉称号。

2001 年 1 月光荣退休,退休后仍从事中医临床工作,为患者服务。

2008 年 协助其子钱锐对家族中医流派经验进行总结,协助编著《庆龄馆医粹——陈洛书中医经验传承及发挥》一书。该书由人民军医出版社出版发行。书中突出了周常昆外祖父陈洛书先生之"重视肝脾"的观点,大量介绍了周常昆主任医师"调理肝脾"治疗多种疑难杂证经验。

2012 年　被确定为全国第五批全国名老中医药专家学术经验继承指导老师。原卫生厅安排到云南中西医结合医院带教。

2013 年　云南中医学院(现云南中医药大学)聘为云南中医学院第五批全国老中医药专家学术经验继承工作继承人在职攻读临床医学硕士专业学位指导老师。成都中医药大学特聘为成都中医药大学第五批全国老中医药专家学术经验继承工作博士学位指导老师。

2016 年　获"云南省荣誉名中医"称号。

2018 年　学生申请云南省科技厅 - 云南中医学院联合专项《名老中医药专家周常昆教授学术思想及临床经验研究》(面上项目),获立项。

2019 年　由国家中医药管理局人事教育司确定为"2019 年全国名老中医药专家传承工作室建设项目专家"。(国中医药人教函〔 2019 〕 41 号)并开展名医工作室建设。

　　　　编著《调理肝脾理论基础及临床实践》(25 万字)由云南科技出版社出版发行。

2020 年　新冠肺炎疫情中,参与曲靖"新冠肺炎"预防和治疗处方拟定,"金香清瘟方"获省食药监局院内制剂批准文号。

　　　　参与的《中药复方威麦宁胶囊的研究和应用》获云南省科技进步奖三等奖。